간호핸드북

수분, 전해질 및 산–염기 불균형

Handbook of

Fluids, Electrolytes and Acid-Based Imbalances

Joyce Lefever Kee / Betty J.Paulanka
Larry D.Pumell

강화정 / 문 희 / 이여진
이은영 / 정미영 / 조현숙

메디시언 MDCEAN

CENGAGE Learning™

Australia, Brazil, Japan, Korea, Mexico, Singapore, Spain, United Kingdom, United States

Handbook of Fluid, Electrolyte & Acid-Base Imbalances, 2nd Edition

Joyce LeFever Kee, Betty J. Paulanka, Larry D. Purnell

This edition first published in 2008 jointly by
Cengage Learning Korea Limited and Jigu Publishing Co.

Original edition © 2004 Delmar, a part of Cengage Learning. Handbook of Fluid, Electrolyte & Acid-Base Imbalances, 2nd Edition by Joyce LeFever Kee, Betty J. Paulanka, Larry D. Purnell. ISBN: 978-1-4018-1033-7.

This edition is translated by license from Delmar, a part of Cengage Learning, for sale in Korea only.

ISBN-13: 978-89-930330-1-3

Cengage Learning Korea Ltd.
Suite 1801 Seokyo Tower Building
353-1 Seokyo-Dong Mapo-Ku
Seoul 121-837 Korea
Tel: (82) 2 322 4926
Fax: (82) 2 322 4927

Cengage Learning products are represented in Canada by Nelson Education, Ltd.

For product information, visit cengageasia.com

Printed in Korea
1 2 3 4 11 10 09 08

차례

CONTENTS

역자 서문

임상에서 많은 환자들이 인간의 생명유지에 중요한 문제인 수분, 전해질 및 산-염기 불균형을 경험하고 있습니다. 그러나 국내에는 이 분야에 대한 교육 요구도가 높음에도 불구하고 적절한 교재가 없는 실정입니다. 그래서 의학, 간호학을 전공하는 모든 학생과 대상자를 직접 간호하는 모든 의료인들이 쉽고 빠르게 관련 지식을 익힐 수 있도록 Joyce LeFever Kee 등의 Hand book of Fluid, Electrolyte & Acid-Base Imbalances를 국내에 소개하고자 합니다.

본 교재의 특징은 200개 이상의 그림과 표를 사용하여 내용을 이해하기 쉽고, 빠르게 원하는 정보를 찾을 수 있으며, 각 장은 간호과정에 따라 기술되어 임상에 적용할 수 있다는 것입니다. 임상건강전문가와 학생들이 보다 쉽게 읽고 이해할 수 있도록 현재 임상에서 주로 사용하는 용어로 기술하고자 하였습니다.

수년간의 교육 경험을 바탕으로 번역작업을 수행했으며, 수차례의 교정을 통해 번역본이 출판되었으므로, 모쪼록 본 교재를 통하여, 독자들이 여러 교재에 산재되어 있던 수분, 전해질 및 산-염기 균형과 불균형에 대한 내용을 통합한 이론을 쉽고 빠르게 실무에 적용할 수 있기를 기대합니다. 또한 책이 출판되는 마지막까지 수고하신 지구문화사 관계자분들의 노고에 진심으로 감사드립니다.

2008. 2

역자 일동

서문

이 책 *The Handbook of Fluid, Electroyte, and Acd-Base Imbalances* 2판은 Joyces Lefever Kee, Betty J Paulanka, Larry D. Purnell의 이전 저술인 *Fluids and Electrolytes with Clinical Applications : A Programmed Approach* 7판을 보완한 것이다.

이 책은 과거 저술의 연장선상에 있지만 임상용으로 사용할 수 있도록 하였다는 점에서 독자적인 저작이라고 할 수 있다. 수분, 전해질 및 산−염기의 균형과 불균형, 그리고 관련 질환에 대한 기본 원리를 쉽고 명확하게 안내하고 있는 이 책은 임상에서 활동하고 있는 이들에게 많은 도움을 줄 수 있을 것이다.

특히 이 책의 뛰어난 휴대성은 독자들로 하여금 중요한 정보를 담고 있는 200개 이상의 그림과 표를 신속히 참조할 수 있도록 해주는 이점을 지니고 있다.

인간의 전 생애에 걸쳐, 흔하게 겪게 되는 불균형과 관련된 건강 문제를 설명하기 위해 각 발달단계별 접근이 이루어졌으며, 화상과 뇌 내압 상승 그리고 암으로 고통 받는 대상자들의 수분 및 전해질 요구를 충족시키기 위한 내용도 첨부하였다.

간호사정, 간호진단, 중재 그리고 이론적 근거 등은 표로 정리하여 쉽게 찾아볼 수 있도록 하였다. 한 마디로 이 책의 특징은 독자들이 원하는 정보를 쉽게 찾아볼 수 있다는 것이다.

구성

*The Handbook of Fluid, Electroyte, and Acd-Base Imbalances*는 5부 22장으로 구성되어 있다.

Unit Ⅰ에서는 인체에 대한 체액의 영향과 관련된 기초적인 내용, 즉 세포외액 부족 및 과다와 체액 이동 그리고 세포내액 과다 등을 초래하는 체액 불균형을 다룬다.

Unit Ⅱ에서는 여섯 개의 전해질(K, Na, Cl, Ca, Mg, P)과 그 불균형을 설명한다.

Unit Ⅲ에서는 산－염기 불균형의 유형을 결정하기 위한 빠른 지침을 제공한다.

Unit Ⅳ에서는 정맥내 치료에 대해서 다룬다. 이 장에서 다루는 주요한 문제는 정맥내 수액 치료와 TPN(Total parenteral nutrition)이다: 용량 계산과 Ⅳ용액 모니터링, 그리고 발생 가능성이 높은 합병증 등. 이 문제들과 관련된 기초를 탄탄하게 쌓아야 다음 장에 나오는 보다 복잡한 문제로 옮겨 갈 수 있다.

Unit Ⅴ에서는 임상 상황에 중점을 두며, 간단한 사례의 형태로 수분, 전해질 및 산－염기 불균형의 원인을 중점적으로 다룬다. 또한 이 장에서는 급성 질환(외상과 쇼크), 화상, 화상쇼크, 위장관의 외과적 중재, 뇌 내압 상승, 심부전, 당뇨성 케톤산증 그리고 만성폐쇄성 폐질환과 같은 만성 질환 등에 대한 내용도 소개한다. 이 밖에 유아, 어린이 그리고 노인의 체액 문제도 포함하였다.

세 부분으로 구성된 부록은 사용자에게 매우 유용한 참고자료가 될 것이다. 여기에는 쇼크, 심부전을 위한 임상진료지침(Clinical pathways), 그리고 수분과 전해질 불균형 문제를 지닌 어린이에 대한 내용도 포함된다. 또한 어린이와 성인을 위한 일반적 임상 검사와 그 의미, K, Na, Ca, Mg, Cl, P이 많은 식품 등도 수록하였다.

기호

이 책에서 사용된 기호들의 의미는 다음과 같다 : ↑(증가), ↓(감소), >(~보다 큰) <(~보다 작은). 표 안에 사용된 † 표시는 매우 흔한 증상 및 징후를 의미한다.

이 책은 대상자의 건강상태에 영향을 미치는 수분, 전해질 및 산-염기 불균형에 대해 공부하고자 하는 학생, 간호사, 임상병리사 및 모든 건강관리 전문가에게 적절한 도움을 제공할 것이다.

Joyce L. Kee, RN, MS, Professor Emerita
Betty J. Paulanka, RN, EdD, Dean and Professor
Larry D. Purnell, RN, PhD, Professor of Nursing

감사의 말

우리에게 많은 도움을 준 간호학과 교수들에게 깊은 감사를 전하고 싶다: Ingrid Aboff, Linda Bucher, sheila Cushing, Judy Herrman, Lisa Plowfield, Carlee Polek, Kathy Schell, Gail Wade, Julie Waterhouse, Erlinda Wheeler. 그리고 University of Delaware의 졸업생들과 Christiana Care Health Systems의 Linda Laskowski-Jone의 헌신적인 지원에 감사한다. 또한 심부전 대상자에 대한 임상진료지침(Clinical pathway)을 사용할 수 있도록 허락해 준 세인트 프란시스 병원, 과빌리루빈혈증을 앓고 있는 신생아에 대한 임상진료지침을 사용할 수 있도록 해준 방문간호사협회 소속 크리스티나 케어도 빼놓을 수 없다. 두 곳 모두 델라웨어주 윌밍턴에 소재하고 있다.

델라웨어주 윌밍턴에 소재한 VA 메디컬센터의 도서관장인 Don Passidomo에게도 특별한 감사를 전하고 싶다. 그의 도움 덕분에 수분과 전해질 관련 문헌 탐색을 성공적으로 마칠 수 있었다.

또한 좋은 책을 만들기 위해 유용한 제안과 지원을 제공해 준 Delmar Learning의 편집자 Matthew Filimonov와 Patricia Gaworecki에게도 감사드린다.

Joyce L. Kee, RN, MS, Professor Emerita
Betty J. Paulanka, RN, EdD, Dean and Professor
Larry D. Purnell, RN, PhD, Professor of Nursing

수분이 인체에 미치는 영향

서문

인체는 백여 개의 뼈를 포함하며, 지구상에 그 어떤 구조보다 각 시스템이 매우 정교하게 상호작용하는 복잡한 구조이다. 그럼에도 불구하고 인체의 바로 그 존재에 바탕이 되는 물질은 매우 간단하다. 즉 물이 그것이다. 성인 체중의 약 2/3는 물로 구성된다.

체액은 평균 성인 체중의 60%, 노인에서는 45~55%, 신생아는 70~80% 그리고 태아기 때는 90%를 차지하는 것으로 나타났다. 그림 U1-1은 인간의 전 생애에 걸친 체액의 변화를 설명한다. 신생아에서는 여분의 체액이 보호장치로 작용한다고 알려져 있다.

신생아는 체중에 비하여 비교적 넓은 체표면적을 갖기 때문에 여분의 체액은 손상에 대한 완충작용을 한다. 체지방은 근본적으로 물과 섞이지 않는다. 비만인 사람은 마른사람에 비해 체액이 적다. 따라서 마른 사람일수록 전체 체중에서 물이 차지하는 비율이 높다.

인체 구분

체액은 세포내(intracellular), 혈관내(intravascular) 그리고 조직공간(interstitial)에 분배되어 있다. 혈관과 조직에 있는 체액은 세포 밖에 있기 때문에 이것을 세포외액(extracellular fluid ; ECF)이라고 한다.

표 U1-1은 인체에서 세포내액(intracellular fluid ; ICF)과 세포외액(extracellular fluid ; ECF)의 비율을 설명한다.

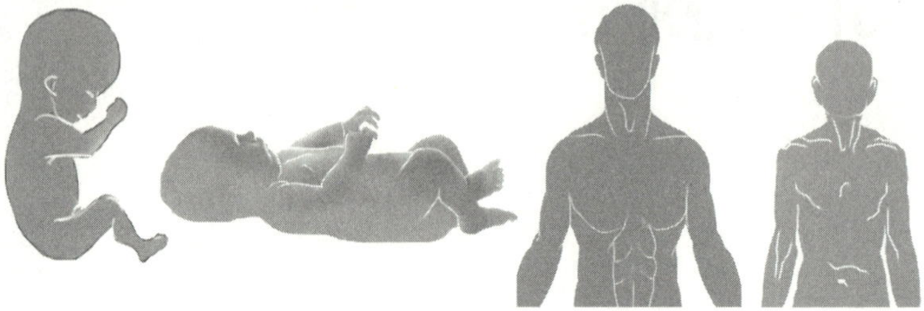

태아	신생아	성인	노인
97%	70~80%	60%	45~55%

그림 U1-1 체중 대비 체액의 백분율

표 U1-1 인체 내 체액 백분율

세포내액(ICF)부분 (2/3)	40%
세포외액(ECF)부분 (1/3)	20%
간질액	15%
혈관내액	5%
합 계	60%

체액의 기능

물 없이 인체는 생명을 유지할 수 없다. 건강상태를 유지하기 위하여 인체에 필요한 물의 다섯 가지 기능은 표 U1-2와 같다.

표 U1-2 체액의 기능

- 영양분, 전해질, 그리고 산소의 운반
- 노폐물 배설
- 체온 유지
- 관절과 막에서 윤활제의 역할
- 음식물 소화를 위한 매개 역할

표 U1-3 1일 수분 섭취량과 배설량

수분 섭취량		수분 배설량	
음료수	1000~1200 ml	소변	1000~1400 ml
음식	800~1000 ml	대변	100 ml
산화(대사)	200~300 ml	폐	400~500 ml
		피부	300~500 ml
합계	2000~2500 ml		1800~2500 ml

신장 기능이 정상일 때, 체액이 부족하면 소변양이 줄고 갈증을 느끼게 된다. 그러면 인간은 체액 결핍을 교정하기 위해 더 많은 물을 마신다. 반대로 과잉의 물을 섭취했을 때는, 그와 비례하여 소변양이 증가한다.

수분섭취는 음료수 그리고 음식물을 통해서 뿐만 아니라 대사 과정에서도 생성된다. 하루 평균 수분 섭취량과 배설량은 1,800~2,000ml이다. 체액은 소변, 대변, 호흡, 그리고 피부를 통해 소실된다. 피부를 통한 체액 소실은 측정할 수 없어, 이를 불감성 발한(insensible perspiration)이라 한다. 약 300~500ml의 체액은 한선의 활동과 같은 과정을 통해 매일 소실된다.

1일 수분섭취와 배설량은 표 U1-3에 제시하였으며 체액의 기능 및 이동과 관련된 용어 정의는 아래와 같다.

체액 기능 및 이동과 관련된 용어 정의

막 (Mambrane) 표면이나 장기를 쌓거나 공간을 나누는 조직의 한 층
투과성 (Permeability) 물질이나 분자 또는 이온이 막을 통과하여 확산되는 능력
반투과성 막 (Semipermeable membrane) 셀로판지와 같은 인공적인 막
선택적 투과성 막 (Selectively permeable membrane) 인체 막의 투과성
용매 (Solvent) 용액 안에 물질을 녹이는 액체
용질 (Solute) 용액 안에 녹아 있는 물질
삼투 (Osmosis) 저장액에서 고장액으로 막을 통과한 용매의 이동
주 : 삼투는 용질 농축 대신 용매 농축의 용어로 표현될 수도 있다. 즉, 삼투는 물이 많이 있는 곳(용질은 적은 곳)에서 물이 적게 있는 곳(용질은 많은 곳)으로의 '물의 이동'이라고 말할 수도 있다.

확산(Diffusion) 고농도에서 저농도로 가스와 같은 분자의 이동. 큰 분자는 작은 분자에 비해서 움직임이 느리다.
오스몰(Osmol) 삼투압의 단위. 삼투 효과는 삼투질 농도 osmolality라고도 한다. Milliosmol(mOsm)은 osmol의 1/1,000이며 삼투 활동을 측정 한다.
삼투질 농도(Osmolality) 용매의 단위당 용질농도에 의존하는 용액의 성상. 수분이나 체액의 kg당 osmol 또는 milliosmol로 표시된다.
삼투압 농도(Osmolarity) 용액 중의 삼투압 활성입자의 농도. 용액 L당 osmol 또는 milliosmol로 표시된다.
이온(Ion) 양성 또는 음성 전하를 수반하는 입자
혈장(Plasma) 혈구세포를 제외한 혈액(대부분 물로 구성)
혈청(Serum) 섬유소원을 제거한 혈장(혈액 응고 후 채취)
긴장도(Tonicity) IV 용액의 삼투압

체액 압력

ECF는 세포외액 내 체액 균형을 유지하기 위하여 혈관 내부 공간과 조직 공간 사이를 이동한다. 혈관 내부 공간과 조직 공간 사이의 체액 이동을 결정하는, 네 가지 측정 가능한 압력이 있다. 즉, 혈관과 조직 공간 모두에서 발생하는 교질삼투압과 정수압이다. 혈관과 조직의 교질삼투압과 정수압은 모세혈관을 통한 체액 이동에 영향을 미친다.

체액 교환은 모세혈관벽을 통해서만 발생한다. 동맥이나 정맥의 혈관벽에서는 발생하지 않는다. 그러므로 체액은 모세혈관의 동맥단에서 조직공간으로, 모세혈관의 끝부분인 정맥단에서는 혈관 쪽으로 이동한다.

체액의 이동은 모세혈관 양 끝에 압력의 차이가 있을 때만 발생한다. 두 지점의 압력차를 압력 경사라고 한다. 만일 한쪽 끝의 압력이 32mmHg이고 다른 쪽 끝은 26mmHg라면 압력경사는 6mmHg이다.

모세혈관의 혈장에는 정수압과 교질삼투압이 있다. 조직액에도 정수압과 교질삼투압이 있다. 혈장 교질삼투압과 조직의 교질삼투압의 차이는 교질삼투압 경사라고 한다. 또한 혈장 정수압과 조직내 정수압의 차이는 정수압 경사라고 한다.

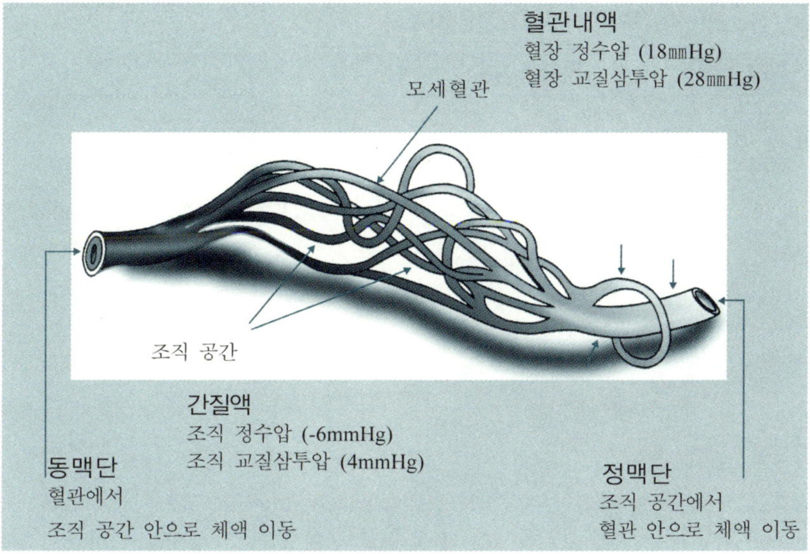

그림 U1-2 혈관내액과 간질액의 압력

그림 U1-2는 혈관내액과 간질 공간내 압력에 근거한 체액의 이동을 설명하고 있다.

모세혈관 동맥단의 혈장 정수압(18mmHg)이 조직 공간의 정수압(-6mmHg)보다 크기 때문에, 체액은 모세혈관에서 조직 공간으로 이동한다. 모세혈관의 정맥단에서는 혈장 교질삼투압(28mmHg)이 조직의 교질삼투압 (4mmHg)보다 크기 때문에 조직 공간에서 모세혈관 안으로 체액의 이동을 유발한다. 교질삼투압 감소시 체액은 순환하지 않고 조직에 남아 종창이나 부종을 유발한다.

체액 균형 조절인자

갈증, 전해질, 단백질 및 알부민, 호르몬, 효소, 림프계, 피부, 그리고 신장은 체액의 균형을 유지하는 주요한 조절자이다. 갈증은 우리에게 체액 소실이 있음을 알려줌으로써 수분 섭취 증가를 유도한다. 연수의 갈증기전은 노인과 어린이의 수분결핍에 대해 효율적으로 작용하지 않을 수도 있다. 그러므로 이 두 연령층에서는 체액이 소실되기 쉽고 또한 쉽게 탈수로 진행된다.

표 U1-4 체액 균형 조절인자

조절인자	작 용
• 갈증	수분 필요의 척도
• 전해질과 비전해질	
Na	Na은 수분 보유를 촉진한다. 수분결핍시 적은 양의 Na이 신장을 통해 배설된다. 그 결과 더 많은 수분을 보유하게 된다.
단백질, 알부민	단백질과 알부민은 체액 보유를 촉진한다. 이와 같이 확산되지 않는 물질들은 체액 보유를 위하여 교질삼투압을 증가시킨다.
• 호르몬과 효소	
항이뇨 호르몬 (ADH)	ADH는 시상하부에 의해 생산되고, 뇌하수체후부에 저장된다. ADH는 ECF 결핍시 또는 삼투압농도 증가시 분비된다. ADH는 신장의 원위세뇨관에서 수분을 재흡수 한다.
Aldosterone	알도스테론은 부신 피질에서 분비된다. 이는 신세뇨관에서 Na, Cl, 그리고 수분 재흡수를 촉진한다.
Renin	신혈류의 감소는 레닌의 방출을 증가시킨다. 레닌은 신장의 사구체 인접세포에서 분비하는 효소로 말초혈관의 수축과 알도스테론 분비를 촉진한다 (Na과 수분 보유).
• 인체조직과 기관	
림프	조직 공간으로 이동한 혈장 단백질은 혈관 안으로 재흡수될 수 없다. 그러므로 림프계는 간질 공간으로부터 혈관으로 수분과 단백질의 복귀를 촉진한다.
피부	피부는 정상 발한을 통하여 하루 동안 약 300~500ml의 수분을 배출한다.
폐	폐는 정상 호흡을 통하여 하루 동안 약 400~500ml의 수분을 배출한다.
신장	신장은 매일 체액의 1000~1500ml를 배출한다. 수분 배설량은 수분 섭취량과 배설량의 균형에 따라 다양하다.

표 U1-4에서 다양한 체액 균형의 조절인자를 목록에 기입하였다. 인체는 체액 변화를 보상한다.

열이 나거나 습도가 높으면 발한이 있을 수 있고, 이는 체액 소실을 유발한다. 이 경우 피부에서 소실되는 체액의 양은 하루에 500ml 이상일 수 있다. 또한, 깊고 빠른 호흡 또는 과다환기는 폐를 통한 수분의 소실을 증가시킬 수 있으며 그 양은 500ml이상이다.

삼투질 농도

혈청의 삼투질 농도(Osmolality)는 1kg의 물에 용해되어 있는 Na, 요소, 그리고 포도당과 같은 입자의 수에 의해 결정된다. Na은 삼투질 농도 결정에 가장 중요한 인자이다. 정상 혈청삼투질 농도의 범위는 280~295mOsm/kg이다. 이 범위의 혈청삼투질 농도의 의미는 혈청 농축이 혈장과 유사하기 때문에 등장액(iso-osmolar)이다.

만약 혈청의 삼투질 농도가 280mOsm/kg 이하인 경우, 혈청의 체액 농축 상태는 저장액(hypo-osmolar)이며, 만일 혈청의 삼투질 농도가 295mOsm/kg 이상인 경우 혈청 농축은 고장액(hyperosmolar)이다. 혈청삼투질 농도는 혈청 Na 농도의 대략 두 배 정도로 추정한다.

예를 들면, 만약 혈청 Na농도가 142mEq/L인 경우, 혈청삼투질 농도는 284mOsm/kg이다. 혈청삼투질 농도는 혈청 Na 농도의 두 배로 어림잡을 수 있다. 혈청삼투질 농도를 정확하게 산출할 수 있는 다른 공식은 다음 박스 안에 제시하였다. 만약 대상자의 혈청 Na이 140mEq/L, BUN이 12mg/dL, 그리고 혈당이 99mg/dL인 경우, 대상자의 혈청삼투질 농도는 289.5mOsm/kg이다. 즉 혈청 농축은 등장성 또는 등삼투질 농도(iso-osmolality)이다.

혈청 삼투질 농도 계산 공식

$$2 \times \text{혈청 Na} + \frac{\text{BUN}}{3} + \frac{\text{혈당}}{18} = \text{혈청 삼투질 농도}$$

혈청 삼투질 농도 대략 판단

$$2 \times \text{혈청 Na} = \text{혈청 삼투질 농도}$$

위의 공식을 대상자 A와 B에게 적용해 보자. 대상자 A의 경우, 혈청 Na 농도는 145mEq/L, BUN은 27mg/dL, 그리고 혈당은 120mg/dL이다. 대상자 A의 혈청 삼투질 농도는 305.7 또는 306mOsm/kg으로 고삼투질 농도(hyperosmolality)이다.

대상자 B는 혈청 Na 농도 133mEq/L, BUN 9mg/dL, 그리고 혈당 90mg/dL이다. 대상자 B의 혈청 삼투질 농도는 275mOsm/kg으로 저삼투질 농도(hypo-osmolality)이다.

삼투질 농도와 긴장성(Tonicity)은 흔히 같은 용어로 사용된다. 하지만 이 두 용어는 비슷하지만 차이가 있다. 삼투질 농도는 체액의 농축이고, 긴장성은 IV 용액의 농축을 의미한다. 삼투질 농도의 증가는 Na과 같은 비투과성 용질과 요소(BUN)와 같은 투과성 용질로부터 발생할 수 있다. 그러나 고장액(hypertonicity)은 요소와 같은 투과성 용질이 아닌 Na과 같은 비투과성 용질의 증가로 발생한다.

혈액의 고삼투질 농도는 혈청 Na과 BUN 농도의 증가로 발생한다. 하지만 BUN은 긴장성에 영향을 미치지 않기 때문에 등장성 상태를 유발할 수도 있다. 혈청 삼투질 농도는 긴장성보다 체액의 용질 농축에 있어서 더 좋은 척도이며 긴장성은 IV 용액의 농축에 대해 주로 사용된다.

IV 용액의 긴장성

IV 용액의 긴장성은 저삼투질 농도 또는 저장액(hypo-tonic), 등삼투질 농도 또는 등장액(isotonic), 고삼투질 농도 또는 고장액(hypertonic)이 될 수 있다. IV 용액의 긴장도는 혈청 삼투질 농도의 평균, 즉 290mOsm/kg (280~295mOsm/kg)에 의해 결정된다. 용액 긴장도의 정상 범위는

290± 50mOsm 또는 240~340mOsm이다. 긴장도는 IV 용액의 농축을 설명하기 위하여 사용할 수 있는데, 이는 용액 안에 Na과 Cl와 같은 투과성 용질이 세포 부피에 영향을 미치기 때문이다. 용질의 농축은 용액 안에 osmols 또는 milliosmols 단위의 수로 결정되기 때문에 저삼투성, 등삼투성 그리고 고삼투성과 같은 용어를 사용한다.

5% dextrose in water(D_5W) 1L는 250mOsm, 0.9% NaCl 또는 생리식염수 1L는 310mOsm이다. 이 두 용액은 혈장과 어느 정도 같은 긴장도를 갖는다. 이러한 용액을 등삼투성이라고 한다. 하지만 D_5W 안에 덱스트로오스(dextrose)는 빠르게 대사되기 때문에 저삼투성을 유발한다. 0.9% NaCl과 5% dextrose가 들어있는 용액 1L는 560mOsm이다.

이 용액은 고삼투성 또는 고장액이다. 많은 질환은 체액 소실이나 체액 과다 또는 체액 이동과 같은 체액 불균형의 정도에 따라 명명되기도 한다. 네 가지 중요한 체액 불균형은 세포외액량 결핍(ECFVD), 세포외액량 과다(ECFVE), 세포외액량 이동(ECFVS), 그리고 세포내액량 과다(ICFVE)로 이는 다음의 1, 2, 3, 4장에서 논의된다.

체액 불균형과 관련된 임상 문제

표 U1-5는 체액 불균형과 관련된 흔한 임상 문제를 제시한다.

표 U1-5

임상 문제	ECFVD	ECFVE	ECFV Shift	ICFVE
위장관				
• 구토와 설사	+			
• 위장관 누관	+			
• 위장관 흡인	+			
• 소금 섭취 증가	+			
• 장폐색	+		+	
• 천공된 궤양	+		+	
• 과다한 저장액의 구강 및 정맥내주입				+
신장				
• 신부전		+		
• 신질환		+		
심장				
• 심부전		+		
기타				
• 뇌종양/손상				+
• 열	+			
• 과다 발한	+			
• SIADH(항이뇨호르몬 부적절분비증후군)		초기 +		+
• 화상	+	+	+	
• 당뇨성 케톤산증	+			
• 복수 (간경화증)		+	+	
• 정맥 폐색		+		
• 염좌			+	
• 광범위한 외상	+		+	
약물				
• 코티졸 계열 약물		+		

세포외액량 결핍
Extracellular Fluid Volume Deficit (ECFVD)

chapter 1

서문

세포외액량 결핍(extracellular fluid volume deficit ; ECFVD)은 간질액(조직)과 혈관내 공간에서 체액이 소실된 것을 말한다. 심각한 세포외액량 소실이 있고, 혈청내 삼투질 농도가 상승되었을 때, 세포내의 수분은 크게 감소하게 된다. 체액이 항상성(평형) 유지를 위하여, 고삼투질 농도의 세포외액은 세포로부터 수분을 끌어당기며, 이로 인해 세포에서는 탈수현상이 일어난다. 만일 혈청의 삼투질 농도가 정상(물의 소실과 용질의 소실이 균등)을 유지한다면, 세포내액량 감소는 발생하지 않을 것이다.

탈수는 수분이 부족함을 의미한다. 탈수는 세포외액량 소실 또는 수분섭취량 부족으로 발생할 수 있다. 혈청 삼투질 농도의 상승은 탈수를 유발한다. 혈청 삼투질 농도는 Unit I에서 제시된 바와 같이 혈중 Na, BUN, 그리고 혈당으로 평가할 수 있다.

병태생리

세포외액(ECF)의 소실은 Na 소실을 동반한다. 세포외액은 감소되거나, 세포외액에서 세포내액(ICF) 쪽으로 이동한다. 같은 양의 체액과 Na이 소실되었을 때, 흔히 발생하는 체액 소실의 유형은 등삼투성 체액량 결핍(iso-osmolar fluid volume deficit)이다. 이때 혈청 삼투질 농도는 280~295mOsm/kg 사이의 정상범주에 있게 된다(뒷면의 박스 참조).

만일 체액의 소실이 Na 소실보다 많다면, 혈청 Na의 수준은 상승된다. 이러한 유형의 체액 소실을 고삼투성 체액량 결핍(hyperosmolar fluid volume deficit)이라 한다. Na 보유와 물의 소실은 혈청 삼투질 농도를 상승하게 한다(>295mOsm/kg).

혈청 삼투질 농도 증가는 세포에서 체액을 빼내기 때문에, ECF의 고삼투질 농도 상태는 ICF의 탈수를 유발한다. 등삼투성 체액량 결핍에서는 체액과 용질의 소실이 똑같이 발생한다. 등삼투성 체액량 결핍은 탈수로 분류되지 않는다. 표 1-1에 등삼투성 체액량 결핍과 고삼투성 체액량 결핍의 차이를 제시하였다.

정상 혈청 삼투질 농도 : 280～295 mOsm/kg
저삼투질 농도 : <280 mOsm/kg
등삼투질 농도 : 280～295 mOsm/kg
고삼투질 농도 : >295 mOsm/kg

심박동수와 혈압의 상승과 같은 보상성 기전은 주요 장기에 적절한 혈류가 공급되는 데 필요한 체액량을 유지하기 위해 시도된다.

체액의 ⅓이 소실되었을 때, 혈관 허탈(vascular collapse)이 발생하고 쇼크 상태에 빠지게 된다.

표 1-1 등삼투성과 고삼투성 체액량 결핍의 차이

상 황	등삼투성 체액량 결핍	고삼투성 체액량 결핍
• 같은 비율의 체액과 용질의 소실이 있다.	X	
• 체액의 소실이 용질의 소실 보다 더 많다.		X
• 282mOsm/kg의 혈청 삼투질 농도와 ECFVD 발생	X	
• 320mOsm/kg의 혈청 삼투질 농도와 ECFVD 발생		X

병인

고삼투성과 등삼투성 체액량 결핍의 원인은 구분하기 어렵다. 구토와 설사는 체액량 결핍의 두 유형 모두를 유발할 수 있다. 그러나 대부분의 경우 구토와 설사의 심각도는 ECFVD의 어떤 유형이 발생했는지를 보여준다. 표 1-2에서는 ECFVD의 유형과 원인 그리고 이론적 근거를 제시하였으며, 표 1-3에서는 세포외액량 결핍과 관련된 병태생리와 병인을 요약하였다.

표 1-2 세포외액량 결핍의 원인들

유형과 원인	이론적 근거
고삼투성 체액량 결핍	
불충분한 수분 섭취	• 수분 섭취 감소는 체액에 용질의 수를 증가시키는 결과를 야기한다. 체액은 고삼투성이 된다.
증가된 용질 섭취 (소금, 설탕, 단백질)	• 용질 섭취의 증가는 체액에 용질의 농축을 상승시킨다. 체액은 정상 또는 감소된 수분 섭취와 함께 고삼투성이 될 수 있다.
심각한 구토와 설사	• 인체 수분 소실이 전해질과 같은 용질 소실보다 큰 것이 원인이다. 결과적으로 고삼투성 체액이 된다.
당뇨성 케톤산증	• 당과 케톤체의 증가는 체액이 더욱 고삼투성이 되도록 한다. 그래서 이뇨를 유발한다. 이 같은 체액 소실은 용질(당, 케톤)의 소실보다 더 크다.
발한	• 수분 소실은 흔히 Na 소실보다 더 많다.
등삼투성 체액량 결핍	
구토와 설사	• 흔히 전해질 (Na, K, Cl, HCO_3^-)과 균등한 비율의 체액 소실을 일으킨다.
위장관 누관 또는 배농 그리고 위장관 흡인	• 위장관계에는 전해질이 풍부하다. 위장관 분비물의 소실에서 체액과 전해질은 다소간 균등한 비율로 소실된다.

유형과 원인	이론적 근거
등삼투성 체액량 결핍	
발열, 주변 환경 온도 그리고 과다 발한	• 피부를 통한 체액과 Na 소실을 유발한다. 과다 발한과 함께 Na은 흔히 수분 소실과 같은 비율로 소실된다. 발한과 발열의 심각한 정도에 따라, 경·중 또는 현저한 체액 소실의 증상이 관찰된다.
출 혈	• 과다한 혈액 소실은 혈관으로 부터 체액과 용질의 소실이다. 만일 출혈이 빠르게 일어난다면, 혈액 소실을 보상하기 위한 체액의 이동은 불충분할 수 있다.
화 상	• 화상은 혈관에서 화상 부위와 주변 간질공간(조직)으로 용질과 함께 체액의 이동을 일으킨다. 이는 불충분한 순환체액량을 유발할 수 있다.
복 수	• 체액과 용질(단백질, 전해질 등)이 복막강 안으로 이동하여 복수(제3공간 체액)를 유발한다. 순환 체액량의 감소를 야기할 수 있다.
장폐색	• 체액은 장폐색 부위(제3공간 체액)에 쌓이고, 그 결과 혈관 체액량이 감소된다.

임상 증상

ECFVD의 임상 증상들은 표 1-4에 제시하였다. 표에서는 ECF 소실 정도, 체중 소실 %, 증상, 그리고 약 68kg(150파운드)의 남성을 기준으로 체내 수분 소실 정도를 L 단위로 기술하였다.

갈증은 가벼운, 현저한, 그리고 심각한 체액 소실로 발생할 수 있는 증상이다. 수분 섭취량 부족은 가벼운 탈수의 주된 원인이다. 노인의 경우, 연수에서 갈증 기전이 수분 소실에 대해 민감하지 못하다. 현저한 ECF 소실의 흔한 증상은 피부 긴장도 감소, 건조한 점막, 맥박 상승, 체중 감소, 그리고 소변량 감소이다. 현저한 체액 소실과 심각한 체액 소실에서 Hct, Hb, 그리고 BUN은 일반적으로 상승한다.

표 1-3 세포외액량 결핍과 관련된 병태생리와 병인

병태 생리	병 인
↓ECF + ↓Na = 등삼투성 체액량 결핍	등삼투성 체액량 결핍
체액과 Na의 동등한 비율 소실	• 구토와 설사 • 발열, 과다발한 • 위장관에서의 체액 소실 (흡인, 누관, 배농)
↓ECF + ↑Na = 고삼투성 체액량 결핍 체액 소실이 Na 소실보다 큼	• 과다출혈 • 화상 • 복수 • 장폐색증
ECFVD에 대한 보상 기전 ↑ 혈압 ↑ 맥박 세포외액량의 ⅓ 소실 = 혈관 허탈	고삼투성 체액량 결핍 • 구토와 설사 (심각한) • 불충분한 수분 섭취 • ↑용질 섭취(Na, 설탕, 단백질)

초기 탈수기 동안, 혈청 삼투질 농도에 의미 있는 변화가 나타나지 않을 수도 있다. 탈수가 계속됨에 따라 체액은 세포내 공간보다 세포외 공간에서 더 많이 소실된다. 그 결과 ECF의 결핍이 발생된다. 탈수가 심각할 때, 혈청 삼투질 농도는 상승하고, 세포에서 수분이 빠지게 된다. 이는 세포성 탈수를 유발한다. 심각한 ECF 결핍으로 인하여 ICF 결핍이 유도될 수 있다.

건강전문가는 손에 있는 말초 혈관을 관찰하여 저혈량으로 인한 탈수를 빠르게 사정할 수 있다. 우선 잠깐 동안 손을 심장 높이 이상에 둔다. 그 다음 심장 높이 이하로 내린다. 정상 혈액량과 정상적인 혈액 순환시 손에 있는 말초 혈관은 심장 높이 이하로 내렸을 때 5~10초 안에 충혈된다.

표 1-4 탈수 정도

탈수 정도	체중소실율	증 상	체액결핍
가벼운 탈수	2 %	1. 갈증	1~2 L
현저한 탈수	5 %	1. 현저한 갈증 2. 건조한 점막 3. 건조하고 주름진 피부 – 피부긴장도 ↓ 4. 손의 정맥 : 손을 아래로 내렸을 때 천천히 채워짐 5. 체온 : 약간 상승 (37.2℃) 6. 혈액량 감소로 빈맥 (>100회/분) 7. 호흡 > 28회/분 8. 수축기 혈압 10-15 ㎜Hg ↓ (서 있을 때) 9. 소변량 < 25ml/h 10. 비중 > 1.030 11. 체중 감소 12. Hct ↑, Hb ↑, BUN ↑ 13. 산염기 균형은 산성 쪽으로 기울	3~5 L
심각한 탈수	8 %	1. 주목할 만한 탈수와 같은 증상 2. 홍조 띤 피부 3. 수축기 혈압 < 60㎜Hg 4. 행동 변화 (안절부절, 흥분, 지남력 상실, 섬망)	5~10 L
치명적인 탈수	22~30 % 전체 체액소실은 치명적일 수 있다.	1. 무뇨증 2. 죽음으로 이끄는 혼수	

만약 말초 정맥이 10초 안에 충혈되지 않는다면, 이는 탈수 또는 저혈량을 의미한다. 체중은 체액 불균형을 사정하는 또 다른 중요한 지표이다. 1kg의 체중 감소 또는 증가는 1L의 체액 감소 또는 증가를 의미한다. 물론, 정확한 사정을 위해서 건강전문가는 체액 소실 전의 평소 체중을 알 필요가 있다.

임상 관리

체액 소실에 대한 보충에 있어서, 총 체액 결핍은 체중 소실률에 따라 평가된다. 건강관리제공자는 대상자의 체액 보충을 산출한다. 전체 체액 소실을 결정하기 위하여 체중 소실율과 체중(kg)을 곱한다. 만약 대상자의 체중 소실이 10파운드(4.5kg 정도)이고, 평소 체중이 154파운드(70kg)였다면, 대상자는 6%의 체중 감소가 있었으며, 이는 4.2L의 체액 소실을 의미한다. 표 1-5에서 전체 체액 소실 평가를 위한 공식을 제공하였다.

표 1-5 전체 체액 소실 평가

공식:

① 파운드를 킬로그램으로 환산: (2.2 파운드 = 1kg)
이전 체중 (파운드) ÷ 2.2 = kg

② 체중 소실 백분율: (체중 감소 = 이전체중 − 현재체중)
체중 감소 ÷ 이전 체중

③ 전체 체액 결핍/소실:
체중 소실 백분율 × 체중 (kg) = 전체 체액 소실

(예) 대상자는 10파운드의 체중 감소가 있고, 그의 이전 체중은 154 파운드이다. 대상자의 전체 체액 소실은 얼마인가? 대상자의 체액 소실을 보충하기 위하여 얼마나 많은 수분이 필요한가? 공식을 사용하여 체액 소실 정도를 결정하시오.

① 154 파운드 ÷ 2.2 = 70kg
② 10 파운드 (체중 감소) ÷ 154 = 0.06 (6%의 체중감소)
③ 0.06 × 70 kg = 4.2 L (4200ml) - 전체 체액 소실

인체 수분 결핍의 ⅓은 ECF로부터 유발되고, ⅔는 ICF로부터 유발된다. 보충이 필요한 매일의 수분 소실량은 2.5 L 또는 2500ml이다. 첫날 대상자는 다음과 같은 수분 공급을 받아야 한다.

$\frac{1}{3}$ × 4.2L = 1.4L 또는 1400ml (ECF 보충)

$\frac{2}{3}$ × 4.2L = 2.8L 또는 2800ml (ICF 보충)

2.5L 또는 2500ml가 현재의 수분 소실을 보충하기 위하여 필요하다.

주의 : 체액 보충량은 대상자의 신체적 건강과 연령에 따라 매우 다양할 수 있다. 심부전이 있는 대상자는 다량의 체액 보충제를 수용할 수 없다.

표 1－6에서 ECF결핍에 대한 Na과 K 보충제를 제안하였다. 체액 보충제의 용량은 대상자의 건강 상태에 따라 변화할 수 있다. 표 1－6에 따르면, K이 세포 안으로 이동하는 것처럼, K 보충제와 함께 체액이 세포 안으로 들어간다.

세포내 체액이 증가하고 세포는 수화된다. K을 정맥주사 했을 때, 대상자의 소변량을 주의 깊게 관찰해야 한다. 소변량은 8시간 동안 최소 250ml는 되어야 한다. 이는 K의 80～90%가 신장에서 배설되므로 소변량 감소는 K 과잉을 일으키기 때문이다.

또한, 건강관리제공자는 체액 보충제와 전해질 균형을 고려해야 한다. 만일 D_5W를 Na과 같은 다른 전해질 없이 투여했다면, 덱스트로오스(dextrose)는 대사가 빨라서 곧 물만 남게 되고, 이는 저삼투성 또는 저장액의 상황을 야기한다. 따라서 Lactated Ringer's 또는 식염수(0.9% 또는 0.45%)와 같은 전해질 용액이 보충액의 한 부분으로 포함되어야 한다.

임상 고찰

1. 갈증은 ECFVD 또는 탈수의 초기 증상으로 수분 섭취를 권장한다.
2. 혈청 삼투질 농도는 탈수를 간파할 수 있는 한 방법으로, 300mOsm/kg 이상의 혈청 삼투질 농도는 탈수를 나타낸다.

표 1-6 세포외액 결핍을 위한 보충제

1. Lactated Ringer's 1500ml를 세포외액 소실을 보충하기 위하여 사용(혈청 K과 Ca 수치에 따라 변화)
2. 생리식염수(0.9% NaCl 용액) 500ml
3. D_5W 4700ml를 수분 결핍을 보충하고 소변 배출량을 증가시키기 위해 사용
4. K 소실을 보충하기 위하여 KCl 40~80mEq를 3L 용액에 나누어 줄 수 있다. 혈청 K 수치는 면밀히 관찰해야 한다.
5. 만일 산증이 나타나면, 필요시 중탄산염(HCO_3^-)을 사용

3. 피부 긴장도 감소, 건조한 점막, 맥박 증가 그리고 서서 측정한 수축기 혈압이 정상혈압보다 10~15㎜Hg 감소는 탈수의 징후와 증상이다.
4. 24ml/h 또는 600ml/day 이하의 소변량은 보고해야 한다. 소변량 감소는 불충분한 수분 섭취, 저혈량 또는 신기능 부전을 암시할 수 있다.
5. 저혈량 또는 탈수는 손에 있는 말초 정맥을 관찰함으로써 빨리 사정할 수 있다. 우선 10초 정도 손을 심장 높이 이상에 둔 다음, 심장 높이 이하로 내린다. 정상 혈량인 경우 심장 높이 이하에 놓은 손의 말초 정맥이 5~10초 안에 충혈된다. 만일 말초 정맥이 충혈되지 않는다면 저혈량이나 탈수가 있음을 의미한다.
6. ⅓ 또는 ½ 생리식염수 안에 Lactated Ringer's와 5% Dextrose가 있는 용액은 ECFVD 치료에 도움이 된다.

대상자 관리

사정

- 문진을 통해 ECFVD을 유발할 수 있는 확실한 요인을 확보한다.
- 체액 소실 또는 탈수와 관련된 징후와 증상에 대해 사정한다. 징후와 증상에는 피부 긴장도 저하, 건조한 점막, 천천히 채워지는 손의 정맥, 소변량 감소 그리고 빈맥이 포함된다.

- 활력징후를 확인한다. 심장은 심장 박동을 증가시켜 체액 소실에 대해 보상하고자 한다. 혈압은 앉은 자세에서 측정하고, 만일 대상자가 어려움 없이 서 있을 수 있다면, 서 있는 자세에서도 측정한다. 이때 수축기압이 10~15㎜Hg로 떨어진다면 이는 현저한 ECFVD를 의미할 수 있다. 20㎜Hg 이하의 맥압은 심각한 저혈량을 의미할 수 있다.
- 소변량과 농축 정도를 확인한다. 소변량의 감소는 수분 섭취량의 부족 또는 심각한 체액 소실에서 기인할 수 있다.
- 정확한 체액 보충을 위해 체중 증가/감소를 사정한다.
- BUN 검사, Hct 검사 결과를 확인한다. BUN과 Hct 증가는 체액 소실을 의미한다.

간호진단

- 부적절한 수분 섭취, 구토, 설사, 출혈 또는 제 3공간으로의 수분 소실(화상 또는 복수)과 관련된 체액 부족
- 인체 조직에서 체액 부족과 관련된 피부통합성 장애의 위험성
- ECFVD 또는 저혈량으로 인한 이차적 신혈류 감소 및 소변량 감소와 관련된 신장의 비효과적인 조직 관류

중재

- 적어도 4시간마다 활력징후를 관찰한다. 혈압은 누운 상태, 앉은 상태 그리고 서 있는 상태에서 측정한다.
- 정규적으로 체중을 측정한다. 2.2파운드는 1kg과 같고, 이는 1L의 체액 소실과 같다.
- 피부 긴장도, 점막, 입술 그리고 혀의 건조함과 변화를 관찰한다.
- 구강과 정맥으로 적절한 수분 보충을 장려한다.
- 소변량을 관찰한다. 만일 소변량이 8시간당 250ml 이하인 경우 보고한다.
- 하루에 여러 번 구강간호를 제공한다.
- BUN과 Hct의 상승과 같은 임상 검사 결과를 관찰한다.
- 안위감을 제공한다.

- 대상자의 근심을 경청한다. 질문에 답하거나 적당한 건강전문가에게 질문에 대해 의뢰한다.

평가 / 기대되는 결과

- ECFVD의 원인이 통제 또는 제거되었는지 평가한다.
- 탈수의 징후와 증상이 없이 피부 긴장도는 개선되고, 젖은 점막, 정상 범위의 활력징후 그리고 체중 증가를 보인다.
- ECFVD에 대한 임상 관리의 효과를 평가한다.
- 소변량이 정상 범위 (600～1400ml/24hours)에 있다.
- 혈청 삼투질 농도와 전해질이 정상 범위에 있는지, 임상 검사 결과를 평가한다.

chapter 2

세포외액량 과다

Extracellular Fluid Volume Excess (ECFVE)

서문

세포외액량 과다(Extracellular Fluid Volume Excess ; ECFVE)는 간질액(조직)내 또는 혈관내 공간에 체액이 증가되는 것이다. 흔히 그것은 손발(말초부종) 또는 폐조직(폐수종)의 체액 과잉과 관련 있다. ECFVE에 대한 용어는 과다혈량(hypervolemia), 수분과잉(overhydration), 그리고 부종(edema)이 있다. 과다혈량과 수분과잉은 조직 공간에 체액이 과다함을 의미한다. 체액과적(fluid overload)은 과다혈량과 수분과잉의 또 다른 용어이다.

흔히 부종은 ECF의 한 부분인 간질공간의 비정상적인 체액 정체이며, 복강과 같은 장액성 체강 안에서 발생될 수 있다. 부종에서, Na 정체는 세포외액량 증가의 흔한 원인이 된다. 그림 2-1은 부종 발생시 체액 구성의 변화를 보여준다.

병태생리

Na과 수분이 같은 비율로 정체되었을 때, 체액량 과다는 등삼투성 체액량 과다(iso-osmolar fluid volume excess)라고 한다. 반대로 Na 농도는 정상 범위 안에 있으나, 단지 수분이 많이 정체되었다면 이러한 체액량 과다는 저삼투성 체액량 과다(hypo-osmolar fluid volume excess)라고 한다.

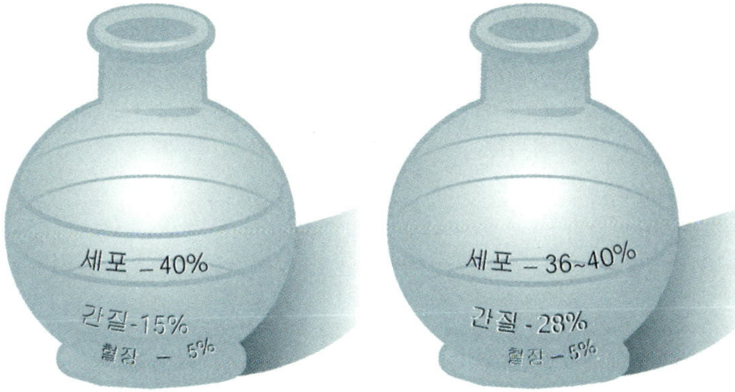

정상
체중에 대한 체액 백분율

비정상(부종)
체중에 대한 체액 백분율

그림 2-1 체액구분과 부종

Na 농도가 떨어졌을 때, 체액 과잉이 있다면, 정수압은 교질삼투압보다 크다. 그러므로 더 많은 체액이 조직 공간으로 밀려 나간다. 표 2−1은 등삼투성 체액량 과다와 저삼투성 체액량 과다의 차이를 나타낸다.

만일 신장에서 혈관내의 과다 체액을 배설하지 못한다면, 체액은 조직 공간과 폐조직 공간으로 밀려나가게 된다. 그 결과 말초 부종 또는 폐수종이 발생한다. 말초의 체액 과적은 가장 부하가 많은 곳에 자리 잡는다. 예를 들면, 서 있을 때는 발과 발목에, 똑바로 누웠을 때는 엉치등뼈 쪽에 발생한다. 폐의 폐포−혈관막 사이에 체액이 과다한 경우, 폐수종이 생긴다.

병인

부종은 흔히 세포외액량 과다 또는 체액 과다와 관련 있다. 부종을 유발하는 생리적 요인은 심부전, 신부전, 간경화, 스테로이드 과다, 그리고 알레르기 반응과 같은 다양한 임상 상황이 될 수 있다.

표 2−2에는 부종의 생리적 요인, 이론적 근거 그리고 각 생리적 요인에 대한 임상 상황을 제시하였다.

표 2-1 등삼투성과 저삼투성 체액량 과다의 차이

상 황	등삼투성 체액량 과다	저삼투성 체액량 과다
• 같은 비율의 체액과 용질의 증가	X	
• 체액의 증가가 용질의 증가보다 더 많음		X
• 284mOsm/kg의 혈청 삼투질 농도와 ECFVE	X	
• 273mOsm/kg의 혈청 삼투질 농도와 ECFVE		X

혈액이 정맥계에 정체되었을 때, 모세혈관내 압력은 상승되고, 조직 공간으로 보다 많은 체액이 들어가게 된다. 혈장/혈청 단백질 비율의 감소는 혈장 교질 삼투압 감소로 귀결된다. 이는 수분이 혈관에서 조직 공간으로 이동하는 원인이 된다. 모세혈관막의 투과성 증가는 모세혈관에서 혈장 단백질이 누출되게 하고, 그 결과 더 많은 수분이 간질 공간으로 이동한다.

신장은 레닌-안지오텐신-알도스테론 시스템에 의해 Na, Cl, 그리고 수분의 증감을 조절한다. 신장에 불충분한 혈량이 흐를 때, 신기능 부전 또는 알도스테론(aldosterone) 과잉시 Na 정체가 발생하며, Na 정체는 수분 정체를 유발한다.

제한된 심장 또는 신장의 예비력을 가진 대상자에게는 흔히 폐수종이 나타난다. 심장이 적절한 기능을 할 수 없거나, 신장이 소변을 충분히 배설할 수 없을 때, 체액은 폐순환 안에 정체되고 혈관에서 폐조직으로 이동한다. 폐수종이 있는 사람에게 정맥내에 수액을 과잉 공급하는 것은 폐수종을 더욱 악화시킨다. 폐수종이 있는 대상자에게 정맥내 수액 공급은 제한되어야 한다.

표 2-2 부종을 일으키는 생리적 요인들

생리적 요인		이론적 근거	임상상황
모세혈관 내 혈장정수압	↑ 상승	• 정맥계 안에 정체되어 있는 혈액은 모세혈관벽에 미치는 압력을 형성하고, 모세혈관압을 상승시킨다. 증가된 모세혈관압은 조직 쪽으로 체액을 좀 더 밀어내며, 그 결과 부종을 형성한다.	1. 증가된 정맥압을 동반한 심부전 2. 신장부전으로 인한 Na과 수분 정체 3. 정맥류를 유발하는 정맥 폐색 4. 부종, 압박붕대, 석고붕대, 종양, 임신으로 인한 정맥 압박
혈장 교질 삼투압	↓ 하강	• 감소된 혈장 교질삼투압은 혈장 단백질 감소가 원인이다. 감소된 단백질은 수분을 혈장에서 조직 공간으로 흐르도록 할 수 있으며 그 결과 부종을 형성한다.	1. 단백질 섭취 부족으로 인한 영양불량 2. 간경화로 인한 단백질 소실 3. 화상시 벗겨진 피부를 통해 단백질이 함유된 체액 소실 4. 신장 질환, 특히 신장증(nephrosis) 5. 간경화로 인한 혈장 단백질 생산 감소 6. 소변을 통한 단백질 소실
모세혈관 투과성	↑ 상승	• 모세혈관막의 투과성 증가는 혈장 단백질이 림프계를 통하여 순환 혈액으로 회수되는 것보다 더 빨리 모세혈관에서 빠져나와 간질 공간으로 이동하도록 한다. 증가된 모세혈관 투과성은 부종의 유발 요인이다.	1. 세균성 염증 과정으로 인한 모세혈관막의 구멍 확대 2. 알레르기 반응 3. 화상으로 인한 모세혈관 손상

생리적 요인		이론적 근거	임상상황
Na 정체	↑ 상승	• 신장은 ECF에서 Na 이온의 수치를 조정한다. 신장 기능은 적당한 혈액의 흐름에 따라 좌우된다. 불충분한 혈류, 알도스테론 또는 당류코르티코이드의 과잉 분비, 그리고 신장 질환은 Na과 Cl의 정체를 유발하기 때문에 결국 부종을 일으킨다.	1. 불충분한 순환 혈량으로 인한 심부전 2. 신부전-신장을 통과하는 불충분한 순환 혈량 3. 부신피질 호르몬(알도스테론, 코티손과 하이드로코디손)의 분비 증가는 Na 정체를 유발 4. 간경화, 질환에 이환된 간은 알도스테론의 과다 분비를 제거할 수 없음 5. 골절, 화상 그리고 수술로 인한 외상
림프계 배액	↓ 하강	• 림프계 폐쇄는 순환혈액 안으로 단백질의 귀환을 막을 수 있다. 폐쇄된 림프안에 단백질 함량이 상승된다. 순환 혈액 안으로 단백질 복귀가 불충분하면, 혈장 교질삼투압은 감소될 것이며 그로 인하여 부종이 유발된다.	1. 림프계 폐쇄 (예: 림프계 종양) 2. 림프절 제거 수술 3. 상피병(Elephantiasis) ; 림프관에 기생충이 침입하여 림프절에 섬유조직이 증식하고 림프의 흐름을 막는 질환 4. 비만으로 인한 하지 림프 구조의 부절적한 지지. 근육은 인체 구조를 지지

임상 증상

폐수종 및 말초부종과 관련된 수많은 ECFVE의 임상 증상이 있다. 체액량 과다(과다혈량 또는 수분과잉)로 인하여 폐조직으로 스며들어 오는 체액이 많아질 때, 폐수종이 나타난다. 폐수종의 초기 증상은 지속적이고, 자극적이며 비생산적인 기침이다. 표 2-3에 폐수종과 말초부종과 관련된 ECFVE의 임상 징후와 증상을 기록하였다. ECFVE로 인하여 영향을 받은 임상 검사결과와 각 징후와 증상에 대한 이론적 근거도 제시하였다.

과다혈량 또는 수분 과잉의 빠른 사정은 손에 있는 말초혈관을 검사함으로써 가능하다. 대상자에게 심장 높이 이상으로 손을 올리도록 지시한다. 만약 10초 후에도 손의 말초 정맥이 충혈된 상태로 남아 있다면, 이는 과다혈량의 징후일 수 있다. 경정맥이 semi-Fowler's 체위를 취한 후에도 계속 충혈되어 있다면, 그 원인은 과다혈량에 있다. 폐에서는 습성의 악설음(moist crackles)을 들을 수 있다. 청색증은 폐수종의 후기 증상이다.

중력은 부종이 있는 대상자의 체액 분포에 영향을 미친다. 누운 자세에서는 좀 더 균형 있게 부종이 분포하는 반면에, 직립 상태에서는 부종이 하지 쪽에 더 널리 퍼진다. 이를 체위성 부종(의존성 부종; dependent edema)이라 한다. 체위성 부종은 밤 동안 복위나 앙와위로 있던 대상자에게는 나타나지 않을 수 있다. 만일 부종이 아침에도 있다면, 이는 심장, 신장 또는 간 질환에서 기인했을 수 있으며, 이는 비체위성 부종(비의존성 부종; nondependent edema)이라고 할 수 있다. 이뇨제에 반응하지 않는 부종은 치료 불응성 부종(refractory edema)이라고 한다.

표 2-3 ECFVE의 임상 징후-과다혈량, 수분과잉, 부종

징후와 증상	이론적 근거
폐수종	
• 지속적이고, 자극적이며 비생산적인 기침	자극적인 기침은 과다혈량에서 가장 흔한 임상 증상이다. 이는 폐 안으로 체액이 역류하여 정체하기 때문이다 (폐포에 체액이 있음).
• 호흡곤란	폐에 체액 울혈로 인하여 호흡하기가 힘들고 어렵다.
• 경정맥 울혈	대상자가 semi-Fowler's 또는 좌위를 취했을 때 경정맥이 울혈된 상태로 남아 있다.
• 설하정맥 울혈	혀 아래 정맥의 울혈은 과다혈량을 의미할 수 있다.

징후와 증상	이론적 근거
• 손에 있는 정맥 울혈	• 손에 있는 말초 정맥은 10초 동안 손을 심장 높이 이상으로 올렸을 때, 계속 울혈 된 상태로 남아 있다.
• 폐에서 습성 악설음	• 체액으로 울혈된 폐에서 습성 악설음을 청진할 수 있다.
• 도약 맥박 (bounding pulse)	• 정점의 도약 맥박은 과다혈량이 있을 때 나타날 수 있다. 이때 맥박수는 증가된다.
• 청색증	• 폐수종의 후기 증상으로, 폐포 공간내의 체액으로 인해 가스 교환이 불충분하여 발생한다.
말초부종	
• 사지에 함요부종 (pitting edema)	• 아침에 있는 말초부종은 부적절한 심장, 간 또는 신장 기능에서 기인된다. 함요부종의 양성 반응에서는 부은 부위에 손끝이 움푹 들어간 자국이 있다.
• 부은 부위의 전면에 걸친 팽팽하고, 매끄러우며 반들거리는 피부	• 말초조직에 과다체액은 피부를 팽팽하고 매끄러우며 반들거리게 하는 원인이 된다.
• 부은 부위에 창백하고 찬 피부	• 과다체액은 순환을 감소시킨다. 피부는 창백하고 반들거리며 차가워진다.
• 부은 눈꺼풀 (안구 주위 부종)	• 부은 눈꺼풀은 일반적인 부종과 함께 발생한다.
체중 증가	• 1kg (2.2 파운드) 체중 증가는 체액 1L 증가와 같다.
임상검사	
• ↓혈청 삼투질 농도	• 과다체액은 용질의 농도를 희석한다. 그러므로 혈청 삼투질 농도는 280mOsm/kg 이하이다.
• ↓혈청 단백질, 알부민, BUN, Hb, Hct	• 혈청 단백질, 알부민, BUN, 그리고 Hb과 Hct 수치는 과다 체액량 때문에 감소될 수 있다 (혈액 희석, hemodilution).
• ↑중심정맥압 (CVP)	• 12~15cmH_2O 이상의 CVP 증가는 과다혈량을 의미하며 체액 압력 상승으로 인함을 증거한다.

임상 관리

정상적으로, 물만으로는 부종을 유발하거나 부종을 증가시킬 수 없다. 소금과 물 섭취량은 체액 정체를 증가시키고 부종을 유발할 수 있다. 3D, 즉 이뇨제(diuretics), 디곡신(digoxin), 그리고 저염식이(diet)가 ECFVE 대상자와 심부전 대상자에게 임상 중재로 흔히 처방된다. 표 2-4에서는 부종을 교정하기 위한 이론적 근거가 있는 기본적인 중재를 제시하였다.

표 2-4 ECFVE 또는 부종을 위한 기본 중재

교정 수단	이론적 근거
이뇨제 : thiazides, high ceiling(loop)	• K 소모 이뇨제는 Na과 수분 소실에 효과적이나 불행히도 K 소실도 촉진한다. 이뇨제는 신장을 통하여 체액량 과다를 감소시킨다.
Digoxin	• Cardiac glycoside는 좀 더 강하게 심장이 뛰도록 하며, 그 결과 심장 기능과 순환을 개선시킨다. 증가된 순환은 신장을 통한 체액 소실을 촉진한다.
식이	• Na이 적은 식이는 Na과 수분 정체를 감소시킨다.
영양불량 대상자에게 단백질 섭취 증가	• 단백질은 혈관에서 교질삼투압을 증가시키며, 그 결과 조직에서 체액을 끌어당긴다.

임상 고찰

1. ECFVE, 수분과잉, 또는 과다혈량은 흔히 말초(말초부종) 또는 폐(폐수종) 조직의 체액 과잉과 관련이 있다.
2. 체액 정체(부종)는 흔히 Na 정체로부터 기인한다. 만일 수분만 정체됐다면, 이러한 상태는 저삼투성(저장액성) 체액량 과다 라고 할 수 있다.
3. 지속적이고, 자극적이며 비생산적인 기침은 과다혈량의 가장 흔한 임상 증상이다. 이는 폐 안으로 수분이 과다하게 정체됨으로써 유발된다.

4. ECFVE를 빠르게 사정하기 위해서는 손에 있는 정맥의 충혈로 관찰할 수 있다. 만일 10초 동안 손을 심장 높이 이상으로 올렸을 때에도 손에 있는 말초 정맥이 여전히 충혈된 상태로 남아있다면 ECFVE 또는 과다혈량이 있는 것이다.

5. 폐에서 습성 악설음이 청진된다면 이는 폐에 체액이 정체되어 있음을 의미한다.

6. 아침에 나타나는 말초부종은 불충분한 심장, 간 또는 신장 기능의 결과일 수 있다. 저녁시간에 나타나는 말초부종은 체액 정체, 즉 체위성 부종일 수 있다.

7. 1kg (2.2 파운드)의 체중 증가는 체액 1L가 정체된 것과 같다.

8. 과잉의 체액은 혈관 안에서 용질의 농도를 희석시킨다. 따라서 280mOsm/kg 이하의 혈청 삼투질 농도는 ECFVE를 의미한다.

대상자 관리

사정

- 심부전, 신장 또는 간 질환, 감염 그리고 영양부족 같은 ECFVE의 발생에 기여할 수 있는 독특한 건강 문제를 알아내기 위하여 대상자의 병력을 확보한다.
- Na, 단백질 그리고 수분 섭취량을 강조한 식이력을 확보한다.
- 활력징후와 소변량을 관찰한다. 도약 맥박을 보고한다.
- 대상자의 몸무게를 확인한다; 현재 몸무게는 다른 날의 몸무게와 비교하기 위한 기준이 된다.
- 과다혈량의 증상 및 징후를 사정한다; 지속적이고 자극적이며 비생산적인 기침, 호흡곤란, 목과 손의 정맥 울혈, 악설음 관찰.
- 임상 검사 결과를 확인한다; 이전의 정상 상태에 비해 Hct와 Hb의 상승은 ECFVE를 의미할 수 있다. 혈청 Na은 혈액 희석 때문에 상승할 수도 있고 아닐 수도 있다.
- 소변량 사정; 소변량 감소는 체액 정체 또는 신기능부전의 징후일 수 있다.

- 심음이 감소되고 악설음이 폐에서 청진된다면 이는 폐수종에서 기인했을 수 있다.
- 사지에서 말초부종을 사정한다. 하지에서 함요부종 사정은 대상자가 일어나기 전 아침에 수행되어야 한다.
- 손에 있는 말초 정맥 관찰로 과다혈량에 대한 빠른 사정을 할 수 있다. 처음에는 손을 내리고 다음에 손을 심장 높이 이상으로 올려 관찰한다.

간호진단

- 심장, 신장 또는 간 기능 부전으로 인한 이차적인 체액 과부하와 관련된 체액 과다, 부종
- 폐조직에 체액 과부하(폐수종)로 인한 모세혈관 투과성 증가와 관련된 부적절한 호흡 양상
- 말초부종으로 나타난 과다혈량과 관련된 부적절한 조직 관류(감소)

중재

- 호흡양상에 특별한 주의를 기울여 활력징후를 관찰한다. 악설음, 호흡음 감소와 같은 비정상 소견을 보고한다.
- 매일 아침 식사 전에 체중을 관찰한다. 1kg(2.2 파운드) 체중 증가는 1L의 수분과 같다. 흔히 부종은 2L 이상의 체액이 증가한 이후에야 발생한다.
- 식이를 관찰한다. 소금은 대상자에게 수분을 정체시키므로 소금을 과다하게 사용하지 않도록 교육한다.
- 매일 부종이 있는지 감소되었는지 관찰한다. 함요부종은 아침에 확인한다.
- 전해질 상태와 체액 균형과 관련 있는 임상 검사 결과를 확인한다.
- 소변량을 관찰한다. 소변량은 최소 8시간당 250ml는 되어야 한다.
- 처방에 따라 이뇨제를 투약한다. 체액과 전해질 균형을 사정한다.
- 대상자의 관심을 경청한다. 질문에 대한 대답 또는 적절한 건강전문가에게 질문을 의뢰한다.

평가 / 기대되는 결과

- ECFVE의 원인이 통제되었거나 제거되었는지 평가한다.
- 수분 과잉 또는 과다 체액의 증상 및 징후가 없다. 즉 호흡곤란, 경정맥 울혈, 폐에서 습성의 악설음 청진, 그리고 말초부종이 없다.
- ECFVE에 대한 임상 관리의 효과를 평가한다. 임상 관리로 폐수종 또는 말초부종이 없거나 감소되었다.
- 소변량이 기준에 비하여 증가하였다. 활력징후가 정상 범위 안에 있다.
- 대상자의 기도와 호흡음은 개선된 상태로 유지된다.
- 혈청 전해질은 정상 범위 안에 있는 것으로 측정된다.

chapter

3

세포외액량 이동
Extracellular Fluid Volume Shift (ECFVS)

서문

세포외액 부분에서 ECF는 체액 균형을 유지하기 위한 목적으로 끊임없이 혈관내와 간질공간을 이동한다. 전해질과 단백질을 함유한 체액이 혈관에서 간질공간으로 이동하여 그곳에 남아있을 때 이 체액을 제 3공간 체액(third-space fluid)이라고 한다. 이 체액은 기능이 없으며, 생리학적으로 쓸모없는 것으로 보인다. 나중에 제 3공간의 체액은 간질공간에서 혈관내 공간으로 다시 이동한다.

병태생리

Chapter 1 ECFVD와 Chapter 2 ECFVE의 병태 생리 참조

병인

세포외액량 이동(Extracellular Fluid Volume Shift ; ECFVS)의 임상적 원인은 수포 또는 염좌와 같이 단순할 수도 있고, 광범위한 손상, 화상, 복수, 복부 수술, 천공된 소화성 궤양, 장 폐색 또는 심각한 감염과 같이 심각할 수도 있다. 화상과 광범위 손상, 그리고 복부 수술은 제 3공간 체액 형성의 가장 흔한 원인이다.

체액 이동은 두 단계로 발생한다. 첫 단계는 체액이 혈관내에서 간질공간(혈관 / 혈장에서 조직)으로 이동할 때이다.

예를 들면 화상이 있을 때 화상 부위와 주변 조직에서 체액 소실이 발생한다. 혈관에서 나온 체액은 화상 부위 쪽으로 몰리고, 3~5일 동안 그 부위에 남는다. 이처럼 조직으로 체액이 다량 이동하여, 그곳에 남아 있을 때, 혈관 안의 체액은 감소하고 저혈량이 발생한다. 체액 이동의 두 번째 단계는 체액이 손상 조직에서 다시 혈관으로 돌아와 고혈량을 유발하는 것이다.

임상 증상

조직 손상으로 인한 체액 이동시, 조직이 손상된 지 약 24~48시간 후, 체액은 혈관에서 손상된 조직 공간으로 이동하여 축적된다. 부종은 눈에 띄게 나타날 수도 있고 아닐 수도 있다. 다량의 체액이 혈관 밖으로 나갔을 때, 활력징후의 변화는 쇼크 증상과 유사하다. 즉, 활력징후는 체액량 결핍(현저한 탈수) 때와 유사하다.

손상 부위로의 체액 소실 정도에 따라 상승된 맥박과 상승된 호흡, 그리고 감소된 수축기 혈압이 관찰된다. 쇼크와 유사한 또 다른 증상으로 차가운 사지, 창백, 혼돈 그리고 지남력 상실이 나타난다. 심한 경우에는 Hb과 Hct가 상승될 수도 있다.

심각하게 조직이 손상된 지 3~5일이 지나면, 손상 부위에서 혈관으로 체액이 이동한다. 만일 신장이 혈관으로부터 과잉의 체액을 배설할 수 없다면, ECFVE 또는 과다혈량이 유발된다. 혈관내 체액 과적과 관련된 증상으로는 지속적이며 자극적이고 비생산적인 기침, 호흡곤란, 습성의 악설음, 강한 도약 맥박, 그리고 손과 목 정맥의 울혈 등이 있다. 표 3-1에 두 단계의 체액 이동에 따른 증상 및 징후 그리고 체액 교정 비율을 제시하였다.

임상 관리

사정은 제 3공간 체액의 원인을 규명하기 위하여 완벽해야만 한다. 만일 원인이 염좌나 수포와 같은 경한 손상이라면, 체액 이동량은 적다. 염좌 부위에 간헐적으로 얼음찜질을 해주면 첫 24시간 동안 체액 이동량을 줄일 수 있다.

이때 체액 보충은 불필요하다. 하지만, 심각하게 조직이 손상되면, 다량의 체액이 혈관에서 손상된 조직 주변으로 이동하고, 그 결과 저혈량이 발생할 수 있을 만큼 체액 이동이 심각할 수도 있다.

손상된 조직으로 체액 이동이 발생하는 첫 단계 동안에, 순환 체액량을 유지하기 위하여 소변량의 2~3배 정도의 수액을 정맥내 주입이 필요할 수 있다. 이때, 섭취량과 배설량의 비율은 3 : 1이다.

체액 이동의 두 번째 단계 동안에는 더욱 적은 양의 IV 용액이 요구된다. 그 이유는 다량의 체액이 혈관으로 되돌아오기 때문이며, 또한 너무 많은 IV 용액은 체액 과적의 원인이 될 수 있기 때문이다.

신장이 정상적으로 기능한다면, 체액 이동의 두 번째 단계에서는 소변량이 증가한다. 체액 배설 증가는 체액 과적을 예방한다. IV 용액 주입 양은 1 : 3 비율, 즉 섭취량 : 배설량 = 1 : 3의 비율로 감소되어야만 한다(표 3-1).

표 3-1 ECFVS : 증상 및 징후, 그리고 교정

체액 이동 단계	증상 및 징후	체액 교정 비율
1 단계	쇼크와 같은 증상 – 심각한 ECFVD 맥박, 호흡, 혈압, 차고 축축한 피부, 창백, 혼돈, 지남력 상실	IV : 소변량 = 3 : 1 소변량에 비해 3배 많은 IV 용액 주입
2 단계	수분과잉과 같은 증상 지속적이고 자극적이며 비생산적인 기침, 호흡곤란, 도약 맥박, 정맥 울혈, 습성 악설음	IV : 소변량 = 1 : 3 소변량 3 대 IV 용액 1의 비율

대상자 관리

사정

- Chapter 1 ECFVD와 Chapter 2 ECFVE 참조.

간호진단

- Chapter 1 ECFVD의 Chapter 2 ECFVE 참조.

중재

- Chapter 1 ECFVD와 Chapter 2 ECFVE 참조.

평가 / 기대되는 결과

- Chapter 1 ECFVD와 Chapter 2 ECFVE 참조.

세포내액량 과다

Intracellular Fluid Volume Excess(ICFVE)

chapter **4**

서문

세포내액량 과다(Intracellular Fluid Volume Excess ; ICFVE)는 수분중독(water intoxication)이라고도 하는데, 이는 혈관 안에 수분과잉 또는 용질 농축 감소로 인하여 발생한다. 이때 혈관내의 체액은 저삼투성이며 수분과잉으로 혈청 삼투질 농도는 떨어진다.

저삼투성 체액(순환하는 혈액내 용질의 농도 감소)은 삼투과정에 의해 용질의 농도가 낮은 곳에서 높은 곳으로 이동하는 것이다. 세포내액이 등삼투성이 될 때까지, 저삼투성 체액이 혈관에서 세포 안으로 이동한다.

병태생리

뇌세포는 ICFVE시 혈관에서 세포내로 체액의 이동이 가장 빨리 발생하는 세포이다. 체액의 세포내 이동으로 세포는 팽창하여, 세포성 부종을 유발한다. 한편 항이뇨호르몬(ADH)의 다량 분비는 신세뇨관의 수분 재흡수를 유발한다. 이는 희석된 체액량(저삼투성 혈액) 증가의 원인이 되고, 희석된 체액량 증가는 혈관에서 세포 안으로 부가적인 체액 이동을 유발하여, 결국 뇌부종을 유발한다.

부종은 Na 과잉의 결과인 반면에, 수분중독은 수분과잉으로 인하여 발생한다.

부종은 세포외액 부분이 체액과다인 반면에 수분중독은 세포내액 부분에 체액과다가 있다. 즉, 부종은 간질조직에 체액이 누적되고, 수분중독은 혈관에서 세포로 이동한 저삼투성 체액의 과잉이다. 그림 4-1에서는 두 체액 불균형, ECFVE와 ICFVE의 차이를 보여준다.

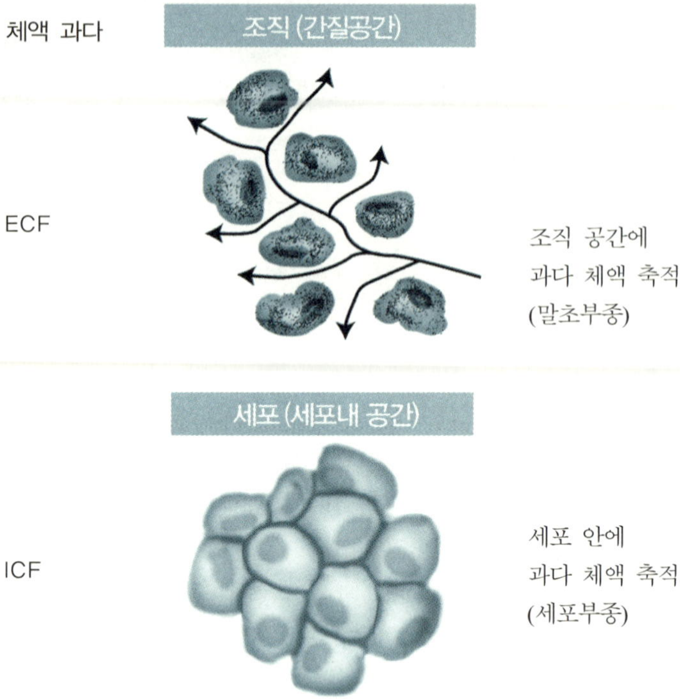

그림 4-1 ECF와 ICF에서 체액 과다

병인

ICFVE는 ECFVD과 ECFVE와 같이 흔하지 않으나 치료하지 않으면 심각한 문제를 유발할 수 있다. 수분중독의 가장 일반적인 원인은 용질 없는 수분 섭취와 0.45% NaCl (½ N/S)와 D_5W와 같은 IV 용액 투약이다. D_5W는 대표적인 등삼투성 IV 용액이지만 용액 안의 덱스트로오스(dextrose)는 빨리 대사되어 물만 남거나 저삼투성 용액이 된다.

ICFVE를 유발하는 네 가지 주요한 상황은 다음과 같다.

1. 과다한 비용질성 수분 섭취
2. 전해질이나 단백질 같은 용질의 결핍
3. 항이뇨호르몬의 과다분비
4. 신장 기능 장애 (과잉의 수분배설 불능)

표 4-1에는 이상의 네 경우와 ICFVE를 위한 임상 검사, 원인 그리고 이론적 근거를 제시하였다.

신장 기능의 문제로 배설이 원활하지 못한다거나 심인성 조갈증(psychogenic polydipsia)이 있지 않고서는 ECFVE 또는 수분중독이 될 때까지 음료를 마시는 건 어려운 일이다. 만일 과도한 수분 공급에 신장이 적절하게 기능하지 못한다면, 체액정체와 수분중독이 발생할 수 있을 것이다. ICFVE는 수술 후 대상자에서 소금첨가 없이 구강이나 정맥내로 수분을 강제적으로 투여할 때 가장 흔히 발생한다. 이런 경우에 수분 섭취량은 신장의 배설량을 초과한다. 수술 후 과용량의 D_5W를 주입하거나, 얼음조각이나 물을 섭취하게 하면 수분 중독이 발생할 수 있는데 이는 D_5W 속의 덱스트로오스 대사가 빨리 일어나서 혈관내 용액이 저삼투성 상태가 되기 때문이다.

대수술 후에 항이뇨호르몬부적절분비증후군(SIADH)의 증상으로 알려진 ADH 과잉 생산이 흔히 발생한다. 이는 어느 정도는 조직 손상, 마취, 통증 그리고 진통제 때문이다. SIADH 때문에 수분 배설 감소로 소변량이 감소되고, 혈관내액량의 증가가 유발되어 혈관내 체액은 대체로 저삼투성이 된다. 이렇게 희석된 혈관내 체액은 용질의 농도가 높은 세포 안으로 이동하여 결국 수분중독을 유발한다.

임상 증상

ICFVE의 초기 증상 및 징후는 두통이다. 저삼투성 체액이 지속적으로 뇌세포 안으로 유입되기 때문에, 팽창된 뇌세포는 불안, 흥분, 혼돈, 그리고 지남력 상실과 같은 행동 변화를 유발하여 뇌내압이 상승한다. 진행성 세포내액량 과다에서 혈압은 상승하고 맥박은 감소하고 호흡은 증가한다.

표 4-1 세포내액량 과다의 원인 : 수분중독

상 황	원 인	이론적 근거
수분 섭취 과다	• 다량의 수분섭취	• 용질이 없거나 적은 수분섭취로 인하여 혈액이 희석된다.
	• IV로 저삼투성 용액의 지속적인 사용(0.45% 식염수, D_5W)	• 저삼투성 용액의 과다 사용은 혈액의 저삼투성 상태를 유발할 수 있다. 덱스트로오스는 빨리 대사되어 물만 남게 된다.
	• 심인성 조갈증	• 강박적으로 물을 마시는 것은 수분중독을 일으킬 수 있다.
용질 결핍	• 전해질과 단백질이 적은 식이	• 전해질과 단백질 감소는 혈액의 저삼투성 상태를 유발할 수 있다.
	• 식염수가 아닌 맹물로 비위관 세척	• 위장관에는 전해질이 많다. 맹물은 전해질을 씻어낼 수 있다.
	• 맹물 관장	• 맹물은 전해질을 씻어낼 수 있다.
ADH 분비 과다	• 스트레스, 수술, 약물(마약, 마취제), 통증, 종양(뇌종양, 폐종양)	• ADH의 과잉생산은 SIADH로 알려져 있다. 즉 신장에서 다량의 수분 재흡수를 일으키고 그 결과 저삼투성 체액의 상태를 야기한다.
	• 뇌 손상 또는 종양	• 뇌세포 손상은 ADH 생산을 증가시킬 수 있으며, 이는 과다 수분 재흡수의 원인이 된다.
신장기능 장애	• 신장 손상	• 신장 기능 장애는 수분 배출을 감소시킬 수 있다.
비정상적 임상검사	• 혈청 Na 감소와 혈청 삼투질 농도 감소	• 혈액 희석 때문에, 혈액내 용질은 수분에 비해 감소됨

임상 증상 및 징후, 그리고 ICFVE의 이론적 근거는 표 4-2에서 설명하였다.

표 4-2 세포내액량 과다의 임상 증상 및 징후 – 수분중독

증상 유형	증상 및 징후	이론적 근거
• 초기	• 두통 • 오심과 구토 • 과다 발한 • 급성 체중 증가	뇌세포보다 빨리 저삼투성 체액을 흡수한다.
• 진행성 중추신경계	• 행동변화: 점진적인 불안, 흥분, 지남력 상실, 혼돈 • 기면 상태 근육운동 협조불능 • 흐릿한 시야 • 뇌내압(ICP) 상승	저삼투성 체액은 뇌세포에 제일 먼저 들어간다. 부푼 뇌세포는 행동 변화와 뇌내압 상승을 유발할 수 있다.
활력징후	• 혈압 ↑ • 서맥 (느린 맥박) • 호흡 ↑	활력징후는 쇼크 상태와 반대이며, 뇌내압 상승 때와 유사하다.
• 후기 중추신경계	신경흥분성(근육 경련) 사출성 구토(projectile vomiting), 유두부종 섬망, 경련, 혼수	심각한 중추신경계 변화는 수분 중독이 교정되지 않았을 때 발생한다.
피부	따뜻하고 습하고 홍조 띤 피부	

임상 관리

ICFVE의 임상적 중재의 전반적인 목적은 과다한 수분 섭취 감소와 수분 배설 증진에 있다. 증상이 비교적 덜 심각한 경우, 수분 제한이나 Lactated Ringer's, 또는 생리식염수 용액과 같은 세포외액 보충액으로 세포외액의 삼투질 농도를 높일 수 있다.

농축된 식염수 용액(3%)은 심각한 수분중독의 경우에 세포내 공간에서 수분을 끌어내고, 소변량을 증가시키거나 세포외액의 전해질 농도를 높이기 위하여 투약될 수 있다.

하지만 이미 너무 많은 양의 수분을 보유하고 있는 사람에게 추가적으로 소금을 투여하면 혈액량 증가뿐만 아니라 부종의 원인이 되는 간질공간내 체액도 증가시킬 수 있다.

삼투성 이뇨제는 배뇨를 유도하고, 특히 세포에 정체된 체액의 소실을 촉진한다. 표 4-3에서는 ICFVE 교정을 위한 수분 배출을 촉진하는 방법을 열거하였다.

표 4-3 ICFVE 대상자를 위한 임상 중재

ICFVE 단계	교정 방법
• 초기 단계	• 맹물과 얼음조각 섭취 제한 • 균형 있는 전해질 용액 제공 : Lactated Ringer's 용액, N/S, 5% dextrose in 0.45% N/S • D_5W 단독 사용은 피한다.
• 심각한 행동 변화 없는 중간 단계	• 초기와 같음 5% dextrose in 0.9% NaCl이 필요할 수 있다.
• 행동변화와 뇌내압 상승을 동반한 중증에서 심각한 상태	• 맹물과 얼음조각 섭취 제한 • D_5W 사용 중지 • 농축된 식염수(3%) 투약 및 체액 과적에 대한 관찰 • Mannitol과 같은 삼투성 이뇨제 투약

임상 고찰

1. ICFVE는 수분중독, 즉 세포 안에 수분과잉으로 알려져 있다. 이는 보통 저삼투성 혈액과잉의 결과이다. 수분중독은 부종과 다르다. 즉, 부종은 Na 정체에서 기인되는 반면에 수분중독은 수분과잉이 그 원인이다.

2. ICFVE시 뇌세포는 혈관에서 세포내 공간으로 체액의 이동이 가장 빨리 발생하는 세포이다. 뇌세포 안으로 다량의 체액 이동은 뇌부종을 유발할 수 있다.

3. 저장액 또는 D_5W와 같은 IV 용액의 지속적인 투여는 ICFVE를 유발할 수 있다. 특히 덱스트로오스는 인체에서 빨리 대사되어 물만 남게 된다. 최소한 덱스트로오스 용액 1 또는 2L마다 식염수를 일정 비율로 포함하거나 Lactated Ringer's와 같은 용질을 함유하여 투여해야 한다.

4. 두통, 오심, 그리고 구토는 ICFVE의 초기 징후와 증상이다. ICFVE가 진전되면, 흥분, 지남력 상실, 혼동과 같은 행동 이상이 발생할 수 있다. 기면 상태와 흐릿한 시야가 생길 수도 있다.

5. 활력징후의 변화는 뇌부종 때와 유사하며, 상승된 혈압, 감소된 맥박과 증가된 호흡을 관찰할 수 있다.

6. 농축된 생리식염수(3% NaCl)는 심각한 ICFVE에서 투여될 수 있다. 만일 혈청내 Na이 115mEq/L 이하라면 주입될 수 있으며 3% NaCl은 부풀어 오른 세포에서 수분을 빼는 기능을 한다.

7. 경증의 ICFVE시 수분 제한이 권고될 수 있다.

대상자 관리

사정

- ICFVE의 원인을 확인하기 위하여 건강력을 수집한다. 즉 용질(염분) 없는 D_5W의 지속적인 투약, 구강으로 용질 없는 과잉 수분 섭취, 또는 SIADH을 유발할 수 있는 대수술 등의 원인을 확인한다.
- 활력징후를 사정한다. 상승된 혈압, 감소된 맥박, 그리고 상승된 호흡과 같은 뇌부종의 전형적인 활력징후는 보고한다.
- 불안, 흥분, 혼동, 지남력 상실과 같은 행동 변화를 사정한다. 두통은 ICFVE의 초기 증상이다.

- 체중 변화를 사정한다. ICFVE시 대상자에서 급성 체중 증가가 흔히 나타난다. 하지만 말초 부종에서 체중 증가는 좀 더 천천히 발생한다.

간호진단

- 저삼투성 용액의 과잉 섭취 및 주입 그리고 SIADH를 유발하는 대수술의 진행과 관련된 체액량 과다, 수분중독
- ICFVE로 인해 이차적으로 발생된 뇌부종으로 인한 혼동과 관련된 손상의 위험성

중재

- 체액 보충 관찰. 만일 대상자에게 NaCl과 같은 용질 보충 없이 D_5W만 주입되고 있다면 보고한다.
- 수술 후 대상자에게 용질을 포함한 수액을 공급한다. 단지 물 또는 얼음만 제공하는 것은 저삼투성 상태를 증가시킨다.
- 소변량 관찰. 이는 수술 후 대상자에서 특히 중요하다.
- 활력징후와 행동변화를 관찰한다.
- 혼동과 지남력 상실이 있다면, 손상으로부터 대상자를 보호한다.
- 대상자와 가족의 관심을 경청한다. 필요시 적절한 건강 전문가에게 의뢰한다.

평가 / 기대되는 결과

- 세포내액량 과다(ICFVE)의 원인이 교정되거나 통제되었는지 평가한다.
- ICFVE 또는 수분 중독의 증상 및 징후가 없는 상태로 남아있다 ; 즉 활력징후가 정상범위로 돌아오고, 두통이 감소되거나 사라졌다.
- ICFVE의 임상 중재의 효과를 평가한다 ; 저장액/저삼투성 용액의 중지, 용질을 포함한 수액 제공.
- 대상자가 혼돈 없이 분명하게 응답한다.

UNIT II

전해질이 인체에 미치는 영향

서문

화합물은 물에 녹을 때 아주 미세한 전기적 전하가 발생한다. 화합물은 이온으로 알려진 입자로 갈라진다. 이 과정을 이온화라고 하며 이러한 화합물을 전해질이라 한다. 어떤 전해질은 물에 녹을 때 양전하(양이온)가 발생하고 다른 전해질은 음전하(음이온)가 발생한다.

이 단원에서는 여섯 가지 전해질 [K, Na, Cl, Ca, Mg, P]에 대한 기본적인 정보, 즉 병태생리, 병인, 임상 증상, 그리고 임상 관리 문제를 논의하고자 한다. 각 전해질에 따른 건강사정과 중재를 위한 안내도 제시할 것이다.

전해질 : 양이온과 음이온

전해질은 용액에 있을 때 전류를 전도하고 양전하(양이온) 또는 음전하(음이온)를 운반하는 이온을 배출하는 화합물이다. 표 U2－1에는 인체 체액 안에 있는 기본적인 양이온과 음이온을, 각 전해질의 화학기호(예 : K, Na)와 전하(＋/－)를 제시하였다.

milliequivalents는 각 전해질의 이온 전하의 수를 표현하는데 사용된다. 혈청 전해질 값은 milliequivalents와 milligrams으로 표시된다.

전해질의 milliequivalents는 그 무게보다는 오히려 이온의 화학적 활동을 의미한다. 표 U2－2에서는 네 가지 양이온과 한 가지 음이온의 무게와 등가(equivalences)를 제시했다. 전하에 따라 같은 등가를 가진 이온일지라도 각기 다른 무게를 가지고 있음을 알 수 있다.

체액의 전해질 구성은 세포내액과 세포외액에 차이가 있다. 표 U2-3에서는 혈관내 체액(혈장), 간질액 그리고 세포내액의 이온 농축에 대한 자료를 제시하였다. Na은 세포외액(혈장과 간질액)에 더 풍부하고 K은 세포내액에 더 많이 있다. 그림 U2－1은 세포외액과 세포내액 안에 다양한 양이온과 음이온을 나타낸다.

표 U2-1 양이온과 음이온

양 이 온		음 이 온	
Na^{+}	소듐	Cl^{-}	염소
K^{+}	포타슘	HCO_3^{-}	중탄산
Ca^{2+}	칼슘	HPO_4^{2-}	인산
Mg^{2+}	마그네슘		

* 인체의 기본적인 양이온과 음이온

표 U2-2 전해질 균형

이 온	무 게(mg)	등 가(mEq)
Na^{+}	23	1
K^{+}	39	1
Cl^{-}	35	1
Ca^{2+}	40	2
Mg^{2+}	24	2

* 네 가지 양이온과 한 가지 음이온의 무게와 등가

표 U2-3 체액의 전해질 구성 (mEq/L)

이 온	세포외액		세포내액
	혈관내 또는 혈장	간질액	
Na^+	142	145	10
K^+	5	4	141~150
Ca^{2+}	5	3	2
Mg^{2+}	2	1	27
Cl^-	104	116	1
HCO_3^-	27	30	10
HPO_4^{2-}	2	2	100

* 체액의 전해질 농도

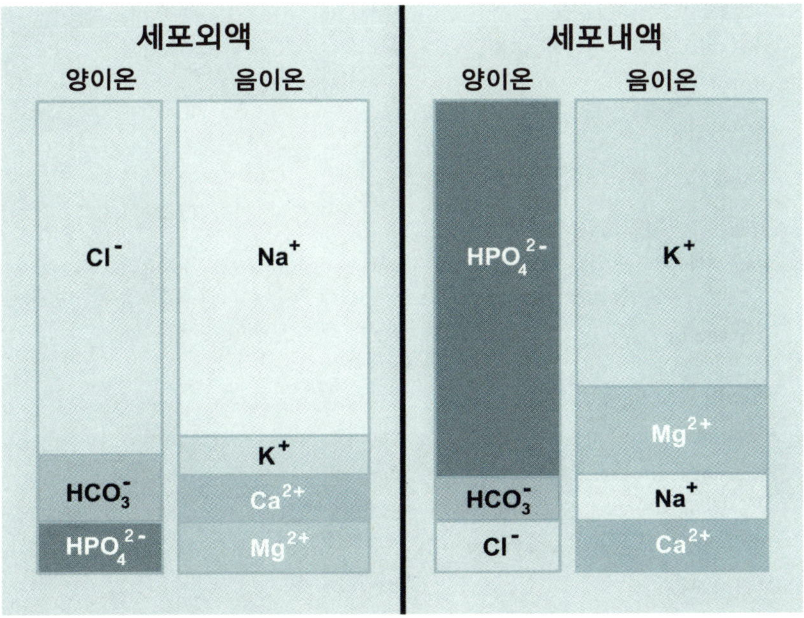

그림 U2-1 체액의 양이온과 음이온

전해질 불균형과 관련된 임상 문제

표 U2−4에서는 전해질 불균형과 관련된 흔한 임상 문제를 설명하였다.

표 U2−4 전해질 불균형과 관련된 임상 문제들과 인체에 미치는 영향

임상 문제	K	Na	Ca	Mg	P
• 위장관계					
구토와 설사	K↓	Na↓	Ca↓	Mg↓	P↓
영양불량	K↓	Na↓	Ca↓	Mg↓	P↓
신경성 식욕부진	K↓	Na↓	Ca↓	Mg↓	P↓
소장누관	K↓	Na↓		Mg↓	P↓
위장관 수술	K↓	Na↓		Mg↓	P↓
만성 알코올중독	K↓	Na↓	Ca↓	Mg↓	P↓
비타민 D 부족			Ca↓		
과인산혈증			Ca↓		
구연산 첨가 혈액 수혈			Ca↓		
• 심장					
심근경색	K↓	Na↓		Mg↓	
심부전(HF)	K↓/N	고혈량 Na↑		Mg↓/N	
• 내분비					
Cushing's syndrome	K↓	Na↑		Mg↓	
Addison's disease	K↑	Na↓		Mg↓	
당뇨성 케톤산증	K↑ 이뇨 K↓	Na↑/↓	Ca↓ (이온화)	Mg↑ 이뇨Mg↓	P↓/N
부갑상선증					
저 :			Ca↓		P↑
고 :			Ca↑		P↓

· 신장					
급성 신부전	핍뇨 K↑ 이뇨 K↓	Na↑		Mg↑	P↑
만성 신부전	K↑	Na↑	Ca↑/↓	Mg↑	P↑
· 기타					
암	K↓/↑	Na↓	Ca↑	Mg↓	P↓
뼈 파괴			Ca↑		
화상	K↓/↑	Na↓	Ca↓	Mg↓	P↓
급성 췌장염			Ca↓		
항이뇨호르몬부적절 분비증후군(SIADH)		Na↓			
대사성 산증	K↑		Ca↓		
대사성 알칼리증	K↓				
· 약물					
이뇨제					
K 소모성	K↓	Na↓	Ca↑/↓	Mg↓	
K 보존성	K↑/N	Na↓		Mg↓	
ACE 억제제	K↑	Na↓/N			

chapter 5

포타슘(K) 불균형

Potassium Imbalance

서문

K은 인체 세포 안에 가장 많은 양이온이다. 인체에 있는 K의 97%는 ICF에서 발견되고 2~3%는 ECF에서 발견된다. 또한 K은 위장관계에 풍부하다. 세포 안에 K 수치는 약 150mEq이며 ECF의 K 수치는 3.5~5.3mEq이다. 세포 안에 K 수치는 측정할 수 없기 때문에 K 수치는 혈관내액 즉 혈장 표본에서 관찰한다.

K의 정상 혈장과 혈청 범위는 좁다. 그러므로 정상 범위에서 벗어난 혈청 K 수치는 생명을 위협할 수 있다. 2.5mEq/L 이하 또는 7.0mEq/L 이상인 혈청 K 수치는 심정지를 일으킬 수 있다. 그러므로 혈청 K 수치는 엄밀히 관찰해야 한다.

K 균형과 관련된 기본 정보는 표 5-1에 요약 · 정리하였다. 정상 범위 밖의 K 수치는 K 불균형을 유발한다.

병태생리

새 조직 형성에 관여하는 동화성 과정을 동화작용(anabolism)이라 하며, 조직 파괴에 관련된 반작용은 이화작용(catabolism)이라 한다. 세포의 활동이 동화작용을 할 때 K은 세포 안으로 들어간다. 반대로 이화작용을 할 때, K은 세포 밖으로 나온다. 즉, 조직이 외상, 기아 또는 소모성 질환으로 파괴될 때, 많은 양의 K이 세포 밖으로 나온다.

표 5-1 K 균형과 관련된 기본 정보

구 분	포타슘(K)
분 포	K의 97%는 세포 안에 있다(세포내액). K의 2~3%는 세포외액에 있다. K은 위장관에 가장 풍부하게 존재한다.
기 능	(1) 신경흥분의 매개 및 전도, 그리고 골격근, 심근 그리고 평활근의 수축을 증진한다. (2) 세포내액의 삼투질 농도 조절을 돕는다. (3) 세포 대사를 위한 효소 활동을 증진한다. (4) 산-염기 균형 유지를 돕는다.
정상 혈청 수치	3.5~5.3mEq/L. K 결핍(저포타슘혈증)은 3.5mEq/L 이하, K 과다(고포타슘혈증)는 5.3mEq/L 이상
정상 K 배설 (소변)	하루 중 20~120mEq의 K이 신장을 통해 배설된다.
함유 식품	K이 많은 식품에는 야채, 과일, 말린 과일, 견과류 그리고 육류가 포함된다. Na이 많은 식품은 K 소실을 증진한다.
식이 섭취 요구량	정상 일일 K 섭취는 40~60 mEq이다. K은 인체에 저장되기 어려우므로 매일 섭취해야 한다.
배 설	인체 K의 80~90%는 신장을 통해 배설되고, 10~20%는 배변을 통해 배설된다.

조직이 외상, 기아 또는 소모성 질환으로 파괴될 때, 많은 양의 K이 세포 밖으로 나온다. 만일 신장이 정상적으로 기능한다면, K은 배설되고, 저포타슘혈증이 생긴다. K 소실 및 보유와 관련된 병태생리는 표 5-2에 요약되었다.

운동시, 근육이 수축할 때, 세포는 K을 소실하고 거의 같은 양의 Na을 세포외액(ECF)에서 흡수한다. 운동 후, 근육이 피로를 회복할 때, K은 다시 세포 안으로 들어간다. 그리고 대부분의 Na은 세포외액으로 되돌아 나온다. 양이온인 K과 Na은 세포외액에서 서로 대립적인 효력을 가진다. 따라서 하나를 보유하면 다른 하나는 배설한다.

표 5-2 K 소실 및 보유와 관련된 병태생리

K 불균형	병 태 생 리
K 소실	세포성 K 소실 • 조직 손상 : 외상, 영양 부족 • 근육 수축 : 지속적이거나 자발적인 운동 • 위장관 소실 : 구토, 설사 호르몬 영향 • 알도스테론은 Na 보유와 K 배설을 증진한다. • 인슐린은 ECF에서 세포 내로의 K 이동을 촉진한다. 신장에서 K 소실 • 정상 신장 기능은 ECF에서 과다한 K을 배설시킨다.
K 보유	신장기능 이상 • 신장 기능 감소는 ECF에 K 누적을 일으키고 고포타슘혈증을 유발한다.

호르몬의 영향은 혈청 K 수치에 영향을 준다. 신체적 또는 정신적 스트레스는 다량의 K 방출을 일으킨다. 그리고 방출된 K은 신장을 통해 소실된다. 이 K 소실은 세포로 부터 공급된 K을 감소시킨다.

스트레스 또한 부신을 자극하여 부신피질 호르몬인 알도스테론을 과잉 생산하게 한다. 이 호르몬은 신장에서 K 배설과 Na, Cl, 물의 보유에 영향을 미친다.

인슐린은 세포 안으로 포도당과 K 이동을 증진시켜 혈청 K 수치를 떨어뜨린다. 인슐린 투약은 K을 세포 안으로 밀어 넣음으로서 중증의 과포타슘혈증을 일시적으로 교정하는 데 사용할 수 있다. 반면에 글루카곤(glucagon)은 간과 근육 세포에서 K을 방출시켜 혈청 K 수치를 상승시키는 것으로 생각된다.

신장의 기능이 정상일 때, 과잉의 K은 천천히 신장에 의해 배설된다. 하지만 만일 K의 섭취가 구강 또는 정맥내 공급 없이 감소한다면, 신장에 의한 K 배설은 K 고갈 또는 저포타슘혈증을 일으킬 수 있다.

표 5-3 저포타슘혈증의 원인(혈청 K결핍)

병 인	이론적 근거
· 식이 변화	
영양불량, 기아, 알코올 중독, 균형잡히지 못한 부족한 식사, 신경성 식욕부진, 과도한 다이어트	· K은 인체에 저장하기 어렵다. K 결핍은 오랫동안 불충분한 K 섭취가 있을 때 발생한다.
· 위장관에서 소실	
구토, 설사, 위장관 흡인, 장 누관, 완하제 남용, 대식증, 관장	· K은 위장관에 풍부하다. 따라서 위장관액 소실과 함께 많은 양의 K을 잃게 된다.
· 신장에서 소실	
이뇨제, 급성 신부전의 이뇨기, 혈액 투석 그리고 복막 투석	· 신장은 K 소실의 80~90%를 담당한다. 이뇨제는 저포타슘혈증의 주요 원인이다. 특히 K 소모 이뇨제(thiazides, 루프[high ceiling], 삼투성).
· 호르몬 영향	
스테로이드, Cushing's syndrome, 스트레스, 감초 과다 섭취	· 스테로이드 특히 코티손과 알도스테론은 K 배설과 Na 보유를 촉진한다. 스트레스는 인체에서 스테로이드 생산을 증가시킨다. · Cushing's syndrome에서 부신피질 호르몬(코티손, 알도스테론)의 과다 분비가 있다. · 감초는 glyceric acid가 포함되어 있는데, 이는 알도스테론과 유사한 역할을 한다.
· 세포 손상	
외상, 조직 손상, 수술, 화상	· 세포 그리고 조직의 상해는 세포 안에서 K이 유리되도록 한다. 손상된 조직 회복을 위하여 더 많은 K이 요구된다.
· 저포타슘 혈증을 조장하는 약물	
Epinephrine, 충혈완화제, 기관지 확장제, $beta_2$-adrenergic agonists	· 이 약물들은 K 배설을 촉진한다.
· K의 재분배	
인슐린, 알칼리 상태	· 인슐린은 포도당과 K을 세포 안으로 이동시킨다. 대사성 알칼리증은 세포 안으로 K의 이동을 촉진한다.

만일 신장에 손상을 입거나 질병에 이환됐고, 소변량이 눈에 띄게 감소됐다면, ECF에 K 농축은 증가하고 고포타슘혈증이 야기된다.

병인

K은 인체에 보유하기 어렵기 때문에 매일 섭취해야 한다. 균형 잡힌 식사를 통한 K 섭취가 불충분 할 때 K 결핍이 발생할 수 있다. 노인과 어린이는 건강한 성인에 비해 빠르게 K을 소실하는 경향이 있다. 그러므로 이들 연령에서 K 수치는 면밀히 관찰되어야 한다.

저포타슘혈증의 원인에는 식사 변화, 위장관에서의 소실, 신장에서의 소실, 호르몬 영향, 그리고 세포 손상이 포함된다. 이러한 소실들에 대한 요약 정리된 자료는 표 5−3에 제시하였다. 고포타슘혈증의 원인은 과다한 K 섭취, 신장 기능 감소, 변화된 세포 기능, 호르몬 결핍, 그리고 거짓고포타슘혈증이 포함된다. 요약 자료는 표 5−4에 제시하였다.

임상 증상

저포타슘혈증과 고포타슘혈증의 임상 증상은 혈청 K 수치, 심전도 기록, 그리고 위장관계, 심장, 신장, 그리고 신경계의 비정상적인 독특한 증상 및 징후에 의해 확정될 수 있다. 혈청 K 수치와 심전도 결과는 K 불균형의 심각한 정도를 결정하는 데 중요한 역할을 한다.

경증의 저포타슘혈증은 혈청 K 수치가 3.2 mEq/L 이하일 때까지 발견되지 않는다. 고포타슘혈증의 증상 및 징후는 혈청 K 수치가 5.6 mEq/L 이상일 때까지 깨닫지 못할 수 있다.

K 결핍은 근육 수축을 느리게 한다. 그러므로 골격근 수축과 위장관의 평활근 수축이 느려진다. 저포타슘혈증은 위장의 운동성을 감소시키고, 심한 경우 마비성 장폐색증(paralytic ileus)을 유발한다.

경증에서 중증의 고포타슘혈증은 근육 흥분성을 유발한다. 반면에 심각한 고포타슘혈증은 근육쇠약을 유발한다. 혈청 K 수치가 6.0 mEq/L에 이르렀을 때, 감각이상(마비된 느낌, 따끔따끔한 느낌)과 심박동수 증가가 나타날 수 있다.

표 5-4 고칼륨혈증의 원인(혈청 K 과다)

병 인	이론적 근거
• K 섭취 과다	
경구 K 보충제와 소금 대용품 정맥내 K 주입	K 배설량보다 더 많은 섭취량은 혈청 K 수치를 상승시킨다. K 보충제를 제공할 때 적절한 소변 배출량은 반드시 사정되어야 한다.
• 감소된 신장 기능	
급성 신부전 만성 신부전	K은 일반적으로 소변을 통해 배설되기 때문에 무뇨증과 핍뇨는 혈장 안에 K 누적을 일으킨다.
• 약물	
K 보존 이뇨제	K 보존 이뇨제는 알도스테론 결핍의 원인이 될 수 있으며 이는 K 정체를 촉진한다.
ACE 억제제, beta blockers	이 약들은 K 균형에 영향을 준다.
• 세포 기능 변화	
심각한 외상성 손상	세포 손상은 세포 파괴로 K 소실을 증가한다. K 배출은 K 재흡수보다 클 수 있다. K은 혈장에 누적된다.
대사성 산증	산증에서, H 이온은 세포 안으로 들어가고, K 이온은 세포 밖으로 나온다. 따라서 혈청 K 수치는 증가한다.
1~3주 지난 혈액 수혈	오래 저장된 혈액을 수혈시, 용혈이 발생하여 세포 안의 K이 세포외액으로 누출된다.
• 호르몬 결핍	
Addison's disease	감소된 부신피질 호르몬 분비는 K 보유와 Na 소실을 유발한다.
• 거짓고포타슘혈증	
용혈	용혈시 터진 적혈구에서 K이 세포외액으로 방출된다.
지혈대 적용	너무 꽉 조이게 지혈대를 묶거나, 너무 작은 주사바늘(< 21gauge)로 채혈을 하면 혈액 표본에서 K 수치가 높게 잘못 나올 수 있다.

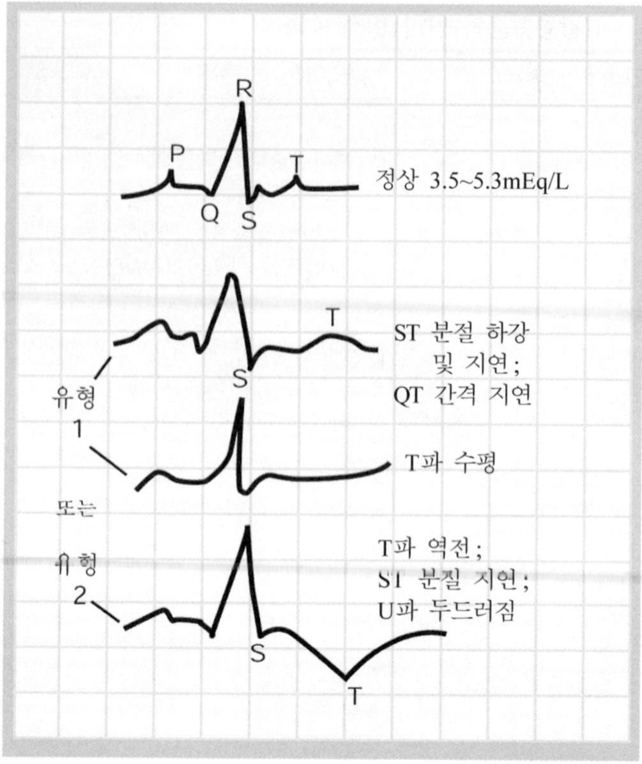

그림 5-1 혈청 K 결핍시 심전도 변화

표 5-5에 저포타슘혈증과 고포타슘혈증를 암시하는 특정 징후와 증상을 목록화하였다.

K은 심근에 많고, K 결핍은 심부정맥(cardiac dysrhythmias)을 일으킬 수 있다. 경증에서 중증의 K 소실을 가진 심장 허혈, 심부전 그리고 좌심실 비대를 갖고 있는 대상자는 심부정맥이 더 쉽게 나타날 수 있다.

저포타슘혈증에서 흔히 관찰되는 심전도 변화에는 조기 심실 수축(PVCs), 수평이거나 역전된 T 파, 그리고 하강된 ST 분절이 포함된다. 그림 5-1에서 저포타슘혈증과 관련된 심전도 결과를 제시하고, 그림 5-2에서는 고포타슘혈증과 관련된 심전도 변화를 나타낸다.

6.0 mEq/L 이상의 혈청 K 수치는 심근을 이완시키거나 팽창시키는 원인이 된다. 동맥성 또는 정맥성 부정맥도 발생하기 쉽다.

표 5-5 K 불균형의 임상 증상

관련 인체 계통	저포타슘혈증	고포타슘혈증
위장관 이상	*식욕부진 오심 *구토 설사 † 복부 팽만	*오심 *설사 † 복부 경련
	† 연동운동 감소 또는 무증상 장폐색	
심장 이상	† 부정맥 † 현기증 심한 경우 심정지	빈맥 → †서맥 → 심정지(심한 경우)
심전도	† 수평이거나 역전된 T 파, 하강된 ST 분절	† 뾰족하고 좁은 T 파 짧은 QT 간격 P파 소실에 따른 지연된 PR 간격 만일 수치가 계속 오른다면, 지연된 QRS 간격
신장 이상	다뇨	† 핍뇨 또는 무뇨
신경근육 이상	† 권태감 기면 † 근육 약화 혼돈 의식 저하 심부건 반사 감소 호흡 마비	약화, 무감각, 또는 따끔따끔한 감각 근육 경련
혈청 K수치	< 3.5 mEq/L	> 5.3 mEq/L

† 가장 흔히 볼 수 있는 증상
* 흔히 볼 수 있는 증상

심전도 변화는 혈청 K 수치가 약 7.0 mEq/L가 될 때까지 나타나지 않을 수 있다. 고포타슘혈증일 때 심전도 결과는 좁고 뾰족한 T 파, 넓은 QRS파, 하강된 ST 분절, 그리고 넓은 PR 간격이 포함된다. 이러한 심장의 변화는 심박출량의 감소를 유발한다.

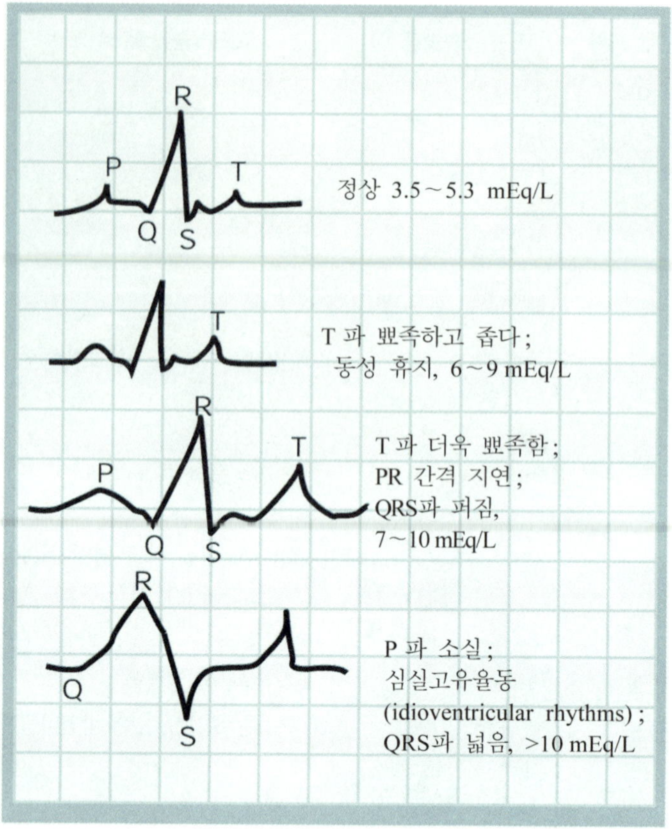

그림 17 혈청 K 농축시 심전도 변화

임상 관리

만일 K이 3.0 mEq/L 이하거나 5.8 mEq/L 이상인 경우, K 불균형의 성공적인 임상 관리를 위해서는 즉각적인 중재가 요구된다. 경구 K 보충제 치료는 경증 K 결핍(3.3~3.4 mEq/L)이나 예방적 목적에서 주로 처방된다. K은 위장관계를 자극하므로, 최소한 6~8 온스(약 180~240cc)의 음료와 함께 섭취한다. KCl 정맥 주입은 중증에서 경증의 K 결핍 (<3.2 mEq/L)시 제안된다. 정맥 내 KCl 주입은 절대로 대용량을 한 번에 주입하거나 단독으로 직접 정맥내 주입하지 않는다. 심정지를 일으킬 수도 있다.

표 5-6 경구 K 보충제

구 분	약 물
액 상	KCl 10% = 20 mEq/15ml ; 20% = 40 mEq/15 ml
	Kay Ciel (KCl)
	Kaochlor 10% (KCl)
	Kaon Cl 20 (KCl)
	Potassium Triplex (초산포타슘, 중탄산염, 시트르산염)
알약 / 캡슐	KCl (장용제, enteric-coated tablet)
	Kaon－plain (potassium gluconate)
	Kaon Cl (KCl)
	Slow K (KCl-8mEq)
	Kaochlor (KCl)
	K－Lyte－plain ($KHCO_3$－발포성 정제)
	K－Lyte/Cl (KCl)

정맥내 KCl 주입은 IV 용액에 잘 희석하여 주입해야만 한다. 표 5-6에 선택적 K 보충 약물을 제시하였다. 저포타슘혈증을 교정할 때, 혈청 Mg, Cl, 그리고 단백질 수치를 계속 관찰해야 한다. 낮은 수치의 Mg, Cl, 그리고 단백질은 인체에서 K의 활용을 방해할 수 있다.

고포타슘혈증을 교정하기 위한 일시적인 중재에는 $NaHCO_3$ 사용 및 인슐린과 포도당의 주입이 있다. 이러한 약물들은 초기에는 K을 세포 안으로 되돌려 놓는다. 하지만 만일 K 수치를 낮추려는 목적으로 반복적으로 사용된다면, 효과가 없을 수도 있다.

Calcium gluconate 주입은 고포타슘혈증으로 인한 심장장애시, 과잉의 K으로 인한 심근의 흥분성을 감소하기 위하여 처방될 수 있다.

심각한 고포타슘혈증(>6.8mEq/L)에서 polystyrene sulfonate (Kayexalate) 같은 양이온 교환수지를 경구나 직장으로 투약할 수 있다. 장관에서 K 이온은 Na 이온과 상호 교환되고, 대변을 통해 배설된다.

표 5-7 K 과다 교정(고포타슘혈증)

치료방법	이론적 근거
K 제한	• K 섭취제한은 혈청 K 수치를 천천히 내릴 수 있다. 경한 고포타슘혈증 (5.4~5.6mEq/L)에서는 K 섭취제한이 효과적이다.
IV $NaHCO_3$	• pH를 상승시켜 K을 세포 안으로 돌려보내면 혈청 K 수치는 낮아진다. 그러나 이는 일시적인 처치이다.
10% Calcium gluconate	• Ca은 고포타슘혈증으로 인한 심근의 흥분성을 감소시킨다. 이는 일시적인 처치이며 K 소실을 촉진하지는 못한다. 주의 : digitalis를 투약하고 있는 대상자에게 Ca을 투약할 때는 digitalis 독성을 유발할 수 있다.
인슐린과 포도당 (10-50%)	• 인슐린과 포도당의 혼합 투여는 K을 세포 안으로 돌려보낸다. 이는 일시적인 처치이며, 6시간 정도 효과가 있다. 그리고 반복 투약했을 때 항상 효과적이지는 않다.
Kayexalate (Sodium polystyrene) 과 sorbitol 70%	• Kayexalate는 심각한 고포타슘혈증일 때 양이온 교환수지로서 사용되며, 경구 또는 직장 투약이 가능하다. 사용 가능 용량은 다음과 같다. 경구 : Kayexalate 10~20g, 3~4회/일, 매회 20ml의 70% Sorbitol과 함께. 직장 : Kayexalate 30~50g, 매회 50ml의 70% Sorbitol과 100~150ml 물 혼합액과 함께(정체관장 20~30분)

Kayexalate는 변비를 유발하기 때문에, 변비를 예방하고, 설사를 유도하기 위하여, sorbitol과 Kayexalate를 같이 투약할 수 있다. 정체 관장을 이용하여 직장내 Kayexalate와 sorbitol를 투약한다. 표 5-7에 K 수치를 감소하기 위한 중재를 기록하였다.

약물과 K 균형에 대한 그 효과

K 소모 이뇨제는 저포타슘혈증의 주된 원인이다. 이뇨제는 K 소모제제와 K 보존 제제의 두 종류로 구분된다. K 소모 이뇨제(Potassium-wasting diuretics)는 K과 다른 전해질, 예를 들면 Na와 Cl 같은 이온을 소변으로 배설한다. K 보존 이뇨제(Potassium-sparing diuretics)는 K을 보유하지만, Na과 Cl는 소변으로 배설한다. 표 5−8에 K 소모 이뇨제, K 보존 이뇨제 그리고 혼합형 이뇨제를 제시하였다.

완하제, 코르티코스테로이드, 항생제, 그리고 K 소모 이뇨제는 저포타슘혈증을 유발하는 주된 약물들이다. 경구와 정맥내 포타슘염(potassium salt) 주입, 중추신경계 약물, K 보존 이뇨제, ACE 억제제, 그리고 β−차단제는 고포타슘혈증에 기여하는 약물들이다. 표 5−9에는 K 균형에 영향을 미치는 약물을 제시하였다.

표 5-8 K 소모 이뇨제와 K 보존 이뇨제

K 소모 이뇨제	K 보존 이뇨제
Thiazides	알도스테론 길항제
Chlorothiazide/Diuril	Spironolactone/Aldactone
Hydrochlorothiazide/HydroDIURIL	Triamterene/Dyrenium
루프 이뇨제	Amiloride/Midamor
Furosemide/Lasix	
Ethacrynic acid/Edecrin	**혼합형 : K 소모와 K 보존 이뇨제**
탄산무수억제제	Aldactazide
Acetazolamide/ Diamox	Spironazide
삼투성 이뇨제	Dyazide
Mannitol	Moduretic

표 5-9 K 균형에 영향을 미치는 약물

K 불균형	약 물	이론적 근거
저포타슘 혈증 (혈청 K 결핍)	· 완하제	완하제 남용은 K 고갈을 유발할 수 있다.
	· 관장(고삼투성)	
	· 코르티코스테로이드	
	Cortisone	이온 교환 물질
	Prednisone	스테로이드는 K 소실과 Na 보유를 촉진한다.
	Kayexalate	K 이온과 Na 이온 교환한다.
	Licorice	Licorice는 알도스테론과 유사한 기능을 한다. 즉, K 소실과 Na 보유를 촉진한다.
	Levodopa/L-dopa	소변을 통한 K 소실 증가한다.
	Lithium	
	· 항생제 I	
	Amphotericin B Polymyxin B Tetracycline Gentamicin Neomycin Amikacin Tobramycin Cisplatin	신세뇨관에 독성을 미쳐, 그 결과 K 재흡수는 감소된다.
	· 항생제 II	
	Penicillin Ampicillin Carbenicillin Ticarcillin Nafcillin Piperacillin Azlocillin	K 배설은 재흡수 불가한 이온이 있을 때 더 증진된다.
	· -교감신경차단제 인슐린과 포도당	이들 약물들은 K의 세포내로 이동을 촉진한다. 그 결과 혈청 K 수치는 낮아진다.
	· β_2 작용제	β_2 작용제는 K 소실을 촉진한다.
	Terbutaline Albuterol	

	• 에스트로겐	
	• K 소모 이뇨제	표 5-8 참조
고포타슘 혈증 (혈청 K 과다)	• KCl (경구 또는 IV) • 포타슘염 대용품 • K penicillin • KPO_4 관장	이와 같은 제제의 과다섭취 또는 주입은 K 과다의 원인이 될 수 있다.
	• 안지오텐신 전환 효소 (ACE) 억제제 Captopril (Capoten) Quinapril HCl (Accupril) Ramipril (Altace)	저알도스테론증(Na↓, K↑) 상태를 유발하고 신장에서 K를 배설하지 못하게 한다.
	• 안지오텐신II 수용체 길항제 Losartan potassium (Cozaar)	부신에서 알도스테론 합성을 감소시킨다. ; K은 보유되고 Na은 배설된다.
	• β-교감신경차단제 Propranolol (Inderal) Nadolol (Corgard)	K의 세포내로 이동을 감소시키고 Na-K-ATPase 기능 감소시킨다.
	• Digoxin	치료 용량은 영향을 미치지 않는다. 하지만 과용량인 경우 K 과다를 일으킬 수 있다.
	• Heparin (>10,000 units/d)	부신 알도스테론 생산을 억제한다.
	• Low-molecular-weight-heparin (LMWH)	K의 항상성을 감소시킨다. 신장에서 K 배설 감소시킨다.
	• 면역억제제 약물 Cyclosporine Tacrolimus Cyclophosphamide	저알도스테론증 유발로 인하여 K 배설을 저하시킨다; 세포로부터 K을 소실한다.
	• 비스테로이드성 항염증제(NSAIDs) Ibuprofens Indomethacin	K 항상성 유지 불능과 세포 안으로 K 재흡수를 차단한다.

K 불균형	약 물	이론적 근거
	• Succinylcholine : IV	세포 밖으로 K 누출을 허용한다.
	• 중추신경계통 제제 Barbiturates Sedatives Narcotics Heroin Amphetamines	이와 같은 중추신경계에 작용하는 약물들은 근육 괴사가 특징이며, 이때 K은 세포에서 혈청으로 이동한다.
	K 보존 이뇨제	표 5-8 참조

임상 고찰

1. 구강으로 K 복용은 음식이나 8온스(약 240cc)의 음료와 함께 복용해야만 한다. K은 위점막을 자극하여 위궤양을 유발할 수 있다.
2. 경한 저포타슘혈증(3.4mEq/L)은 K이 풍부한 식품 섭취로 교정할 수 있다. K이 많은 식품의 예는 신선한 과일, 말린 과일, 과일 주스, 야채, 고기, 견과류 등이다.
3. 정맥내 K 주입은 IV 용액에 잘 희석하여 투약해야만 한다. 절대로 K을 직접 정맥내에 투약하지 않는다. 이는 심정지를 일으킬 수도 있다.
4. 정맥내 K 투약을 위한 정상 용량은 1L의 IV 용액에 20~40 mEq를 8시간 동안 주입하는 것이다.
5. 정맥내 K 용액 주입시 침윤으로 피하조직의 탈피를 유발할 수 있다. 정맥내 K 주입은 혈관을 과민하게 하고 지속적으로 사용 시에는 정맥염을 유발할 수 있다.
6. 만일 소변 배출량이 400ml/일 이하면, K은 투약하지 않는다. K의 80~90%는 소변으로 배설된다.
7. K 결핍은 digoxin의 효과를 강화하여, Digitalis 독성이 발생할 수 있다.
8. K 소모 이뇨제(Thiazides, Lasix)는 신장을 통한 K 소실의 원인이 된다. 스테로이드는 K 소실과 Na 보유를 촉진한다.

9. ACE 억제제, β-차단제, NSAIDs, 그리고 K 보존 이뇨제는 혈청 K 수치를 상승시킨다. 노인과 신장 기능이 부적절한 대상자가 이와 같은 약물을 복용할 때는 혈청 K 수치를 정규적으로 관찰해야 한다.
10. 4.0 mEq/L 이상으로 혈청 K을 상승시키는 것은 혈압 하강을 돕고 뇌졸중과 심혈관 질환의 위험을 감소시킨다.
11. 고 Na 식이는 소변으로 K 소실을 증가시킬 수 있다.
12. Mg은 K 흡수의 보조 인자이다. Mg 결핍이 있을 때, K 결핍을 교정하는 것은 불가능하다. 따라서 두 전해질을 모두 확인할 필요가 있다.

대상자 관리

사정

- 저포타슘혈증 또는 고포타슘혈증을 유발할 수 있는 임상 문제에 대한 건강력을 확보한다.
- 저포타슘혈증과 고포타슘혈증의 증상 및 징후에 대해 사정한다. 표 5-5 참조.
- 다음번 혈청 K 수치와 비교할 수 있도록 혈청 K 수치를 측정한다. 혈청 K 수치가 2.5 mEq/L 이하일 때 심정지의 원인이 될 수 있음을 인식한다.
- 저포타슘혈증이나 고포타슘혈증을 나타내는 심전도의 변화를 확인한다.
- 활력징후와 소변 배출량을 사정한다. 비정상이 발견되면 보고한다.
- 대상자가 digoxin과 K 소모 이뇨제 또는 스테로이드를 같이 복용할 때, 오심, 구토, 식욕부진, 서맥, 그리고 불규칙한 심박동 같은 Digitalis 독성의 증상 및 징후를 사정한다. 저포타슘혈증은 digoxin의 작용을 강화시킨다.

간호진단

- K 함유식품의 불충분한 섭취 또는 K 소실 (위 흡인)과 관련된 인체 요구량보다 적은 영양 불균형

- 농축된 K 용액으로 인한 정맥염, 피하조직으로 K 용액 침윤, 또는 농축된 구강 K 섭취로 인한 자극 그리고 위 점막의 손상과 관련된 혈관, 조직 또는 위점막 손상의 가능성
- 고포타슘혈증으로 인한 이차적인 불규칙한 심박동과 관련된 심박출량 감소의 위험성
- 신장 기능 장애, 심장기능부전과 관련된 불충분한 소변 배설

중재

① 저포타슘혈증 (Hypokalemia)

- 활력징후와 심전도 결과를 관찰한다.
- 혈청 K 수치를 관찰한다. 혈청 K 수치가 3.5 mEq/L 이하면 보고한다.
- 경구 K 보충제는 6~8온스(약 180~240cc)의 물이나 주스에 희석하여 복용한다. 농축된 K는 위점막을 자극한다.
- KCl을 정맥으로 투약시에는 정맥염이나 침윤의 위험성이 있으니 주사 부위를 수시로 관찰한다. 절대로 K을 정맥으로 직접 주입하지 않는다.
- 저포타슘혈증이 있는 대상자나, K 소모 이뇨제와 스테로이드를 복용하고 있는 대상자에게 K이 풍부한 식품을 먹도록 교육한다. K이 풍부한 식품에는 신선한 과일, 과일 주스, 말린 과일, 야채, 고기, 견과류, 코코아 그리고 콜라가 포함된다.
- 혈청 K 수치를 낮추는 다른 약물과 보조제를 알아둔다. 예를 들면, 포도당, 인슐린, 완하제, 감초, lithium carbonate, salicylates, tetracycline 제제 등이 있다.
- 저포타슘혈증이 있을 때, 혈청 Mg, Cl, 그리고 단백질을 관찰한다. K 결핍의 교정을 시도할 때, 저마그네슘혈증, 저염화혈증, 그리고 저단백질혈증이 있다면 비효과적일 수 있다.

② 고포타슘혈증 (Hyperkalemia)

- 활력징후와 심전도를 관찰한다. 비정상적인 결과물은 보고한다. 뾰족한 T 파, 넓은 QRS 파 그리고 지연된 PR 간격이 있으면 이는 고포타슘혈증을 의미한다.

- 혈청 K 수치를 관찰한다. 5.3 mEq/L 이상이면 보고한다.
- 매일의 소변 배출량을 관찰한다. 소변량이 8시간 동안 250ml 이하인 경우 보고한다.
- 시간당 10 mEq 이상의 KCl이 주입되지 않도록 K이 함유된 정맥주입 용액의 주입 속도를 조절한다.
- 고포타슘혈증이 있는 대상자에게는 수혈시 신선한 혈액을 공급한다. 2~3주 보관된 혈액은 혈청 K의 농도가 높을 수 있으며, 이러한 경우 심각한 고포타슘혈증의 위험을 증가시킬 수 있다.
- 고포타슘혈증을 위한 의학적 치료를 관찰한다. 경증, 중증, 그리고 심각한 고포타슘혈증에 이용되는 교정 치료 방법이 무엇인지 안다.
- ACE 억제제, β–차단제 그리고 K 보존 이뇨제는 혈청 K 수치를 상승시킬 수 있다. 그러므로 특히 노인과 신장 기능이 부적절한 대상자에서 더욱 면밀한 관찰이 요구된다.

평가 / 기대되는 결과

- K 불균형의 원인을 교정했는지 평가한다.
- K 불균형 교정에 치료적 처방의 효과를 평가한다 ; 혈청 K 수치가 정상 범위 안에 있다.
- 저포타슘혈증 또는 고포타슘혈증의 징후와 증상이 없다 ; 심전도, 활력징후, 그리고 근육 긴장도가 정상 형태와 범위에 있다.
- 대상자가 K 소실을 촉진하는 약물을 투약하는 동안, K이 풍부한 음식을 먹는다.
- 소변 배출량이 적절하다 ; >600ml 이상/일.
- 처방된 약물 치료, 의학적 및 영양학적 처방 계획에 수행 정도를 기록한다.

chapter 6

소듐(Na)과 염소(Cl) 불균형

Sodium and Chloride Imbalances

서문

Na과 Cl는 세포외액(ECF)의 중요한 양이온과 음이온이다. 체내의 Na과 Cl의 수치는 신장에 의해 조절되며 알도스테론에 의해 영향을 받는다. Na은 수분정체와 혈청 삼투압의 주요 원인이 되고, Cl는 종종 Na 이온과 결합하여 존재한다.

ECF 내 Na의 정상 농도는 135~146mEq/L이고, 정상 혈청 Cl의 범위는 95~108mEq/L이다. 혈청 Na의 감소는 Na 결핍(Sodium deficit) 또는 저소듐혈증(hyponatremia)으로, 혈청 Na의 증가는 Na 과잉(Sodium excess) 또는 고소듐혈증(hypernatremia)으로 알려져 있다. 혈청 Cl의 감소는 Cl 결핍 (Chloride-deficit) 또는 저염소혈증(hypochloremia)으로, 혈청 Cl의 증가는 Cl 과잉 (Chloride excess) 또는 고염소혈증(hyperchloremia)으로 알려져 있다. 표 6-1은 Na과 Cl에 대한 기본 정보를 포함하고 있다.

Na의 가장 중요한 기능 두 가지는 수분 균형과 신경근육 활동이다. 표 6-2에서는 Na-K 펌프로 알려진 Na 펌프를 포함한 Na의 다양한 기능을 설명하고 있다. Cl의 기능은 표 6-3에서 설명한다. Cl는 산-염기 균형과 위액의 산도에 중요한 요소이다. Na과 함께 Cl는 혈청 삼투압을 변화시킨다.

표 6-1 Na과 Cl 균형과 관련된 기본 정보

구 분	소듐과 염소(Na과 Cl)
분 포	Na은 세포외액(ECF)에 집중되어 있다. 뼈는 800~1000mEq/L의 Na을 포함하나 신체 다른 부분과는 일부분의 Na만이 교환된다. Cl 또한 ECF에 집중되어 있다.
기 능	Na은 신경근육 활동과 Na-K 펌프 활동에 중요하다. Na과 Cl는 혈청 삼투압과 산-염기 균형 조절에 중요하다. Cl는 위액의 산도유지에 있어서 부분적인 역할을 담당한다.
정상 혈청 수치	Na의 정상 농도는 135~146 mEq/L 또는 135~146 mmol/L; Cl의 범위는 95~108 mEq/L, 또는 95~108 mmol/L이다.
정상 소변 수치	Na : 매일 40~220 mEq/L
하루 필요량	Na : 매일 2~4 g Cl : 매일 2~4 g
식 이	Na 풍부 : 베이컨, 쇠고기, 햄, 케첩, 감자칩, 피클, 올리브, 크랙커, 토마토 주스, 디카페인 커피 Cl 풍부 : 치즈, 우유, 게, 생선,
배 설	Na과 Cl는 일차적으로 신장을 통해 배설된다. 다른 형태의 Na과 Cl의 배설은 위장관과 발한을 통해 배설된다.

병태생리

저소듐혈증(Hyponatremia)의 발생 원인은 다음과 같다

1. 피부, 위장관, 신장을 통한 Na 소실
2. 세포내 K 결핍이 있을 경우 세포내로 이동하는 Na의 양 증가
3. 수분 정체와 Na 희석을 초래하는 항이뇨호르몬부적절분비 증후군(SIADH)

고소듐혈증(Hypernatremia)의 발생 원인은 다음과 같다

1. 알도스테론 또는 코티졸의 과도 분비
2. Na 섭취의 증가

표 6–2 Na의 기능

구 분	기 능
신경근육	신경의 흥분성을 전달하고 전도시킨다.
체 액	혈액내 삼투압을 조절한다. Na 수치의 두 배는 거의 혈장 삼투압에 근접한다.
세 포	Na 펌프 작용. 반복되는 Na의 세포내 이동과 K의 세포외 이동은 체액 균형과 신경근육의 활동을 유지한다. Na이 세포외로 이동할 때 탈분극이 발생한다(세포 활동). Na이 세포외로 이동하면서 K이 세포 내로 돌아오면 재분극이 발생한다. 효소 활동.
산–염기 수준	산–염기 균형 조절을 돕는다. Na은 Cl 또는 HCO_3(중탄산염)과 결합함으로 산–염기 균형을 조절한다.

표 6–3 Cl의 기능

구 분	기 능
ECF의 삼투압	Na처럼 Cl는 혈장 삼투질 농도를 변화시킨다. 혈장 삼투질 농도가 295mOsm/kg보다 높아지면 체액내 Na과 Cl가 높은 비율로 존재한다. 혈장 삼투질 농도가 280mOsm/kg보다 낮아지면 체액내 Na과 Cl가 낮은 비율로 존재한다.
체액 균형	Na이 정체되면 종종 Cl도 정체되어 체액 정체를 증가시킨다.
산–염기 균형	신장이 Cl 이온과 중탄산염을 배설하면, 산–염기 균형을 유지하기 위해 중탄산염과 Na을 재흡수한다.
위액의 산도	위 내에서 H이온과 결합한 Cl는 HCl을 형성한다.

표 6-4는 저소듐혈증과 고소듐혈증과 관련된 병태생리를 설명하고 있다.

표 6-4 Na과 Cl 불균형의 병태생리

Na 불균형	설 명
저소듐혈증	
중추신경계(CNS)	• CNS는 Na 감소에 가장 민감하다. 수분이 뇌조직으로 이동하여 뇌내압을 증가시킨다.
위장관	• 위장관에서 Na, Cl이 상실되면 산-염기 불균형을 초래한다.
신 장	• 신장 기능장애는 Na과 체액 정체를 증가시켜 Na 수치를 낮춘다.
세포 활동	• Na 결핍은 Na 펌프 기능을 저하시킨다. 따라서 세포 활동이 저하된다.
고소듐혈증	
부신호르몬의 과도 분비	• 알도스테론과 코티졸의 과다 분비는 Na 수치를 증가시킨다.
세포 활동	• Na 과다는 Na 펌프 기능을 증가시켜 세포의 불안정성을 증가시킬 수 있다. 고소듐혈증이 심해질수록 세포막을 통과하는 Na이 감소한다. 따라서 세포 활동이 감소한다.

병인

저소듐혈증과 저염소혈증의 일반적인 원인은 위장관에 의한 소실, 세포기능 변화, 신장에 의한 소실, 전해질 결핍 체액, 그리고 호르몬의 영향이다. 대사성 알칼리증이 저염소혈증과 함께 발생할 수 있다. 표 6-5는 Na과 Cl의 상실에 대한 여러 원인과 이론적 근거를 제시한다.

표 6-5 저소듐혈증과 저염소혈증의 원인

원 인	이론적 근거
식이 변화	
저소듐 식이 맹물의 과다 섭취 일시적 식이요법/기아 신경성 식욕부진 지속적인 D_5W 사용	• 수개월에 걸친 저소듐 식이 섭취는 저소듐혈증을 가져올 수 있다. 맹물의 과다 섭취는 ECF를 희석한다. 지속적인 D_5W의 정맥 주입은 ECF를 희석하고 수분 중독을 발생시킨다. 위액은 염산(HCl)으로 구성된다.
위장관 상실	
구토, 설사 위장관 흡인 수도물 관장 위장관 수술 식욕이상증진 포타슘 상실	• Na과 Cl는 위와 장의 점막에 높은 농도로 존재한다. Na과 Cl는 구토, 설사, 위장관 흡인, 그리고 위장관 수술로 상실된다. • Na 상실은 Cl 상실과 동반된다.
신장 상실	
염분-소모성 신장 질환 이뇨제	• 신장 질환이 진행되면 세뇨관은 항이뇨호르몬(ADH)에 반응하지 않는다. 그러므로 Na, Cl, 그리고 수분이 상실된다. 광범위한 이뇨제의 사용은 혈청 Na과 Cl의 수치를 낮춘다.
호르몬 영향	
항이뇨호르몬(ADH), 항이뇨호르몬부적절 분비증후군(SIADH)	• ADH는 원위세뇨관의 수분 재흡수를 증가시킨다. 수술 통증은 진통제의 사용을 증가시키며, 두부 손상은 수분을 재흡수시킨다. 그 결과 ECF는 희석된다.
부신피질호르몬 감소: Addison's disease	• 부신의 기능저하(Addison's disease)와 관련된 부신피질호르몬 분비의 감소는 Na의 상실과 K의 정체를 일으킨다.
세포기능의 변화	
과다혈량 상태 : 심부전(HF), 간경변	• 심부전, 간경변, 신증으로 인한 고혈량 상태에서 Na과 Cl의 수치를 희석하여 세포외액이 증가한다.
화상	• 화상 부위과 화상 표면의 삼출액에서 많은 양의 Na과 Cl의 상실이 일어난다.
피부	• 환경 온도의 상승, 발열, 넓은 피부 손상으로 인해 많은 양의 Na과 Cl이 피부로부터 상실된다.
산-염기 불균형	
대사성 알칼리증	• 중탄산염의 이온 농도 증가는 Cl 이온 농도의 감소와 관련된다.

고소듐혈증과 고염소혈증의 일반적 원인은 Na 섭취의 증가, 수분 섭취 감소와 같은 식이의 변화, 위장관 장애, 신장 기능 저하, 환경 변화, 호르몬 영향(부신피질호르몬 분비 증가), 세포 기능 변화가 있다. 고염소혈증와 대사성 산증이 발생할 수 있다. 표 6-6은 Na과 Cl 과다의 원인과 이론적 근거를 나열하고 있다.

24시간 소변 Na 검사는 Na의 보유와 배설을 검사하는 데 유용하다. 24시간 소변 Na 검사의 정상 범위는 40~220mEq/L이다. 만일 24시간 소변 Na 검사 수치가 32mEq/L이거나 혈청 수치가 133mEq/L라면 대상자는 Na 정체가 원인이 되는 심부전 증상을 가질 것이다.

만일 대상자가 수분의 보충 없이 심한 구토를 경험한다면 대상자는 Na 과다의 위험이 있다. 지속적인 구토 또는 위액의 흡인은 H와 Cl 이온 상실의 원인이 된다. 저염소혈증성 알칼리증이 초래된다.

저소듐혈증의 세 가지 형태는 저삼투성-저소듐혈증(가장 일반적), 등삼투성-저소듐혈증, 고삼투성-저소듐혈증이다. 혈청 삼투질 농도는 저소듐혈증의 형태를 구분하는 데 도움이 된다. '삼투질 농도'는 Chapter 1에서 설명하고 있다.

저소듐혈증의 원인을 교정할 때에 저소듐혈증과 함께 체액량의 상태가 같이 고려되어야 한다. 저소듐혈증과 관련된 체액 불균형에는 세 가지 형태가 있다. 바로 저체액성(체액량 감소), 등체액성(체액량 정상), 고체액성(체액량 증가)이다. 만일 소변에서 Na spot 검사시 30mEq/L 이하라면 저체액성과 고체액성 저소듐혈증이고, 30mEq/L 이상이라면 등체액성 저소듐혈증이다.

표 6-7은 저소듐혈증 동반한 체액 불균형에서의 세 가지 형태의 원인을 나열하였다.

표 6-6 고소듐혈증과 고염소혈증의 원인

원 인	이론적 근거
식이 변화	
Na 섭취의 증가 수분 섭취 감소 3% 생리식염수 주입	• 부적절한 수분 섭취와 소금, 통조림된 야채와 스프의 섭취 증가는 혈청의 Na과 Cl의 수치를 증가시킨다. • 3% 생리식염수의 주입은 고소듐혈증과 고염소혈증을 일으킬 수 있다.
위장관 장애	
구토(심한) 설사	• 심한 구토와 함께 Na 보다 많은 수분의 상실은 위험할 정도로 혈청 Na 수치를 증가시킨다. 특히 설사하는 유아들은 더욱 그러하며 수분의 상실은 Na의 상실보다 크다.
심장 기능 저하	• 사구체 여과율의 감소는 Na을 증가시킨다.
환경 변화	
온도와 습도의 증가	• 환경과 인체의 온도 상승은 발한을 증가시킨다.
체액 상실	• 수분의 상실이 Na과 Cl의 상실보다 크다.
호르몬 영향	
부신피질 호르몬 분비 증가 : 코티손을 경구 혹은 정맥 주입	• 코티손의 투여나 부신기능항진(Cushing' syndrome)으로 인한 부신피질 호르몬의 과다는 혈청의 Na과 Cl의 수치를 증가시킨다.
세포 기능 변화	
심부전, 신장 질환	• 심부전과 신장 질환이 있으면 Na과 Cl의 수치가 증가된다. 만일 체액 정체가 촉진되면 거짓 저소듐혈증(Pseudohyponatremia)이 될 수도 있다.
상해 : 두부 손상	• Cl 이온은 종종 Na 이온과 같이 보유된다.
산-염기 불균형 : 대사성 산증	• Cl 이온 농도의 증가는 탄산염 이온 농도 감소와 관련된다.

표 6-7 체액 불균형과 저삼투성 저소듐혈증

체액 불균형	상 태
저체액성 소듐혈증	이뇨제, 저알도스테론증, 구토, 설사, 위 흡인, 화상, 복막염
등체액성 저소듐혈증	SIADH, 통증, 수술 후 상태, 코티졸 결핍, 심인성 조갈증, 용질 섭취 감소
고체액성 저소듐혈증	심부전, 간경변, 신 증후군, 급성 그리고 만성 신부전증

임상 증상

저소듐혈증과 고소듐혈증의 임상증상의 심각성은 발생 시기와 Na 결핍과 과다의 정도에 따라 다양하다. 경미한 고소듐혈증은 무증상이며 초기에는 오심과 구토와 같은 비특이적인 증상이 있다.

표 6-8은 저소듐혈증과 고소듐혈증의 증상과 징후를 설명하였으며, 표 6-9는 Cl 불균형의 임상증상이다. 저염소혈증의 증상은 대사성 알칼리증과 비슷하고, 고염소혈증의 증상은 대사성 산증과 비슷하다.

표 6-8 Na 불균형의 임상 증상

관련인체계통	저소듐혈증	고소듐혈증
위장관계	*오심, 구토, 설사, 복부 통증	*오심, 구토, 식욕부진 *거칠고 건조한 혀
심혈관계	빈맥, 저혈압	*빈맥, 고혈압 가능성
중추신경계(CNS)	*두통, 불안, 기면, 혼돈, 우울, 발작	*안절부절, 흥분, 혼미, 체온 상승
신경근육계	*근육 허약	근육 수축, 진전, 과도반사
피부계	건조한 피부, 창백, 건조한 점막	*홍조, 건조한 피부, 건조하고 끈끈한 점막
임상 검사		
혈청 Na	< 135 mEq/L	< 146 mEq/L
소변 Na		< 40 mEq/L
비중	< 1.008	> 1.025
혈청 삼투질 농도	< 280 mOsm/kg	> 295 mOsm/kg

비고: *가장 일반적인 저소듐혈증과 고소듐혈증의 임상 징후.

표 6-9 Cl 불균형의 임상 증상

관련인체계통	저염소혈증	고염소혈증
신경근육계	신경과 근육의 과흥분성 (진전과 수축)	허약 기면 무의식
호흡기계	느리고 얕은 호흡	깊고 빠른 호흡
심맥관계	심한 Cl와 ECF 상실시 혈압하강	
임상검사		
혈청 Cl 수치	< 95 mEq/L	> 108 mEq/L

표 6-10 Na 균형에 영향을 주는 약물

Na 균형	약 물	이론적 근거
저소듐혈증 (혈청 Na 결핍)	• 이뇨제	이뇨제, K 소모 또는 K 보유 이뇨제가 Na 배출을 일으킨다.
	• 리튬(Lithium) • 항종양제/항암제 Vincristin Cyclophosphamide Cisplatin	Lithium은 소변을 통한 Na 배출을 증진한다.
	• 항정신성제 Amityptyline (Elavil) Thioridazine (Mellaril) Thiothizene (Navane) Tranylcypromine (Parnate) • 당뇨제 Chlorpropamide (Diabenase) Tolbutamide (Orinase) • 중추신경계 억압 약물 Morphine Barbiturates Ibuprofens (Motrin) Nicotine Clonidine (Catapres)	항암제, 항정신병제, 당뇨제는 ADH 분비를 자극하고 혈액을 희석하여 혈청 Na 수치를 낮춘다.
고소듐혈증 (혈청 Na 과다)	• 코르티코스테로이드 Cortisone Prednisone	스테로이드는 Na을 정체시키고 K을 배설한다.
	• 고농도 식염수 Sodium salicylate Sodium phosphate Sodium bicarbonate Cough medicines	과도한 Na을 주입한다.

Na 균형	약 물	이론적 근거
	• 항생제 Azlocillin Na Penicillin Na	많은 종류의 항생제에는 약물 흡수의 증가를 위해서 Na을 함유하고 있다.
	Mezlocillin Na Carbenicillin Tricarcillin disodium	이온을 교환한다.
	Cholestyramine Amphotericin B Demeclocycline Propoxyphene (Darvon)	이와 같은 기타 약물들은 Na 제외한 소변을 통해 수분 배설을 증진한다.
	Lactulose	위장관을 통해 Na 보다 많은 수분 배설이 일어난다.

임상 관리

대부분의 미국인은 Na을 하루에 3~5gm 소비한다. 8~15gm 소비하는 경우도 있다. Na의 하루 필요량은 2~4gm이다. 찻숟가락 하나 분량의 소금은 Na을 2.3gm 정도 포함한다. Na의 섭취가 증가하면 수분 섭취가 더불어 증가하는 경향이 있다. Na과 수분 섭취가 증가한 결과로 세포외액이 증가한다. 혈청 Na 수치가 130mEq/L 이하라면 일반적으로 Na 균형을 회복하기 위해 생리식염수가 투여된다. Na 보충은 다음과 같다 : 3% 식염수를 투여하는 대상자는 체액 과다와 폐수종이 나타나는지 관찰하여야 한다.

혈청 Na 수치에 따른 Na 보충

혈청 Na: < 130 mEq/L = 생리식염수 (0.9% NaCl)
혈청 Na: < 115 mEq/L = 3% 식염수

고소듐혈증을 교정할 때에는 원인을 밝히고 교정하여야 한다. 만일 Na의 과도한 섭취로 발생되었다면 Na 제한을 강화할 수 있다. 만일 심부전에 의해 고소듐혈증이 발생되었다면 의학적 처치가 요구된다.

약물과 Na 균형에 대한 그 효과

일부 항우울제, 항암제, 경구용 이뇨제, 중추신경계 억압 약물(Morphine, Barbiturates)들이 저소듐혈증의 원인이 될 수 있다. 코르티코스테로이드, 항생제, Na의 섭취와 주입이 고소듐혈증의 원인이 된다. 표 6-10은 소듐 균형에 영향을 주는 약물의 목록이다.

임상 고찰

1. 체액(세포외액)의 혈청 삼투질 농도는 혈청 Na 수치의 두 배로 계산할 수 있다. 정확한 혈청 삼투질 농도는 다음 식이 사용된다.

$$2 \times \text{혈청 Na} + \frac{\text{BUN}}{3} + \frac{\text{혈당}}{18} = \text{혈청 삼투질 농도 (mOsm/kg)}$$

   정상 혈청 삼투질 농도의 범위는 280~295mOsm/kg이다.

2. Na은 수분정체의 원인이다.
3. 찻숟가락 하나 분량의 소금은 Na을 2.3gm 정도 포함한다. Na의 하루 필요량은 2~4gm이다. 대부분의 미국인은 하루에 Na을 3~5gm 소비하나, 8~15gm 소비하는 경우도 있다.
4. 구토는 Na과 Cl의 상실을 가져오며, 설사는 Na, Cl, 중탄산염의 상실을 가져온다.
5. 혈청 Na 수치가 115mEq/L 이하일 때 3% 식염수가 투여된다. 3% 식염수를 투여하는 대상자는 폐수종의 증상이 나타나는지 관찰하여야 한다.
6. 혈청 Cl 결핍이 교정되지 않으면, 혈청 K 결핍이 모두 교정되지 않는다.
7. Na과 K은 세포 활동에 반대의 효과를 가진다. Na을 세포 안으로 이동시키는 Na 펌프 효과는 결과적으로 탈분극을 유발한다. Na이 세포 밖으로 이동하면, K이 세포 안으로 들어가면서 재분극이 일어난다. Na 펌프 작용은 반복적으로 일어난다.

8. 생리식염수의 지속적인 사용은 Ca 상실을 유발한다.
9. 스테로이드는 체액 정체를 통해 Na 정체를 촉진한다. Na을 함유하고 있는 기침약, sulfonamide, 일부 항생제들은 혈청 Na 수치를 높인다.
10. 저체액성 저소듐혈증이 있다면, 일반적으로 생리식염수가 사용된다. 고체액성 저소듐혈증이 발생하는 경우에는, 염분과 수분 제한이 지시되고 루프 이뇨제가 처방된다. 등체액성 저소듐혈증이 발생하면 수분 제한은 필수적이다.
11. 심부전과 간경변을 가진 대상자들은 일반적으로 고체액성 저소듐혈증을 가진다.

대상자 관리

사정

- Na과 Cl 수치를 낮추거나 높일 수 있는 위험 요소의 병력을 조사한다. 예를 들어 위장관 상실, 신경성 식욕부진, 식욕이상증진과 같은 섭취 장애, D_5W의 지속적 사용, 이뇨제를 포함한 저소듐혈증 등이다. 고소듐혈증의 예는 소금 섭취의 증가, 신장 질환과 심장 질환, 알도스테론의 분비 증가 등이다.
- 저소듐혈증이나 고소듐혈증의 증상을 사정한다.
- 다음번 혈청 Na 수치와 비교할 수 있도록 혈청 Na 수치를 측정한다.
- 혈청 삼투질 농도을 측정한다. 혈청 삼투질 농도 280mOsm/kg 이하는 저소듐혈증을 의미하고 혈청 삼투질 농도 295mOsm/kg 이상이면 고소듐혈증을 의미한다.

간호진단

- 구토, 설사, 위 흡인, 수술로 인한 SIADH, 이뇨제와 관련한 Na 전해질 불균형
- Na이 풍부한 음식의 과도한 섭취와 관련된 신체 요구량보다 많은 영양 불균형

• 소듐과 수분과잉으로 인한 이차적인 말초 부종과 관련된 피부 통합성 장애

중재

① 저소듐혈증 (Hyponatremia)

• 혈청 Na과 Cl의 수치를 측정한다. Na 결핍이 위장관에서의 Na 상실로 인한 것이라면 Na 보충과 더불어 Cl 보충이 필요하다. 심부전 같은 고체액성 상태는 거짓 저소듐혈증을 나타낼 수 있다.
• 정확한 섭취량과 배설량을 기록한다. 과도한 섭취량은 혈액 희석과 관련된 저소듐혈증과 저염소혈증을 일으킬 수 있다.
• 맥박과 같은 활력징후의 변화를 관찰한다. 저체액성으로 저소듐혈증일 경우에 쇼크와 같은 증상이 발생한다.
• 고체액성으로 저소듐혈증이 발생하면 수분을 제한한다.
• 3% 식염수(심한 Na 결핍시)를 투여하는 대상자는 체액 과다와 폐수종이 나타나는지 관찰하여야 한다.

② 고나트륨혈증 (Hypematremia)

• 고소듐혈증 대상자는 Na이 풍부한 식이를 제한하도록 한다. 예를 들어 통조림, 햄, 피클류, 감자칩, 프레즐 등이다.
• 혈청 Na 수치를 측정한다. 사지의 부종과 흉부 청진시 나음을 확인한다.
• 대상자가 Na을 포함하는 코티손, 기침약, 완화제와 같은 Na 정체를 일으키는 약물을 투여하고 있는지 확인한다.

③ 저염소혈증과 고염소혈증 (Hypochloremia and Hyperchloremia)

• 산-염기 불균형이 의심되면 동맥혈가스 검사를 실시한다. 저염소혈증이 있다면 대사성 알칼리증이 일어날 수 있으며, 고염소혈증시에는 대사성 산증이 나타날 수 있다.

평가 / 기대되는 결과

- Na과 Cl의 불균형 원인이 교정되고 조절되었는지 평가한다.
- Na과 Cl의 불균형에 처방된 치료적 요법의 효과를 평가한다; 정상 범위의 혈청 Na과 Cl 수치를 일정 기간마다 측정한다.
- 저소듐혈증과 고소듐혈증의 증상과 징후가 없다
- 체액 불균형을 측정하는 것은 Na과 Cl의 불균형에 중요하지 않다; 대상자는 탈수되거나 과수화되지 않는다.
- 소변량이 하루 600ml 이상으로 정상적인지 측정한다.

칼슘(Ca) 불균형
Calcium Imbalances

chapter 7

서문

칼슘(Calcium ; Ca)은 세포내액(ICF)과 세포외액(ECF) 모두에 존재하나, ICF에 좀 더 집중되어 있다. 혈청 Ca의 55%가 단백질과 결합되어 있으며 45%는 유리된 이온으로 존재한다. 생리적으로 활동적인 것이 유리 Ca이다.

혈청 Ca의 농도는 4.5～5.5mEq/L, 9～11mg/dl, 또는 2.23～2.57mmol/L 이다. 혈청 Ca 농도의 저하는 저칼슘혈증(hypocalcemia), 혈청 Ca 농도의 증가는 고칼슘혈증(hypercalcemia)이라고 부른다. 현재는 혈액검사를 통해 이온화된 Ca(iCa) 농도를 측정할 수 있다. 정상적인 혈청 iCa의 농도는 2.2～2.5mEq/L, 4.25～5.25mg/dl, 또는 1.15～1.30mmol/L이다. 혈액 구성의 변화에 따라 iCa의 수치가 변화된다. 만일 산성화 된다면 Ca이 단백질에서 유리되어 iCa 수치가 증가한다. 반대로 알칼리화된다면 Ca이 단백질과 결합하여 iCa의 수치가 감소한다.

위장관에서 Ca을 흡수하기 위해서는 비타민 D가 필요하다. 반대로 인(phosphorus ; P)은 Ca의 흡수를 방해한다. 이렇게 체내에서 두 이온의 활동은 상반된 생리적 효과를 나타낸다. Ca과 P은 모두 뼈에 저장되며 신장을 통해 배설된다. 표 7-1은 Ca 균형에 대한 정보를 포함하고 있다.

부갑상선은 갑상선 뒤쪽에 위치하며, 부갑상선에서 분비하는 부갑상선 호르몬(parathyroid hormone; PTH)은 체액의 Ca 이온의 조절에 중요하다. 만일 혈청 Ca 수치가 낮으면 부갑상선에서 부갑상선 호르몬을 분비한다.

부갑상선 호르몬은 뼈로부터 필요한 만큼 Ca을 유리시켜 Ca의 수치를 증가시킨다. 갑상선에서 분비되는 칼시토닌(calcitonin)은 Ca을 뼈로 유입시켜 Ca 수치를 감소시킨다. 그림 7-1은 뼈에 대한 부갑상선 호르몬과 칼시토닌의 작용을 도식화하였다.

Ca은 신경근육 활동, 심근의 수축, 세포 투과성, 혈액의 응고, 뼈와 치아의 형성 등에 필요하다. 표 7-2는 Ca의 기능을 설명하고 있다.

표 7-1 Ca 균형과 관련된 기본 정보

구 분	칼 슘 (Ca)
분 포	Ca은 99%가 뼈와 치아에 있다. 1%는 ECF와 ICF에 있으며 많은 부분이 ECF에 있다.
기 능	신경근육 활동, 심근의 수축과 세포 투과성의 유지, 혈액의 응고 증진, 뼈와 치아의 형성 등을 포함한다.
정상 혈청 수치	Ca : 4.5~5.5mEq/L, 9~11mg/dl iCa : 2.2~2.5mEq/L, 4.25~5.25mg/dl
배설(소변)	하루 200mg
하루 필요량	하루 800mg
식 이	우유, 치즈, 채소(삶은 콩, 케일, 브로콜리), 육류, 연어
배 설	소변 : 200mg/day ; 담즙 200mg/day ; 기타 : 췌장액과 장관 분비(대변)

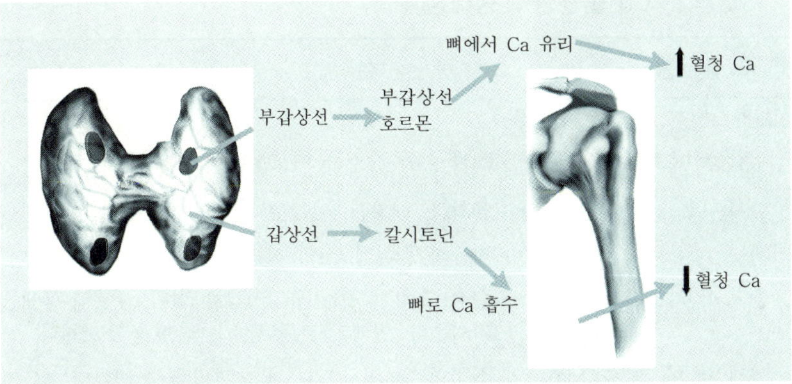

표 7-2 Ca의 기능

관련인체계통	기 능
신경근육계	정상적인 신경과 근육 활동. Ca은 신경 흥분의 전달과 골격근의 수축을 일으킨다.
심맥관계	심근의 수축
세포와 혈액	정상적인 세포의 투과성을 유지한다. 증가된 Ca은 세포의 투과성을 감소시키고, Ca의 저하는 세포의 투과성을 높인다. 혈액을 응고시킨다. Ca은 프로트롬빈을 트롬빈으로 전환시킴으로써 혈액응고를 증진한다.
뼈와 치아	뼈와 치아를 형성한다. Ca과 P은 뼈와 치아를 강하고 튼튼하게 한다.

병태생리

혈청 Ca 수치가 4.5mEq/L 또는 9mg/dl보다 낮을 경우 저칼슘혈증이라하며 Ca 수치가 5.5mEq/L 또는 11mg/dl보다 높을 경우 고칼슘혈증이라 한다. 근육(골격근, 내장근, 심근)과 신경(말초)은 저칼슘혈증에 영향을 받는다. 표 7-3은 Ca 불균형의 병태생리적 영향을 설명하고 있다.

표 7-3 Ca 불균형의 병태생리

Ca 불균형	해 설
저칼슘혈증	
부갑상선호르몬(PTH)	• PTH 수치 감소는 뼈로부터 Ca 유리를 방해한다.
신경근육	• 골격근, 내장근, 그리고 심근의 흥분성
뼈	• 지속적인 혈청 Ca의 결핍은 골다공증을 초래한다.
응고시간	• 혈청 Ca의 결핍은 응고시간과 혈괴 형성의 장애를 가져온다. 혈액 응고의 감소는 출혈을 초래한다.
전해질 : 마그네슘(Mg)	• 심각한 Mg의 결핍은 Ca 결핍을 초래한다. Mg의 결핍시 PTH의 분비가 감소하여 혈청 Ca 수치가 감소한다.
고칼슘혈증	
위장관	• 고칼슘혈증은 위장관의 연동운동과 위장관 운동성을 감소시킨다. 증가된 Ca은 염산, 가스트린, 췌장 효소의 분비를 자극한다.
심장	• 증가된 Ca은 심장 활동을 감소시킨다. 부정맥, 심장 블록, 그리고 심전도의 변화가 초래된다.
세포 변화	• 고칼슘혈증은 세포의 투과성을 감소시킨다.
뼈	• 증가된 Ca은 종종 뼈에서의 Ca을 소실시킨다. 고칼슘혈증은 일반적으로 암이나 지속적인 부동으로 인한 뼈의 소실로 초래된다.

병인

저칼슘혈증의 원인은 식이의 변화, 신장 기능 장애, 호르몬과 전해질의 영향, 그리고 혈액 수혈이다. 표 7-4는 원인과 이론적 근거를 나열하고 있으며, 저칼슘혈증의 주요 원인은 Ca 섭취의 감소, 부적절한 비타민 D의 섭취, 저알부민혈증, PTH 분비 감소 등이다.

총 혈청 Ca 수치는 저알부민혈증에서 낮을 수 있으며, 이온화된 Ca 수치는 정상범위일 수 있다. 알부민 또는 단백질 수치가 낮다면 이온화된 Ca 수치가 높을 수 있다.

표 7-4 저칼슘혈증의 원인

원 인	이론적 근거
식이의 변화	
Ca 섭취의 감소, 부적절한 비타민 D의 섭취, 그리고/또는 단백질 부족	• Ca 섭취부족으로 인한 Ca 결핍은 드물다. • 장에서의 칼슘 흡수를 위해서는 비타민 D가 필요하다. • 부적절한 단백질 섭취는 체내 Ca 이용을 저하시킨다.
만성 설사	• 만성 설사는 적절한 Ca 흡수를 막는다.
저알부민혈증	• 혈청 Ca 수치 저하의 가장 일반적인 원인이다.
신장장애	
신부전	• 신부전은 P과 Ca을 정체시킨다. PTH의 부족은 신장의 Ca 흡수를 저하시킨다.
호르몬과 전해질 영향	
혈청 PTH 감소 P 증가 혈청 Mg 증가 과도한 Mg 감소 칼시토닌 증가	• 부갑상선기능저하증에서는 PTH 분비가 저하된다. • PTH의 결핍은 신장에서의 칼시트리올(calcitriol)의 생산을 감소시켜 장에서의 Ca 흡수를 저하시킨다. • 이차성 부갑상선기능 저하증은 패혈증, 화상, 수술, 또는 췌장염으로 인해 발생될 수 있다. • 과도한 phosphorus 완하제의 사용은 Ca 정체를 감소시킨다. Mg 불균형은 PTH 분비를 방해한다.
Ca 결합	
수 혈	• Ca과 결합한 혈액의 빠른 주입은 Ca의 이온화를 방해한다.
알칼리증	• 알칼리증은 Ca과 단백질의 결합을 증가시킨다.
혈청 알부민 수치 증가	• 알부민이 증가되면, 많은 Ca이 결합하여, 유리되어 활동하는 Ca이 감소한다.

저마그네슘혈증(Hypomagnesemia)은 PTH의 분비를 막고 생리식염수(N/S, 0.9% NaCl)는 신장의 Ca 배설을 증진한다.

칼시트리올(Calcitriol)은 뼈의 흡수에 대한 PTH의 효과를 상승시키고 장에서의 Ca 흡수를 증가시킨다. 칼시트리올 결핍시 Ca의 흡수가 저하된다.

고칼슘혈증의 원인으로 식이의 변화, 신장 장애, 세포 손상, 호르몬과 약물의 영향이 포함된다. 고칼슘혈증은 악성종양을 가진 대상자의 10~20%에서 발생한다.

대상자의 80~90%에서 부갑상선기능항진증이 고칼슘혈증의 원인이 된다. 뼈에서 Ca 유리를 자극하는 PTH의 분비가 증진되었기 때문이다. 그 원인과 이론적 근거를 표 7-5에서 나열하고 있다. Thiazide 이뇨제는 Ca을 정체시킨다. 반면에 루프 이뇨제는 Ca을 배설한다.

표 7-5 고칼슘혈증의 원인

원 인	이론적 근거
식이의 변화 : 칼슘섭취 증가 (칼슘제제)	Ca제제, 제산제의 과도한 사용은 혈청 Ca 수치를 증가시킬 수 있다.
신장 기능장애, 이뇨제 : Thiazide	신장의 기능장애와 thiazide 이뇨제는 Ca 배설을 감소시킨다.
세포손상 뼈 부동 악성 종양	뼈의 악성종양, 골절, 또는 지속적인 부동은 뼈에서 Ca을 소실시킨다. 어떤 종양은 비정상적인 PTH 분비를 초래할 수 있다.
호르몬과 약물 영향 PTH증가	부갑상선기능항진증은 PTH 분비를 증가시키고, PTH은 뼈에서의 Ca 분비를 자극한다.
혈청 P 감소	P의 감소는 Ca을 증가시키는데 이는 신장에서의 Ca 배설을 하지 못하기 때문이다.
스테로이드 요법	코티졸과 같은 스테로이드는 뼈로부터 Ca 흡수한다.
Thiazide 이뇨제	신장에 대한 PTH의 작용을 증진하여 Ca 재흡수를 증진한다.

임상 증상

저칼슘혈증과 고칼슘혈증의 증상은 심전도의 변화, 혈청 Ca과 이온화된 Ca 농도의 변화이다. 저칼슘혈증의 일반적인 임상징후는 테타니

(Tetany)이다. Chvostek's sign과 Trousseau's sign의 양성은 저칼슘혈증을 나타낸다. 그림 7-2는 Chvostek's sign과 Trousseau's sign을 검사하기 위한 방법이다.

표 7-6은 저칼슘혈증과 고칼슘혈증의 임상증상이다.

그림 7-3은 저칼슘혈증 또는 고칼슘혈증의 결과로 나타나는 심전도의 변화를 나타내는 두 개의 심전도 곡선이다.

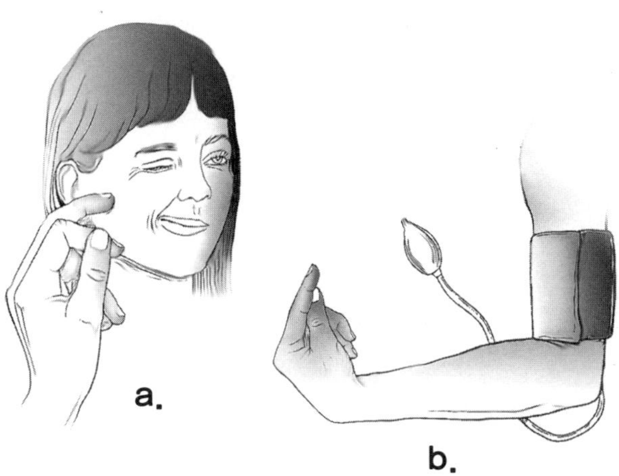

a. Chvostek's sign : 안면 신경 부위를 두드린다(귓바퀴 앞 2cm). 얼굴 근육이 수축하면 양성 결과이다.

b. Trousseau's sign : 혈압 커프(20~30mmHg)를 상완에 감고 순환을 억제한다. 1~5분 내에 손가락, 손의 경련(carpopedal spasm)이 발생하면 양성 결과이다.

그림 7-2 Chvostek's sign 과 Trousseau's sign 검사

표 7-6 Ca 불균형의 임상 증상

관련인체계통	저칼슘혈증	고칼슘혈증
중추신경계와 근육 이상	• 불안, 안절부절 • 테타니(Tetany) 입주위 근육 수축 손가락이 따끔거리고 무감각 손의 경련 경련성 수축 후두 경련 발작 비정상적 경련 근육 경련	우울/무관심 근육의 무기력
Chvostek's sign	• 양성	
Trousseau's sign	• 양성	
심장 이상	• 약한 심장 수축	심장 블록의 증상 심정지
심전도	• 길어진 ST 분절 • 연장된 QT 간격	감소되거나 축소된 ST 분절 짧아진 QT 간격
혈액 이상	• 혈액응고가 정상적으로 일어나지 않으며 프로트롬빈이 감소	
골격계 이상	• 만일 결핍이 지속되면 골절이 발생	병리적 골절 뼈 부위의 통증 뼈가 가늘어짐.
신장 이상		옆구리 통증 신장에 칼슘 결석 형성
임상검사 이상		
혈청 Ca	<4.5mEq/L	>5.5mEq/L,
이온화된 Ca	<2.2mEq/L	>2.5mEq/L,
혈청 Ca	<9.0mg/dl	>11.0mg/dl
이온화된 혈청 Ca	<4.25mg/dl	>5.25mg/dl

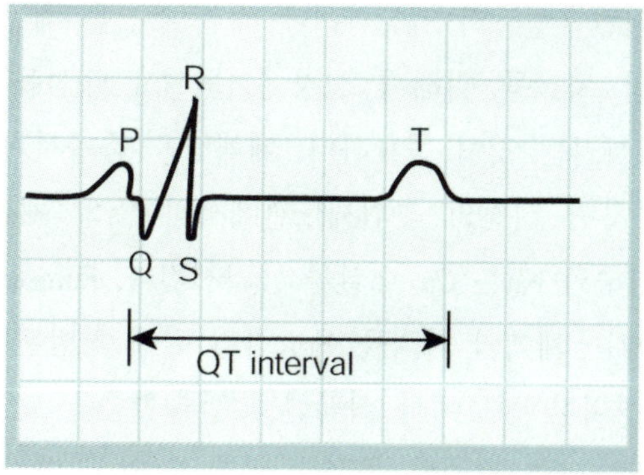

그림 7-3A 길어진 ST 분절. 연장된 QT 간격

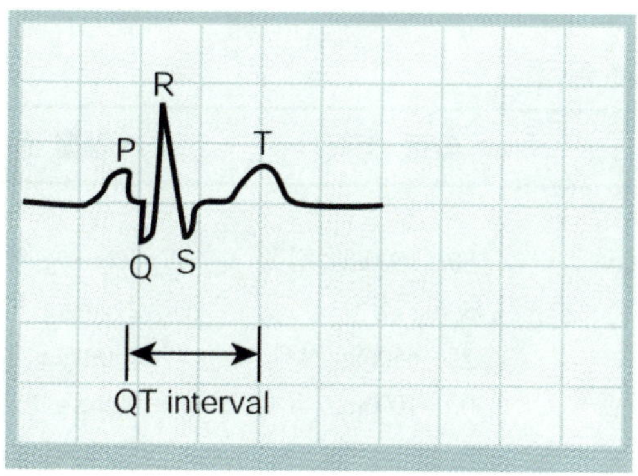

그림 7-3B 축소된 ST 분절. 짧아진 QT 간격

임상 관리

저칼슘혈증의 임상관리는 구강 공급과 D_5W에 희석된 Ca의 정맥주입이다. Na이 Ca 배설을 증진시키기 때문에 Ca은 생리식염수(0.9% NaCl)에 희석하면 안 된다. 표 7-7은 구강 또는 정맥으로 투여할 수 있는 칼슘염과 그 용량과 약물 형태를 나열하고 있다. Calcium carbonate는 이산화탄소를 생성하여 위장관 문제가 발생할 수 있다. Ca 흡수를 증진하기 위해서는 비타민 D를 포함하는 것이 바람직하며 Ca의 구강 투여는 식사 30분 전에 한다.

표 7－8은 저칼슘혈증의 임상관리에 대한 지침을 제공한다.

고칼슘혈증의 치료를 위해서 신장에서의 Ca 배설을 늘리기 위해 체액량을 증가시키는 것이 중요하다. 체액량을 증가시키기 위해 생리식염수를 사용하면 신장의 근위세뇨관에서의 Ca의 재흡수를 감소시킨다. 생리식염수의 Na은 Ca 소실을 증가시킨다. Furosemide(Lasix) 같은 루프 이뇨제는 체액의 과적을 예방하기 위해 처방된다.

표 7－9는 경미한 정도에서 심각한 고칼슘혈증을 교정하는 지침을 제공한다. 고칼슘혈증 관리의 목표는 혈청 Ca의 과다가 일어난 원인을 교정하는 것이다.

표 7-7 Ca 공급

Ca 명	약물 형태	약물 용량
구강		
Calcium carbonate	650～1500mg 정제	400mg/g *
Calcium citrate	950mg 정제	211mg/g *
Calcium lactate	325～650mg 정제	130mg/g *
Calcium gluconate	500～1000mg 정제	90mg/g *
정맥		
Calcium chloride	10ml	272mg/g * ; 13.5mEq
Calcium gluceptate	5ml	90mg/g * ; 4.5mEq
Calcium gluconate	10ml	90mg/g * ; 4.5mEq

* 칼슘 요소 1g

표 7-8 저칼슘혈증의 임상관리

칼슘 결핍	임상관리
경미함	하루 두 번 칼슘염을 비타민 D와 함께 구강 투여
중등도	10% Calcium gluconate(10～20ml)를 D_5W에 희석하여 1～3ml/min 속도로 정맥 주입
심각함	10% Calcium gluconate(100ml)를 1L의 D_5W에 희석하여 4시간 이상 정맥 주입

표 7-9 고칼슘혈증 치료

경미하거나 중등도의 고칼슘혈증 (11～14mg/dl)	심각한 고칼슘혈증 (>14mg/dl)
생리식염수 (N/S, 0.9% NaCl) 루프 이뇨제 (예) furosemide (Lasix)	• 생리식염수 (N/S, 0.9% NaCl) • 루프 이뇨제 (예) furosemide (Lasix) • 칼시토닌 4unit/kg, 피하 • 기타 : 코르티코스테로이드 항종양 항생제 (예) plicamycin (Mithracin, Mithramycin)

악성종양은 고칼슘혈증의 일반적인 원인이다. 전이된 뼈는 뼈를 파괴하고 Ca을 혈액순환에 방출하여 혈청 Ca 수치를 높인다. 어떤 종양은 PTH의 분비를 증가시킨다. 일반적으로 폐암, 유방암, 난소암, 전립선암, 백혈병, 그리고 위장관 암이 고칼슘혈증을 일으키는 악성종양이다. 항종양 항생제인 plicamycin은 뼈에 대한 PTH의 작용을 방해하고 혈청 Ca 수치를 감소시킨다.

약물과 Ca 균형에 대한 그 효과

P 공급, 코르티코스테로이드, 루프 이뇨제, aspirin, 항경련제, Mg 제제, 그리고 Mithramycin은 혈청 Ca 수치를 감소시킨다. 과도한 칼슘염의 섭취와 주입, 그리고 thiazide와 chlorthalidone 이뇨제는 혈청 Ca 수치를 증가시킨다. 표 7-10은 Ca 균형에 영향을 미치는 약물을 나열하고 있다.

표 7-10 Ca 균형에 영향을 미치는 약물

Ca 불균형	약 물	이론적 근거
저칼슘혈증 (혈청 Ca 결핍)	황산마그네슘 • Propylthiouracil/Propacil • Colchicinne • Plicamycin / Mithracin • Neomycin • Sodium citrate	• PTH의 분비를 저하하고 혈청 Ca 수치를 감소시킨다.
	• Acetazolamide • Aspirin • Anticonvulsants • Glutethimide/Doriden • Estrogen • Aminoglycosides • Gentamycin • Amikacin • Tobramycin	• Ca 흡수가 필요하도록 비타민 D 대사를 변화시킨다.
	• P 공급 : 구강, 관장, 정맥주입 Sodium phosphate Potassium phosphate	• 혈청 P 수치를 증가시켜 혈청 Ca 수치를 감소시킨다.
	• 코르티코스테로이드 Cortisone Prednisone	• 스테로이드는 Ca 이동을 감소하고 칼슘의 흡수를 방해한다.
	• 루프 이뇨제 Furosemide/Lasix	• 루프 이뇨제는 신세뇨관의 칼슘흡수를 방해한다
고칼슘혈증 (혈청 Ca 과다)	• 칼슘염 • 비타민 D	• 칼슘과 비타민 D의 섭취와 Ca의 정맥주입은 혈청 Ca 수치를 증가시킨다.
	• IV lipids Kayexalate, 안드로젠(androgens)	• 지방은 Ca 수치를 증가시킨다.
	• 이뇨제 Thiazides Chlorthalidone/Hygroton	• 이 제제는 고칼슘혈증을 유발한다.

임상 고찰

1. 구강으로 Ca 제제 투여시 비타민 D를 포함하여 투여한다. 비타민 D는 칼슘의 장 흡수시에 필요하다.
2. 구강 Ca 제제는 장 흡수를 증진하기 위해 식사 30분 전에 비타민 D와 함께 투여해야 한다.
3. Ca의 정맥주입은 D_5W에 희석하여 투여한다. Na이 Ca 배설을 증진시키기 때문에 Ca은 생리식염수(0.9% NaCl)에 희석하면 안 된다.
4. Ca의 정맥주입시 바람직한 주입 속도는 1~3ml/min 이다(평균 2ml/min).
5. Calcium chloride와 같은 Ca의 침윤은 피하층에 딱지를 만들 수 있다.
6. 증가된 혈청 Ca 수치는 digitalis 독성을 일으키는 digoxin의 효과를 강화시킨다.
7. Furosemide 같은 이뇨제는 혈청 Ca 수치를 감소시키고, thiazide 이뇨제는 혈청 Ca 수치를 증가시킨다. 스테로이드는 혈청 Ca 수치를 감소시킨다.

대상자 관리

사정

- 저칼슘혈증이나 고칼슘혈증의 잠재적인 원인을 규명하기 위해 건강력을 얻는다. 표 7-4와 7-5 참고.
- 저칼슘혈증이나 고칼슘혈증의 증상을 사정한다. 심각한 Ca 결핍은 테타니 증상들(입 주위의 경련, 손과 팔의 경련, 후두 경련)이 나타난다.
- 다음번 혈청 Ca 수치와 비교할 수 있도록 혈청 Ca 수치를 측정한다. 혈청 Ca 수치가 < 4.5mEq/L 또는 < 9.0mg/dl, 이온화된 혈청 Ca 수치가 < 2.2mEq/L이라면 저칼슘혈증을 나타낸다. 혈청 Ca 수치가 > 5.5mEq/L 또는 > 11.0mg/dl, 이온화된 혈청 Ca 수치가 > 2.5mEq/L는 고칼슘혈증을 나타낸다.
- 심전도의 변화는 Ca 불균형을 나타낸다.

- 저칼슘혈증이 있다면 산-염기 상태를 확인한다. 산성의 상태에서는, Ca 결핍 상태일지라도 Ca이 이온화되고 사용될 수 있다.
- 저칼슘혈증이 예측된다면 Chvostek's sign과 Trousseau's sign이 양성인지 사정한다.
- 대상자가 Ca 불균형을 일으키는 약물을 복용하고 있는지 규명한다.

간호진단

- 불충분한 Ca 섭취, 불충분한 비타민 D와 단백질 섭취에 따른 Ca 흡수 부족, 또는 Ca 이온화를 방해하는 약물(제산제, 코티손)과 관련된 신체 요구량보다 적은 영양 불균형
- Ca 소실로 나타나는 혈액응고 장애와 관련한 출혈, 손상 위험성
- 뼈의 암, 지속적 부동, 그리고 고칼슘혈증에 의한 뼈의 파괴로 발생되는 병리적 골절과 관련된 손상 위험성
- 고칼슘혈증과 관련된 신장의 배설 장애

중재

① **저칼슘혈증** (Hypocalcemia)

- 혈청 Ca 수치, 활력징후, 심전도 변화를 모니터한다.
- Ca이 포함된 용액의 정맥주입을 관찰한다. 피하 조직에 침윤되어 딱지가 될 수 있다.
- 경구 Ca 제제는 장흡수를 증진하기 위해 식사 30분 전에 투여한다.
- 1L의 D_5W에 10% Calcium gluconate나 Calcium chloride를 1~3ml/min의 속도로 주입한다. Na이 Ca 배설을 증진시키기 때문에 Ca은 생리식염수(0.9% NaCl)에 희석하면 안 된다.
- 대상자에게(특히 노인들) Ca, 비타민 D, 단백질이 풍부한 음식을 섭취하도록 교육한다.
- 제산제를 사용하는 사람들에게 지속적인 제산제의 사용은 Ca을 감소시킬 수 있음을 설명한다. 제산제는 산도를 낮추어 Ca의 이온화를 저하시킨다.
- 지속되는 출혈이나 혈괴 형성의 감소를 관찰한다. 혈청 Ca 수치의

저하는 혈괴 형성에 필요한 프로트롬빈의 생성을 방해한다.

② 고칼슘혈증 (Hypercalcemia)

- 변화가 없을 수도 있으나 혈청 Ca 수치, 활력징후, 심전도 변화를 모니터한다.
- 누워 있는 대상자들의 수동적, 능동적 운동을 증진한다. 부동은 뼈에서의 Ca 소실을 증진한다.
- Digitalis 독성 증상(서맥, 오심, 구토, 시각 장애)을 규명한다. Digitalis를 투여받는 경우에 증가된 혈청 Ca 수치는 digoxin의 효과를 강화시킨다.
- 고칼슘혈증을 가진 대상자에게 수화(hydration)를 유지하도록 교육한다. 수화를 증진하여 Ca을 희석하고 결석 형성을 예방한다.
- 고칼슘혈증을 가진 대상자에게 Ca이 풍부한 식이를 피하도록 한다.
- 소변량과 소변 pH를 관찰한다. Ca은 알칼리 소변과 신결석을 촉진할 수 있다. 크랜베리 주스나 자두 주스는 소변의 산도를 증가시킬 수 있는 산성 식품이며 산성 소변은 Ca의 용해를 증가시킨다. 오렌지 주스는 소변의 pH를 변화시키진 않는다.
- 혈청과 소변의 Ca 농도를 희석할 수 있도록 대상자에게 수분섭취를 교육하여 신장 결석의 형성을 예방한다.
- 처방된 루프 이뇨제를 투약하여 Ca 배설을 증가시킨다. Thiazide 이뇨제는 Ca 배설을 방해하여 고칼슘혈증에는 사용되지 않는다.

평가 / 기대되는 결과

- Ca 불균형의 원인을 평가하고 시행된 교정방법을 기록한다.
- 저칼슘혈증이나 고칼슘혈증에 처방된 치료적 요법의 효과를 평가한다; 정상범위의 혈청 Ca 수치와 이온화된 Ca 수치
- 저칼슘혈증의 증상 및 징후가 없다; 테타니 증상의 부재, 활력징후의 정상범위
- 유제품과 같은 Ca이 풍부한 식이를 포함한다; 비타민 D를 동반한 Ca의 구강 공급
- 처방된 약물 치료와 의학적, 식이요법을 준수하여 기록한다.

chapter 8

마그네슘(Mg) 불균형

Magnesium Imbalances

서문

세포내액에 두 번째로 많은 양이온인 마그네슘(Magnesium ; Mg)은 K과 기능, 불균형의 원인, 임상 증상들이 비슷하다. 정상 혈청 Mg 수치는 1.5~2.5mEq/L 또는 1.8~3.0mg/dl이다. Mg 결핍은 저마그네슘혈증(hypomagnesemia), Mg 과다는 고마그네슘혈증(hypermagnesemia)으로 불린다.

Mg의 1/3은 단백질과 결합하고, ⅔가량은 신체에 사용할 수 있는 이온화된 유리 Mg으로 존재한다. Mg은 소장에서 흡수된다. 표 8-1은 Mg 균형과 관련된 기본적인 사항을 보여준다.

Mg은 신경근, 심장, 그리고 효소 활동에 중요한 역할을 담당한다. Mg은 탄수화물과 단백질의 대사에 보효소(coenzyme) 역할을 한다. 표 8-2는 Mg의 다양한 기능을 요약하였다.

병태생리

Mg 과다는 신경근육 반응을 방해하여 신경근육 계통에 진정 효과를 초래한다. Mg 결핍은 신경근육의 흥분성을 증가시킨다. 표 8-3은 저마그네슘혈증과 고마그네슘혈증과 관련된 병태생리적 요인을 설명한다.

표 8-1 Mg 균형과 관련된 기본 정보

구 분	마그네슘 (Mg)
분 포	Mg의 50%는 뼈에 49%는 세포내액(ICF)에 1%는 세포외액(ECF)에 분포
기 능	신경근육 활동에 영향, 심장 수축, 효소의 활성화, K, Ca, 단백질 사용에 영향
정상 혈청 수치	Mg : 1.5~2.5mEq/L ; 1.8~3.0mg/dl ; 0.65－1.1 mmol/L
배설(urine)	Mg : 하루 120~140mg
하루 필요량	성인 : 300~350mg ; 신생아 : 150mg
식 이	녹색 채소, 통곡류, 생선과 해산물, 견과류
배 설	60%는 대변으로, 40%는 신장을 통해 배설

표 8-2 Mg의 기능

관련인체계통	기 능
신경근육	신경근육 활동 전달 중추신경계에서 신경 전달의 중요 중개자
심 장	심근의 수축
세 포	탄수화물과 단백질의 대사에 많은 효소들을 활성화 세포막을 통한 Na과 K의 이동에 중요 K, Ca, 단백질 이용에 영향 Mg 결핍은 종종 K, 또는 Ca 결핍과 동반된다.

병인

저마그네슘혈증은 종종 전해질 불균형으로 진단되지 못한다. 혈청 Mg 농도가 세포의 Mg 수치를 의미하기는 어렵다. 저마그네슘혈증을 가진 대상자도 혈청 Mg 수치가 1.0 mEq/L 이하로 내려갈 때까지 무증상이기 때문에 저마그네슘혈증을 가진 많은 대상자들이 증상이 없다.

표 8-3 Mg 불균형의 병태생리

Mg 불균형	설 명
저마그네슘혈증	
신경근육	Mg 결핍은 신경근의 흥분성이 증가된다. Mg 결핍은 신경섬유의 전시냅스 막에서의 아세틸콜린의 유리가 증가된다.
심장	빈맥, 고혈압, 심부정맥, 심실세동이 일어난다.
위장관	위장관 장애는 소장에서의 Mg 흡수를 막는다.
호르몬	Mg이 부갑상선호르몬(PTH)의 분비를 막아서 PTH 감소에 의한 Ca 결핍의 원인이 된다.
고마그네슘혈증	
신경근육	Mg 과다는 신경근육 반응을 방해하여 신경근육 계통에 진정효과를 가져와 심부건 반사가 소실된다.
심장	저혈압과 심장블럭을 일으킨다.
호흡	늑간근의 활동을 방해하여 호흡이 감소함으로 호흡 마비가 초래될 수 있다.
신장	40%의 Mg이 신장으로 배설되므로 신기능 부전은 혈청 Mg 수치를 증가시킨다.

K와 Ca 공급에 반응하지 않는 저포타슘혈증이나 저칼슘혈증 대상자들이 저마그네슘혈증을 동반하기도 한다. K의 흡수와 세포내 K의 유지에 Mg이 중요하다. 저포타슘혈증이나 저칼슘혈증의 교정시에 Mg 결핍의 교정이 신중히 고려되어야 한다.

고마그네슘혈증은 일차적으로 완하제, 제산제, 그리고 다양한 관장액을 통한 Mg 공급시에 발생한다. 노인이나 신기능부전을 가진 경우 고마그네슘혈증의 고위험 대상자가 된다. 저마그네슘혈증과 고마그네슘혈증의 원인은 두 개의 표로 보여주는데, 표 8-4는 저마그네슘혈증의 병인과 이론적 근거의 목록이며 표 8-5는 고마그네슘혈증의 병인과 이론적 근거의 목록이다.

표 8-4 저마그네슘혈증의 원인

병 인	이론적 근거
식이의 변화	
• 부적절한 섭취, 흡수 불량, 위장관 상실	• Mg은 다양한 음식에 포함되어 있다. 예) 녹색잎 채소, 통곡류
• 영양 결핍, 기아	• 부적절한 식이는 Mg 결핍을 초래한다.
• 총비경구영양법 (TPN ; 과영양)	• Mg의 공급 없는 TPN의 지속은 Mg 결핍의 원인이 된다.
• 만성 알코올중독	• 알코올중독은 부적절한 식이와 Mg의 위장관 상실을 촉진한다.
• Ca 섭취 증가	• Ca 흡수는 대변을 통한 Mg의 배설을 촉진한다.
• 만성 설사, 장 누공, 장기간의 완하제 사용	• 만성 설사는 Mg의 흡수를 막는다. 장기간의 완하제 사용은 Mg 결핍을 초래한다.
신장기능장애	
• 이뇨 : 당뇨성 케토산증	• 당뇨성 케톤산증으로 인한 이뇨는 신장을 통해 Mg의 상실이 일어난다.
• 급성 신부전 (ARF)	• 급성 신부전의 이뇨기에 Mg의 상실이 촉진된다.
심장기능장애	
• 급성 심근경색 (AMI)	• 저마그네슘혈증이 급성 심근경색의 첫날부터 5일째 날 사이에 발생할 수 있다.
• 심부전(HF)	• 심부전시 지속적인 이뇨제 처치는 Mg 결핍을 초래한다.
전해질과 산-염기 영향	
• 저포타슘혈증	• K과 Ca 이온은 Mg 활동에 상호 관련된다.
• 저칼슘혈증, 대사성 알칼리증	• 저마그네슘혈증은 저포타슘혈증, 저칼슘혈증, 그리고 대사성 알칼리증과 함께 발생할 수 있다.
약물의 효과	
• Aminoglycosides	• Mg의 배설을 촉진하는 약물이다.
• K 소모 이뇨제, 코티졸,	• 저마그네슘혈증은 Digitalis의 활동을 증진한다.
• Amphotericin B, Digitalis	• Digitalis 독성이 나타날 수 있다.

표 8-5 고마그네슘혈증의 원인

병 인	이론적 근거
• 식이의 변화	
과도한 Mg 섭취 Mg 정맥주입 Mg 포함한 제산제 Mg 포함한 완하제	Mg 포함한 제산제(Maalox)와 완하제, Mg 제제의 정맥주입이 장기간 사용되지 않는다면 고마그네슘혈증은 거의 발생하지 않는다.
• 신장기능장애	
신기능부전 신부전	신기능 부전 또는 신부전은 Mg의 배설을 방해한다.
• 심한 탈수	
당뇨성 케톤산증	당뇨성 케톤산증으로 발생한 이뇨로 인하여 체액의 소실이 일어나면 Mg의 혈액 농축이 원인이 되어 Mg 수치가 증가한다.

임상 증상

Mg이 너무 많거나 부족시에 신경근육 기능에 영향을 미친다. 심한 저마그네슘혈증에는 테타니(tetany)가 발생된다. 저마그네슘혈증의 증상과 징후는 허약, 심부건 반사 소실, 그리고 마비 등이다. 중추신경계의 억압은 신경근육 전달을 방해하여 근육의 강도와 호흡이 감소된다. 혈청 Mg 수치와 심전도의 변화가 Mg 불균형의 심각도를 결정한다. 표 8-6은 저마그네슘혈증과 고마그네슘혈증의 임상증상를 나타낸다.

저마그네슘혈증의 진단을 위해 Mg 부하 검사(Magnesium tolerance test)를 할 수 있다. 이 검사를 위해 4~12시간 이상 Mg의 주입이 필요하다. 검사 시작과 동시에 24시간 이상 소변을 수집해야 한다. Mg의 60~80%가 24시간 이내에 배설되면 정상으로, 50% 이하로 배설되면 비정상으로 판단한다.

임상 관리

저마그네슘혈증의 임상 관리는 녹색 채소, 콩류, 견과류(땅콩 버터),

과일을 식이에 포함하는 것이다. 심한 Mg 결핍시에는 경구 혹은 정맥을 통한 Mg 염이 처방될 수 있다.

표 8-6 저마그네슘혈증과 고마그네슘혈증의 임상증상

관련인체계통	저마그네슘혈증	고마그네슘혈증
신경근육의 정상 증상	• 과흥분성 • 테타니 증상 진전 안면의 수축 경련 • 건반사 증가	중추신경계 억압 기면, 졸리움, 허약, 마비 심부건 반사 소실
심장의 비정상 증상	• 고혈압 • 심부정맥 불완전한 심실 수축 심실성 빈맥 심실 세동	저혈압 (심할 경우 심각한 저혈압) 완전 심장 블록
심전도	• 낮거나 뒤집힌 T 파 • 낮아진 ST 분절	넓어진 QRS 파 길어진 QT 간격
기타		홍조 호흡 억압

표 8-7은 저마그네슘혈증의 임상 관리 방법을 나열하였다. 결핍의 심각성에 따라 다르지만 Mg 결핍의 교정은 3~4일정도 소요된다. 무증상의 저마그네슘혈증은 경구 Mg 제제가 처방되나 증상이 동반된 저마그네슘혈증은 일반적으로 비경구적(근육주사, 정맥주입)인 Mg 제제가 처방된다.

고마그네슘혈증의 교정은 원인에 따라 다르지만, 혈청 Mg 수치를 낮추기 위해 생리식염수 또는 포타슘염의 정맥주입을 사용한다. 정맥주입하는 포타슘염은 Mg의 길항제이다 그러므로 Ca은 고마그네슘혈증의 증상을 감소시킨다. 만일 심한 고마그네슘혈증의 원인이 신부전이라면 투석이 필요하다.

표 8-7 저마그네슘혈증의 임상 관리

약 물	투여 경로	이론적 근거
Magnesium gluconate (Magonate)	구강	경미한 저마그네슘혈증에 사용
Magnesium-protein complex (Mg-PLUS)	구강	경미한 저마그네슘혈증에 사용
Magnesium sulfate	근육	중등도의 저마그네슘혈증에 사용: 8시간마다 1gm 또는 2ml의 50% $MgSO_4$
	정맥	심한 저마그네슘혈증에 사용: 10~15분 동안 100ml D_5W에 희석한 2g 또는 4ml의 50% $MgSO_4$

약물과 Mg 균형에 대한 그 효과

Na은 신세뇨관에서의 Mg과 Ca의 흡수를 막는다. 장기간 생리식염수를 투여하면 Mg과 Ca의 상실을 초래한다. 이뇨제, 항생제, 완하제, 스테로이드는 Mg의 상실을 초래하는 약물들이다. 혈청 Mg 증가의 주요 원인은 Mg의 섭취과다이다.

저마그네슘혈증(저포타슘혈증처럼)은 digitalis의 활동을 증가시켜 Digitalis 독성의 원인이 된다. Mg 제제는 저마그네슘혈증을 교정하고 Digitalis 독성 증상을 완화시킨다. 표 8-8은 Mg 균형에 사용하는 약물의 목록이다.

임상 고찰

1. 저마그네슘혈증의 증상과 징후는 저포타슘혈증과 유사하다 표 8-4 참고
2. Mg을 함유한 완하제와 제산제의 과다 사용은 고마그네슘혈증의 원인이 된다.

표 8-8 Mg 균형에 사용하는 약물

Mg 균형	약 물	이론적 근거
저마그네슘혈증 (혈청 Mg 결핍)	• 이뇨제 Furosemide/Lasix/ Ethacrynic acid/Edecrin Mannitol	• 이뇨제는 Mg의 소변 배설을 촉진한다.
	• 항생제 Gentamycin Tobramycin Carbenicillin Carpreomycin Neomycin Polymyxin B Amphotericin B	• 신장을 통해 Mg을 배설한다.
	• Digitalis	
	• Calcium gluconate	
	• 인슐린	
	• 완하제	• 완하제 남용은 장관을 통한 Mg의 원인이 된다.
	• Cisplatin	
	• 코르티코스테로이드 Cortisone Prednisone	• 스테로이드는 혈청 Mg 수치를 감소시킨다.
고마그네슘혈증 (혈청 Mg 과다)	• Magnesium 염 : 구강과 관장 Magnesium hydroxide/MOM Magnesium sulfate/Epsom salt Magnesium citrate	• Mg 염의 과용는 혈청 Mg 수치를 증가시킨다.
	Magnesium sulfate(maternity)	• 독혈증 치료에 $MgSO_4$를 과다사용하면 고마그네슘혈증을 유발할 수 있다.
	• Lithium	• 고마그네슘혈증은 리튬 치료에 동반하여 나타날 수 있다.

3. Mg 결핍은 K과 Ca 결핍을 종종 동반된다(40%의 저마그네슘혈증 대상자들이 저포타슘혈증이다). K 공급에 반응하지 않는 K 결핍은 저마그네슘혈증을 의심할 수 있다.
4. 심한 저마그네슘혈증은 테타니 증상을 나타낸다.
5. 황산마그네슘(Magnesium sulfate ; $MgSO_4$)은 천천히 주입되어야 한다. 빠른 주입은 안면 홍조를 일으킨다.
6. 심한 고마그네슘혈증시와 같은 응급상황에서는 Calcium gluconate를 투여한다.
7. 장기간의 생리식염수의 투여는 Mg과 Ca의 상실을 초래한다. Na은 신장에서의 Mg과 Ca의 흡수를 방해한다.
8. Mg 결핍은 Digoxin의 활동을 증가시킨다.
9. Thiazides와 루프 이뇨제는 혈청 Mg 수치를 감소시킨다.
10. 경하거나 중등도의 고마그네슘혈증은 무증상이다.

대상자 관리

사정

- 저마그네슘혈증 또는 고마그네슘혈증의 원인을 알기 위한 건강력을 조사한다 ; 표 8－4와 8－5 참고
- 저마그네슘혈증[테타니 증상(진전, 안면근육의 수축)]과 고마그네슘혈증(신경근육 활동의 감소, 호흡 감소, 저혈압)의 증상을 사정한다.
- 다음번 수치와 비교할 수 있도록 혈청 Mg 수치를 측정한다.
- 식이와 Mg을 제외한 정맥 요법을 사정한다. 지속적인 TPN 요법은 저마그네슘혈증의 원인이 된다.
- 심전도의 변화가 있는지 검사한다. 비정상적 소견을 보고한다.

간호진단

- 영양 섭취의 부족, 만성 알코올중독, 완하제의 지속적 사용, 만성 설사와 관련된 신체 요구량보다 적은 영양 불균형

- 구강과 정맥을 통한 Mg의 투여와 Mg을 포함하는 약물의 만성적 사용과 관련된 신체 요구량보다 많은 영양 불균형
- 혈청 Mg 결핍과 관련된 심박출량의 감소

중재

① 저마그네슘혈증 (Hypomagnesemia)

- 대상자에게 Mg이 풍부한 식이를 교육한다.
- Mg을 포함하지 않는 정맥 수액의 만성적 사용시 기록한다. TPN에 Mg을 포함하도록 한다.
- Mg 결핍이 심각하지 않다면 정맥 수액에 희석된 Magnesium sulfate는 천천히 주입되어야 한다. 빠른 주입은 안면 홍조를 일으킨다.
- 과도한 교정에 의해 발생된 고마그네슘혈증의 회복을 위해 응급으로 Calcium gluconate를 정맥주입한다.
- 활력징후와 심전도를 관찰한다. 비정상적 소견을 보고한다.
- Mg 제제를 투여하고 있을 때, 소변 배설량이 시간당 25ml 이하이거나 하루 600ml 이하라면 보고한다. Mg은 신장을 통해 배설된다.
- 양성 Chvostek's sign과 Trousseau's sign은 심한 저마그네슘혈증을 의미한다. 테타니 증상은 Mg과 Ca 결핍시 모두 나타난다.

② 고마그네슘혈증 (Hypermagnesemia)

- 활력징후와 심전도, 소변 배설량을 관찰하고, 비정상적 소견을 보고한다.
- 혈청 Mg 수치를 측정한다. 혈청 Mg < 1.0 mEq/L 또는 > 10 mEq/L는 심정지를 일으킬 수 있다.
- Mg을 함유한 완하제와 제산제를 장기간 사용하지 않도록 대상자를 교육한다.
- 다른 건강 문제가 발생하지 않도록 대상자가 수분 섭취를 증가하고 혈청 Mg 수치를 희석하도록 한다.

평가 / 기대되는 결과

- Mg 불균형의 원인이 교정되었는지 평가한다. 혈청 K 수치가 정상범위에 있는지 확인한다. Mg과 K 이온은 서로 유사한 기능을 가지고 있으므로 한 전해질의 불균형이 다른 전해질 균형에 영향을 미친다.
- Mg 불균형의 교정을 위한 치료의 효과를 평가한다. 혈청 Mg 수치가 정상범위에 있는지 확인한다.
- 저마그네슘혈증과 고마그네슘혈증의 증상이 없다. 대상자의 심전도, 활력징후 등이 정상 상태로 회복한다.

chapter 9

인(P) 불균형

Phosphorus Imbalances

서문

인(Phosphorus ; p)은 세포내에 높은 농도로 존재하는 양이온이다. P과 Ca은 서로 비슷하거나 반대의 효과를 가진다. 두 전해질은 모두 장내 흡수를 위해서 비타민 D를 필요로 하며, 뼈와 치아에 존재한다. P과 Ca에 대한 부갑상선 호르몬(PTH)의 작용은 다르다. PTH은 신세뇨관의 P 배설을 자극하여 혈청 P 수치를 낮추지만, Ca을 뼈에서 배출시켜 혈청 Ca 수치를 증가시킨다.

정상 혈청 P 수치는 1.7~2.6 mEq/L 또는 2.5~4.5 mg/dl이다. P의 결핍은 저인산혈증(hypophosphatemia)이라 부르며, P의 과다는 고인산혈증(hyperphosphatemia)이라 한다. P 이온은 인산(PO_4)과 상호교환되어 사용된다. 혈청내 P은 인산의 형태로 존재한다. P의 45%는 단백질과 결합하고 있으며 55%는 생리적 작용을 하는 이온의 형태를 하고 있다. 표 9-1은 P 균형과 관련된 기본적인 사항을 보여준다.

P은 많은 기능을 가지고 있다. 뼈와 치아를 형성하고 신경근육 활동에 필요하다. 예를 들어 ATP(Adenosine triphosphate), 유전적 특성 전달, 산-염기 완충 작용과 같은 대사에 필요한 효소들과 협력하고 세포의 주요 구성물(핵산과 세포막)이 된다. 표 9-2는 P의 기능을 설명하고 있다.

표 9-1 P 균형과 관련된 기본 정보

구 분	인 (P)
분 포	• P의 85%는 뼈와 치아에 있으며, 15%는 세포내액(ICF)에 존재한다.
기 능	• 신경근육 활동, 뼈와 치아의 내구성, ATP 형성, 비타민 이용, 유전적 특성 전달, 탄수화물, 단백질, 지방의 대사와 산-염기 균형에 기여
정상 혈청수치	• P : 1.7～2.6 mEq/L ; 2.5～4.5 mg/dl ; 0.81～1.45mmol/L
하루 필요량	• 하루 800～1200mg
식 이	• 통곡류, 시리얼, 치즈, 우유, 계란, 말린 콩, 소고기, 돼지고기, 생선,
배 설	• 90%가 신장을 통해 배설되고, 10%는 장관 분비로 상실

병태생리

저인산혈증은 부적절한 영양섭취 후 3～4일 이내에 발생된다. 우선은 소변으로 P 배설이 감소됨으로써 신장에 의한 보상이 일어난다. 하지만 부적절한 섭취가 계속되면 세포내액(ICF)에서의 P 소실을 대치하기 위해 세포외액(ECF)의 세포내 이동을 유발한다.

PTH은 P의 신장 배설과 Ca의 재흡수를 촉진한다. 혈청 P 수치가 높을 때 알루미늄 함유 제산제가 고인산혈증과 그 증상을 감소시킨다. 고인산혈증이 저칼슘혈증의 원인이 된다.

병인

식이의 변화, 위장관 장애, 호르몬 영향, 약물, 그리고 세포 변화들이 모두 저인산혈증과 관련된다. 저인산혈증으로 호흡성 알칼리증이 발생할 수 있다. 탄수화물 중심의 식이는 P을 혈액에서 세포로 이동시켜 혈청 P 수치가 감소한다. 손상 후 조직의 회복 시에도 P을 세포 안으로 이동시키는 원인이 된다.

표 9-2 P의 기능

관련인체계통	기 능
신경근육	• 정상적인 신경과 근육 활동
뼈와 치아	• 뼈와 치아를 형성, 강하고 내구성을 만듬
세포	• 고에너지 화합물을 형성(ATP, ADP). P은 핵산의 중추이면서 대사에너지를 저장 • 조직으로 산소를 이동하는 데에 중요한 적혈구 효소인 2,3-diphosphoglycerate(2,3-DPG)를 형성 • 비타민 B를 이용 • 유전적 특성을 전달 • 탄수화물, 단백질, 지방의 대사 • 체액의 산-염기 균형을 유지

P 보충제의 과도한 사용과 신장 기능 부전도 고인산혈증과 관련된다. 고인산혈증은 칼시트리올(calcitriol) 생산을 감소시켜 저칼슘혈증의 원인이 된다. calcitriol은 장에서의 Ca 흡수를 촉진하므로 칼시트리올의 감소는 혈청 Ca 수치가 감소된다. 산-염기 장애, 대사성 알칼리증, 그리고 호흡성 산증은 고인산혈증의 원인이 될 수 있다. 표 9-3, 9-4는 P 결핍과 과다의 원인을 나열하였다.

임상 증상

저인산혈증과 고인산혈증의 임상 증상은 P 불균형의 원인에 따라 다르다. 가장 일반적인 임상 증상은 신경근육의 불규칙, 혈액과 심폐 비정상, 혈청 P 수치의 비정상이다. P 불균형의 증상은 애매하기 때문에 혈청 수치가 요구된다. 표 9-5는 저인산혈증과 고인산혈증의 임상 증상이다.

표 9-3 저인산혈증의 원인

원 인	이론적 근거
식이의 변화	
영양 불량	• 영양 결핍은 P 섭취 감소를 초래한다.
만성 알코올 중독	• 알코올중독은 부적절한 식이와 이뇨 증가를 초래한다.
총비경구 영양법(TPN) 고칼로리 영양법	• TPN은 보통 P이 적거나 없는 용액이다. 정맥으로 농축된 포도당과 단백질 용액이 빠르게 공급될 경우, P이 세포내로 이동하여 혈청 P 결핍을 초래한다.
위장관 장애	
구토, 오심	• 위장관을 통한 P의 상실은 세포내 ATP 저장을 감소시킨다.
만성 설사	
장 흡수장애	• 비타민 D의 결핍은 P의 흡수를 방해한다. P은 비타민 D의 존재 하에 공장에서 흡수된다.
호르몬 영향	
부갑상선 기능항진증(↑PTH)	• PTH의 분비는 신장의 P의 배설과 Ca의 재흡수를 강화한다.
약물의 영향	
알루미늄 포함 제산제	• P이 알루미늄과 결합하여 혈청 P 수치를 낮춘다.
이뇨제	• 대부분의 이뇨제는 혈청 P 수치 감소를 촉진한다.
세포 변화	
당뇨성 케톤산증	• 당뇨와 다뇨는 P의 배설을 증가한다. 인슐린을 포함한 포도당의 주입은 P을 세포내로 이동시킨다 혈청 P 수치를 낮춘다.
화상	• 세포 재생에 사용되어 P이 감소한다.
산-염기 장애	
호흡성 알칼리증 대사성 알칼리증	• 과호흡으로 인한 호흡성 알칼리증은 P이 세포내로 이동되어 혈청 P 수치를 낮춘다. 대사성 알칼리증도 P이 세포내로 이동한다.

표 9-4 고인산혈증의 원인

원 인	이론적 근거
식이의 변화	
P의 경구 투여 P의 정맥 투여	P이 포함된 물질의 섭취 증가는 혈청 P 수치를 높인다.
호르몬 영향	
부갑상선기능저하증 (↓PTH)	PTH의 결핍은 Ca의 상실을 가져오고 P 수치가 상승한다.
신장의 장애	
신기능부전	신기능부전은 P의 배설을 감소시킨다.
약물의 영향	
P 포함 완하제	P 포함 완하제의 잦은 사용은 혈청 P 수치가 상승한다.
산-염기 장애	
대사성 알칼리증 호흡성 알칼리증	알칼리증은 고인산혈증의 원인이다. 세포내 P의 축적을 예방한다.

표 9-5 P 불균형의 임상증상

관련인체계통	저인산혈증	고인산혈증
신경근육 이상	근 허약 진전 감각이상 뼈의 통증 반사 저하 발작	테타니(Ca의 감소) 반사 증가 이완성 마비 근 허약
혈액 이상	조직 저산소증(산소를 포함한 산화 헤모글로빈 감소와 용혈) 출혈 가능(혈소판 기능 이상) 감염 가능(백혈구 기능 이상)	
심폐기능 이상	약한 맥박(심근 기능 이상) 과도 환기	빈맥
위장관 이상	신경성 식욕부진 연하곤란	오심, 설사, 복부 통증
검사 결과	<1.7 mEq/L <2.5 mg/dl	>2.6 mEq/L >4.5 mg/dl

임상 관리

혈청 P 수치가 1.5mEq/L 또는 2.0mg/dl 이하로 내려가면 경구나 정맥주입으로 P이 포함된 용액이 처방된다. 혈청 P 수치가 0.5mEq/L 또는 1.0mg/dl 이하로 내려가면 심한 저인산혈증이 발생한다. P이 포함된 용액(sodium phosphate, potassium phosphate)이 처방된다. 대상자에게 핍뇨가 있다면 sodium phosphate가 선호된다.

인슐린과 포도당은 세포외에서 세포내로 이동시켜 혈청 P 수치를 낮추므로 일시적으로 고인산혈증을 교정하는 치료로 사용된다.

심각한 저인산혈증 교정시 사용되는 인 대치물

합병증 없는 P 결핍:	인산염의 정맥투여: 0.6mg/kg/h
합병증 동반한 P 결핍:	인산염의 정맥투여: 0.9mg/kg/h
혈청 P 수치:	>1.5 mEq/L 또는 2 mg/dl 인산염의 경구투여
6시간마다 P 수치 측정.	

약물과 P 균형에 대한 그 효과

저인산혈증을 유발하는 주 약물은 알루미늄 제산제들이다. P 결핍의 원인이 되는 다른 약물로는 이뇨제, 스테로이드, 칼슘제 등이 있다. P을 포함한 완하제의 과용, 관장과 P의 경구와 정맥 주입은 고인산혈증을 유발한다. 표 9-6은 P 결핍과 과다의 원인이 되는 약물의 목록이다.

표 9-6 P 균형에 영향을 주는 약물

P 불균형	약 물	이론적 근거
저인산혈증 (혈청 P 결핍)	• Sucralfate • Aluminum 제산제 Amphojel Basaljel • Aluminum/Magnesium 제산제 Di-Gel Gelusil	• 알루미늄 함유 제산제는 P과 결합한다. 그러므로 혈청 P이 감소한다. Ca은 P의 상실을 촉진한다.

	Maalox Maalox Plus Mylanta Mylanta Ⅱ • Calcium 제산제 Calcium carbonate	
	• 이뇨제 Thiazide Loop (high-ceiling) Acetazolamine	• 이뇨제 사용시 P이 결핍될 수 있다.
	• 안드로겐 (Androgen) • 코르티코스테로이드 Cortisone Prednisone • Glucagon • Gastrin • Epinephrine • Mannitol • Salicylate 과량 • 인슐린과 포도당	• 경하거나 중등도의 P의 결핍에 영향을 준다.
고인산혈증 (혈청 P 과다)	• 경구 Phosphate • Sodium phosphate/ Phospho-soda • Potassium phosphate/ Neutra-Phos K • IV phosphate Sodium phosphate Potassium phosphate	• P의 경구와 정맥 주입은 혈청 P 수치를 증가시킨다.
	• Phosphate 완하제 Sodium phosphate Sodium biphosphate/ Phospho-Soda • Phosphate 관장 • Fleet sodium phosphate • 비타민 D 과다 • 항생제 Tetracycline Methicillin	• P을 포함한 완하제의 과용, 관장은 혈청 P 수치를 증가시킨다.

임상 고찰

1. 뼈와 치아의 내구성, ATP 형성, 비타민 이용, 탄수화물, 단백질, 지방의 대사, 유전적 특성 전달과 기타 작용에 필요하다.
2. P과 Ca은 서로 비슷하나 다른 작용을 나타낸다. 두 전해질은 모두 장내 흡수를 위해서 비타민 D를 필요로 한다. PTH은 신세뇨관의 P 배설을 자극하고 Ca은 뼈에서 배출시켜 혈청 Ca 수치를 증가시킨다.
3. 구토와 만성 설사는 P 상실의 원인이 된다.
4. 급성 저인산혈증은 P이 갑작스럽게 세포내로 이동되어 발생한다. 호흡성 알칼리증과 대사성 알칼리증도 P를 세포내로 이동시키는 원인이 될 수 있다.
5. 농축 P의 정맥주입은 고삼투성이므로 희석되어야 한다. Potassium phosphate가 정맥으로 주입되면 정맥염과 포타슘 과적을 방지하기 위해 주입속도를 10 mEq/h로 해야 한다.
6. 알루미늄 제산제는 혈청 P을 감소시킨다. 알루미늄이 P과 결합하여 고인산혈증에 유용하다.
7. P을 포함한 완하제의 지속적인 사용은 혈청 P 수치를 증가시킨다.

대상자 관리

사정

- 저인산혈증(영양 불량, 만성 알코올중독, 만성 설사, 비타민 D 결핍, 부갑상선기능항진증, 알루미늄 함유 제산제의 지속적 사용, 호흡성 알칼리증) 이나 고인산혈증(P 포함 완하제, 부갑상선기능저하증, 신기능부전)과 관련된 건강력을 조사한다
- P 결핍과 P 과다의 증상 및 징후를 사정한다(표 9-5 참조).
- 다음번 수치와 비교할 수 있도록 혈청 P 수치를 측정한다.
- 혈청 Ca 수치를 측정한다. P 감소로 Ca 수치가 증가될 수 있다.
- 활력징후를 측정한다. 약한 맥박이나 빈맥과 같은 비정상적 소견을 보고한다.

- 소변량을 측정한다. 비정상적 소견을 보고한다. 하루 600ml 이하로 소변량이 감소하면 혈청 P 수치가 증가한다.

간호진단

- P 결핍을 초래하는 불충분한 영양 섭취, 만성 알코올중독, 구토, 만성 설사, 비타민 D 결핍, 정맥주입(TPN포함)과 관련된 신체 요구량보다 적은 영양 불균형
- P 과다를 초래하는 P 포함 완하제, Potassium phosphate 정맥 주입과 관련된 신체 요구량보다 많은 영양 불균형

중재

① 저인산혈증 (Hypophosphatemia)

- 혈청 P 와 Ca 수치를 측정한다. 비정상적 소견을 보고한다.
- P 대체물의 경구과 정맥 주입을 관찰한다. 만일 오심이 있을 경우에 경구 인산염인, Neutrophos 알약이 처방될 수 있다. 고인산혈증을 예방하고 혈관 자극을 줄이기 위해 정맥으로 Potassium phosphate를 천천히 주입해야 한다. 빠른 주입은 정맥염을 일으킬 수 있다.
- 정맥 주입 부위의 침윤을 관찰한다. Potassium phosphate(KPO_4)는 피하조직에 매우 자극적이라 조직에 딱지를 생성하고 괴사를 일으킬 수 있다.
- 대상자에게 육류, 우유, 통곡류, 견과류와 같은 P이 풍부한 식이를 권장한다. 고 탄산음료는 P이 풍부하다.
- 대상자에게 Amphojel과 같이 알루미늄이 함유된 제산제를 투여하지 않도록 교육한다. P이 알루미늄과 결합하여 혈청 P 수치가 감소한다.

② 고인산혈증 (Hyperphosphatemia)

- 활력징후를 관찰하고 비정상적 소견을 보고한다.
- 혈청 P 수치를 측정한다. 비정상적 소견을 보고한다.
- 저칼슘혈증(테타니) 증상을 관찰한다. 혈청 Ca 수치가 감소하면 혈청 P 수치가 증가한다.

- 소변 배설량을 관찰한다. 부적절한 소변 배설량을 보고한다. P은 신장으로 배설되므로 신기능의 저하는 고인산혈증을 일으킬 수 있다.
- 대상자가 P이 적은 음식을 섭취하고 P이 풍부한 탄산음료를 먹지 않도록 교육한다.

평가 / 기대되는 결과

- P 불균형의 원인이 제거되었는지 평가한다.
- 저인산혈증 또는 고인산혈증의 교정을 위한 임상 중재의 효과를 평가한다. 혈청 P 수치가 정상범위에 있는지 확인한다.
- P 불균형의 증상을 확인한다. 근 허약과 테타니 같은 신경근육 비정상이 없다.
- 처방된 약물 치료와 의학적, 식이 요법을 준수하여 기록한다.

산-염기 균형과 불균형

서문

인체는 생명 유지를 위해 산성과 알칼리성 사이에 균형을 유지하고 있다. H 이온(+ 또는 -)의 농도는 용액의 산성과 알칼리성을 결정한다. 세포외액(ECF)에서 이온화된 H의 양은 0.0000001g/L 정도로 매우 적다. pH 기호는 H 이온농도의 마이너스 로그(logarithm)를 의미한다. 이는 수학적으로 10^{-7}으로 표시된다. 마이너스 부호를 빼고 H 이온 농도는 pH 7로 나타낸다. 용액의 H 이온 농도가 증가하면 pH값이 감소하며, 이는 산성이 증가하는 것을 의미한다. 용액의 H 이온 농도가 감소하면 pH 값이 증가하며, 이는 알칼리성이 증가하는 것을 의미한다.

OH^-(수산화 이온)은 알칼리 이온으로 농도가 증가하면, 용액에서 알칼리성이 증가한다. pH 7인 용액은 H 이온의 수와 OH^- 이온의 수가 균형을 이루어 중성이다.

건강한 ECF은 pH가 7.35과 7.45 사이의 약알칼리성을 유지한다. pH가 7.35보다 낮으면 산증이 나타나며, 7.45이상은 알칼리증이 발생한다. pH는 체액마다 다양하다. 표 U3-1은 다양한 체액들의 pH 범위이다.

건강한 신체에는 ECF 1리터당 27 mEq의 알칼리와 1 ⅓ mEq/L의 산이 있다. 이는 1의 산성에 20의 알칼리의 비율을 의미한다.

그림 U3-1에서 저울의 바늘은 pH 7.4로 신체의 산-염기 균형을 보여준다. 만일 저울의 바늘이 왼쪽으로 향하면 알칼리성 결핍 또는 산성 과다로 산증이 발생한다. 반대로 저울의 바늘이 오른쪽으로 향하면 산성 결핍 또는 알칼리성 과다로 알칼리증이 발생한다.

표 U3-1 체액의 pH

체 액	pH
세포외액	7.35~7.45
세포내액	6.9~7.2
소변	6.0
위액	1.0~2.0
장액	6.6~7.6
담즙	5.0~6.0

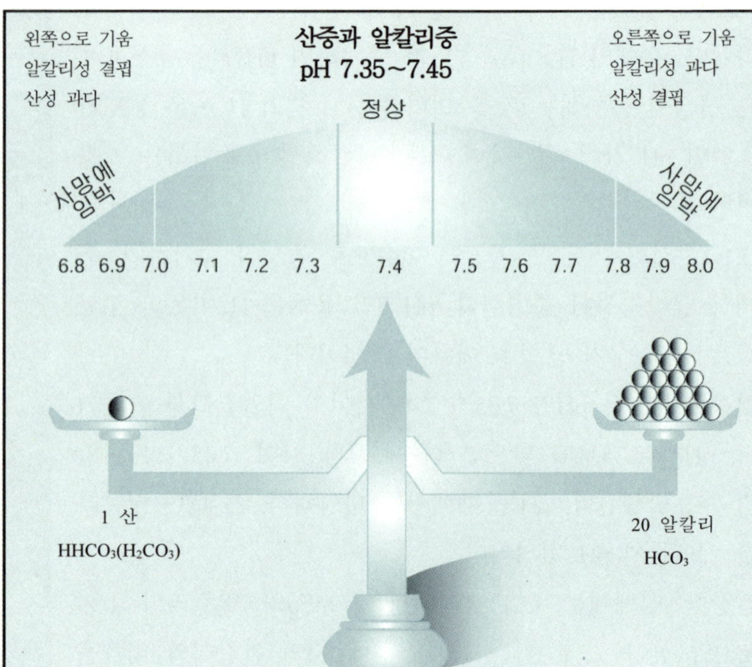

그림 U3-1 산증과 알칼리증

pH 조절 기전

pH 조절에는 네 가지 조절 기전이 있다.

1. 완충 체계
2. 이온 교환
3. 호흡 조절
4. 신장 조절

완충 체계는 pH 변화에 대해 체액을 방어함으로써 체액의 산-염기 균형을 유지한다. 표 U3-2는 네 가지 주요 조절기전에 의한 pH 조절과 관련된 특정 자료를 제공한다.

표 U3-2 pH 조절 기전

조절 기전	중 재
완충 체계	
① 중탄산-탄산 완충체계 (기본적인 완충체계)	• 혈액의 중탄산과 결합한 산은 중성의 염(중탄산염)과 탄산(약산)을 형성한다. • 탄산(H_2CO_3)은 약하고 불안정한 산으로 체액에서 물과 이산화탄소로 변화된다 ($H_2CO_3 \Leftrightarrow H_2O + CO_2$). • 강알칼리가 약산(예 ; H_2CO_3)과 결합한다.
② P 완충체계	• P 완충체계는 ECF에 중탄산나트륨($NaHCO_3$)의 양을 증가시켜 ECF를 좀더 알칼리성으로 만든다. H^+는 NaH_2PO_4 형태로 배설하며 Na과 중탄산(HCO_3)을 결합시킨다.
③ 헤모글로빈-산화헤모글로빈 완충체계	• 정맥과 동맥 혈액에서 같은 pH 수준을 유지한다.
④ 단백질 완충체계	• 단백질은 산(H protein) 또는 알칼리염(B protein)의 형태로 존재할 수 있으며, 이러한 방식으로 요구되는 분량만큼 H와 결합하거나 유리할 수 있다.

조절 기전	중 재
이온교환	• O_2와 CO_2의 교환으로 적혈구(RBCs)에서 HCO_3와 Cl 이온의 교환이 일어난다. • CO_2 증가의 반응으로 음이온이 재분배된다. • 이온 균형을 회복하기 위해 Cl 이온은 HCO_3 이온처럼 적혈구로 들어가고, 혈장으로도 확산된다.
호흡조절 (응급시 빠르게 작용)	• 산 균형 조절을 위해 폐는 더욱 CO_2를 내보내고 알칼리 균형을 위해서는 CO_2를 보유하도록 호흡중추는 호흡을 늦춘다. • H^+ 농도를 조정하는 호흡 조절기전은 1~3분 정도 걸린다.
신장 조절	
① P 완충 염의 산성화	• 교환기전은 신세뇨관 세포의 H^+ 와 소변의 Na_2HPO_4 간에 발생한다.
② HCO_3의 재흡수	• 이산화탄소는 혈액으로부터 신세뇨관 세포로 흡수되고 물과결합하여 H_2CO_3을 형성한다. 이는 다시 이온화하여 H^+와 HCO_3-가 된다. • 세뇨관내 소변의 Na과 세뇨관 세포의 H^+ 와 교환되고 HCO_3^-과 결합하여 $NaHCO_3$을 형성하고 혈액으로 재흡수된다.
③ 암모니아의 분비	• 암모니아(NH_3)는 HCl과 결합하여 염화암모늄(NH_4Cl)의 형태로 H^+ 를 배설한다.

산-염기 불균형의 요약

표 U3-3은 산-염기 불균형의 네 가지 형태에 대한 요약이다.

표 U3-3 대사성, 호흡성 산증과 알칼리증의 원인, 임상 증상, 임상 검사

대사성 산증	대사성 알칼리증
임상 증상	
Kussmaul 호흡 (빠르고 깊은) 피부의 홍조(모세혈관 확장) 심박동수와 심박출량의 감소 오심, 구토, 복통, 탈수	얕은 호흡 테타니 증상 불안정, 혼돈 구토
임상 검사	
중탄산 결핍 pH < 7.35, HCO_3 < 24 mEq/L BE < − 2, 혈장 CO_2 < 22 mEq/L	중탄산 과다 pH > 7.45, HCO_3 > 28 mEq/L BE > + 2, 혈장 CO_2 > 32 mEq/L
원 인	
당뇨성 산증, 심한 설사 또는 기아, 조직 손상, 신부전과 심부전, 쇼크, 심한 감염	소화성 궤양, 구토, 위 흡인

호흡성 산증	호흡성 알칼리증
임상 증상	
호흡곤란, 부적절한 가스교환 홍조와 따뜻한 피부 빈맥 허약	빠르고 얕은 호흡 테타니 증상(무감각, 손가락 따끔거림) 심계항진 현기증
임상 검사	
탄산 과다 (CO_2 정체) pH < 7.35, $PaCO_2$ > 45 mmHg	탄산 결핍 pH > 7.45, $PaCO_2$ < 35 mmHg
원 인	
만성폐쇄성 폐질환(COPD)(폐기종, 만성 기관지염, 심한 천식), 마약성 진통제, 마취제, 진정제, 폐렴, 흉부 손상	불안, 신경증, 약물 독성, 발열, 통증, 뇌종양, 조기 salicylate 독성, 심한 운동

chapter 10

산－염기 불균형의 결정

Determination of Acid-Base Imbalances

서문

체액을 순환하는 수소(H) 이온은 휘발성 산과 비휘발성 산의 두 가지 형태이다. 휘발성 산(탄산[H_2CO_3])은 CO_2(이산화탄소)와 H_2O(물)로 순환하고 CO_2 가스 형태로 배설된다. 비휘발성 산(고정 산, 예; lactic, pyruvic, surfuric, phosphoric acid)은 신체내 다양한 유기산에서 나오며 소변으로 배설된다. 폐와 신장은 산－염기 균형을 돕는다. 즉, 폐는 휘발성 산으로 배설하고 신장은 비휘발성 산으로 배설한다. 그림 10－1은 산－염기 균형을 위한 호흡과 신장 조절을 나타낸다.

동맥혈 가스분석은 산－염기 균형과 불균형을 결정한다. 동맥혈의 세 가지의 수치(pH, $PaCO_2$, HCO_3)는 산－염기 불균형의 형태를 나타낸다. pH는 세포외액(ECF)이 중성(7.35～7.45)인지, 산성(<7.35)인지, 알칼리성(>7.45)인지를 나타낸다. $PaCO_2$는 산－염기 불균형을 확인하기 위한 호흡 요소이며, 만일 45mmHg 이상이면 호흡성 산증(respiratory acidosis)이 발생한다.

이와는 반대로 35mmHg 이하이면 호흡성 알칼리증(respiratory alkalosis)이다. 대사성 혹은 신장 요소는 중탄산(HCO_3)으로 알 수 있다. 24mEq/L 이하이면 대사성 산증(metabolic acidosis)이고 28mEq/L 이상이면 대사성 알칼리증(metabolic alkalosis)이다. 대사성 산증과 알칼리증을 결정하는 다른 측정치들은 염기 과다(Base excess ; BE), 중탄산 결정자인 혈청 CO_2가 있다.

염기 과다(BE)는 24~28mEq/L 범위의 HCO_3과 관련이 있다. HCO_3 26mEq/L를 기준으로 BE −2는 HCO_3 24mEq/L를, BE +2는 HCO_3 28mEq/L를 의미한다.

표 10-1은 위 검사의 정상치와 산-염기 불균형이 발생하는 형태를 보여준다.

표 10-1 산-염기 불균형 결정

혈액 검사	정상치	불균형
pH	성인 : 7.35~7.45 신생아 : 7.27~7.47 아동 : 7.33~7.43	성인 : < 7.35 = 산증 > 7.45 = 알칼리증
$PaCO_2$ (호흡 요소)	성인과 아동 : 35~45mmHg 신생아 : 27~41mmHg	성인과 아동 : < 35mmHg = 호흡성 알칼리증(과다환기) > 45mmHg = 호흡성 산증(과소환기)
HCO_3^{2} (대사성, 신장 요소)	성인과 아동 : 24~28mEq/L 신생아 : 22~30mEq/L	성인과 아동 : < 24mEq/L = 대사성 산증 > 28mEq/L = 대사성 알칼리증
염기 과다 (Base excess, BE) (대사성, 신장 요소)	성인과 아동 : +2 에서 −2	성인과 아동 : < −2 = 대사성 산증 > +2 = 대사성 알칼리증
CO_2* (대사성, 신장 요소)	성인과 아동 : 22~32mEq/L	성인과 아동 : < 22mEq/L = 대사성 산증 > 32mEq/L = 대사성 알칼리증

* 혈청 CO_2 는 혈청 HCO_3 결정 요소로서 종종 CO_2 결합력으로 불린다. HCO_3^-과 결합할 수 있는, 예를 들어 H^+, Na^+, K^+과 같은 양이온의 양과 관련된다. 혈액내 HCO_3^-의 수치는 혈액에서 분리될 수 있는 CO_2의 양에 의해 결정된다.

호흡조절 신장조절

$$H_2 + CO_2 \Leftrightarrow (\ H_2CO_3\ ) \Leftrightarrow H^+ + HCO_3$$

(휘발성 산으로 배설) (비휘발성 산으로 배설)

그림 10-1 산-염기 균형의 호흡과 신장 조절

산-염기 불균형의 형태를 결정하기 위해서는;

1. 우선 pH를 검사해야 한다. 만일 7.35보다 낮다면 산증이 있으며, 7.45보다 높다면 알칼리증이 있다.
2. 다음은 $PaCO_2$를 검사해야 한다. 만일 정상 범위에 있다면, 호흡성 산증이나 알칼리증이 없는 것이다. 45mmHg보다 높고, pH가 7.35보다 낮다면 호흡성 산증이다.
3. HCO_3를 검사한다. 24 mEq/L보다 낮고, pH가 7.35보다 낮다면 대사성 산증이다.

그림 10-2는 산-염기 불균형을 결정하는 방식의 개요이다.

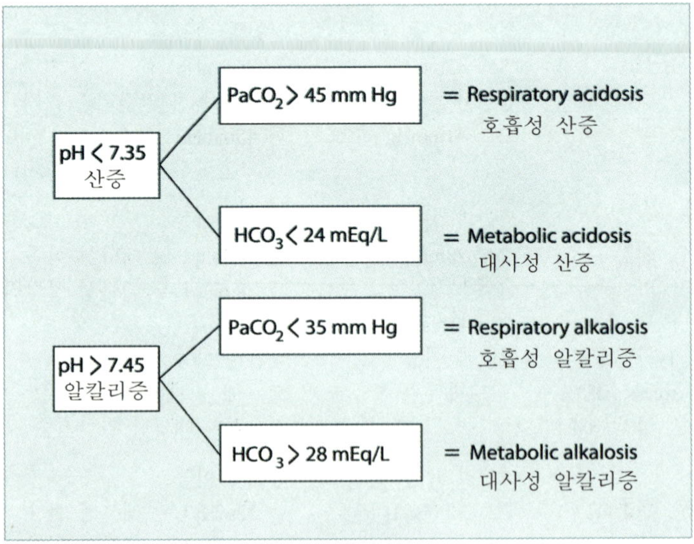

그림 10-2 산-염기 불균형의 형태

pH 균형에 대한 보상

대사성 산증과 알칼리증, 그리고 호흡성 산증과 알칼리증에 대한 보상 반응이 있다. 근본적인 영향을 받지 않는 구성요소($PaCO_2$ 또는 HCO_3)가 변화함으로 pH가 정상 또는 정상 가까이 회복된다.

호흡 체계는 대사성 산증과 알칼리증을 보상할 수 있다. 대사성 산증에서 폐(호흡 중추에서 자극된다)는 CO_2 수준을 낮추기 위해 과호흡을 한다. '내쉬는' CO_2와 H_2O로 $PaCO_2$가 감소하고, 이는 체내 탄산(H_2CO_3)의 수준을 낮춘다. 호흡성 보상의 예는 pH 7.33, $PaCO_2$ 32mm Hg, HCO_3 18mEq/L이다. pH는 약간 산증이며, HCO_3는 낮으므로 대사성 산증으로 확인할 수 있다.

초기에 $PaCO_2$는 정상일 것이다(35～45 mmHg). 그러나 호흡중추에서 호흡성 보상이 발생하여 '내쉬는' CO_2(과호흡)의 증가로 산증에 대한 보상을 하기 때문에 $PaCO_2$는 낮아진다. 만일 이러한 보상이 없다면 pH 7.2 정도로 낮아질 것이다.

신장 체계에서도 호흡성 산증과 알칼리증을 보상할 수 있다. 호흡성 산증에서 신장은 더 많은 산, H^+, 그리고 보존 HCO_3를 배설한다. pH 7.34, $PaCO_2$ 68 mmHg, HCO_3 35 mEq/L에서 pH는 약간 산증이며 CO_2의 정체(CO_2와 H_2O = H_2CO_3)를 의미하는 $PaCO_2$는 상승된 호흡성 산증이다. 상승된 HCO_3 수치는 신장 또는 대사성 보상을 의미한다. 보상이 일어나지 않으면 pH가 더 낮아질 것이다.

임상 고찰

1. 체액을 순환하는 H 이온은 휘발성 산(탄산[H_2CO_3])의 형태로 존재한다. 휘발성 산은 CO_2 가스의 형태로 폐에서 배설되고, 비휘발성 산(고정산, 예 ; lactic, pyruvic, ketones)은 소변으로 배설된다. 폐와 신장은 H 이온을 조절한다. 그러므로 폐와 신장 질환은 산－염기 불균형을 발생시킨다.
2. 산－염기 불균형을 결정하기 위해 가장 먼저 pH를 검사해야 한다. 체액의 pH가 정상 범위에 있는지(7.35～7.45), 산성인지(<7.35), 알칼리성인지(>7.45) 등을 결정한다.

3. 대사성 산증인지 알칼리증인지 결정하기 위해서는 먼저 pH를 확인하고 HCO_3를 확인한다. 만일 pH가 7.35보다 작고 HCO_3이 24 mEq/L보다 작으면 산-염기 불균형은 대사성 산증이다. 만일 pH가 7.45보다 크고 HCO_3이 28mEq/L보다 크면 대사성 알칼리증이다.

4. 호흡성 산증인지 알칼리증인지 결정하기 위해서는 먼저 pH를 확인하고 $PaCO_2$를 확인한다. 만일 pH가 7.35보다 작고, $PaCO_2$이 45 mmHg보다 크면 산-염기 불균형은 호흡성 산증이다. 만일 pH가 7.45보다 크고, $PaCO_2$이 35mmHg보다 작으면 호흡성 알칼리증이다.

chapter 11

대사성 산증과 대사성 알칼리증

Metabolic Acidosis and Metabolic Alkalosis

서문

대사성 산증과 알칼리증의 대사성/신장 요소에는 동맥혈 중탄산(HCO_3), 염기과다(base excess ; BE), 그리고 혈청 이산화탄소(CO_2)가 있다. 대사성 산증에서 pH는 감소되어 < 7.35이고, HCO_3는 < 24mEq/L, BE < −2이다. 대사성 알칼리증에서는 pH가 증가하여 > 7.45, HCO_3는 > 28mEq/L, 그리고 BE >+2가 된다.

병태생리

대사성 산증은 HCO_3 농도의 감소 혹은 산 과다(acid excess)의 특징을 가진다. 대사성 알칼리증이 있다면 HCO_3 농도의 증가 혹은 세포외액(ECF)에 H 이온(강산)의 소실을 가져오게 된다.

음이온차(Anion gap)는 대사성 산증의 여부를 결정하는 유용한 지표이다. 음이온차는 다음 식을 사용해 얻을 수 있다.

혈청 Na − (혈청 Cl + 혈청 CO_2) = 음이온차

예 : 142mEq/L − (102mEq/L + 18mEq/L) =

142 − 120 = 22mEq/L

음이온차가 16mEq/L 이상이면 대사성 산증이 의심된다. 위 예에 따르면 음이온차가 22mEq/L이므로 대사성 산증이다.

16mEq/L 이상의 음이온차와 관련된 상태는 당뇨성 케톤산증, 유산증, 중독, 그리고 신부전이 있다. 환자가 베이킹 소다를 과량 섭취한 경우 혹은 소화불량이나 위궤양 통증 완화를 위해 산중화제를 복용한 경우, 음이온차는 16mEq/L 이하가 되어 대사성 알칼리증을 가져온다.

병인

대사성 산증의 원인에는 기아, 심각한 영양실조, 만성설사, 신부전, 당뇨성 케톤산증, 갑상선기능항진증, 갑상선중독증, 손상, 쇼크, 과다운동, 심각한 감염, 그리고 지속적인 열병 등이 있다.

표 11-1은 각 질환에 대한 원인과 이론적 근거를 설명해 준다. 대사성 알칼리증에서 전형적인 병인학적 요소들로서 구토, 위흡인, 위궤양, 그리고 저포타슘혈증이 있다. 표 11-2는 각각의 원인과 이론적 근거를 설명하고 있다.

임상 증상

대사성 산증이 발생하면 중추신경계가 억압된다. 증상으로는 무감동, 지남력 상실, 쇠약, 그리고 혼미를 들 수 있다. 깊고 빠른 호흡은 혈액내 산농도를 감소시키기 위한 하나의 호흡성 보상기전이다.

대사성 알칼리증에서는 중추신경계의 흥분성이 발생한다. 이들 증상에는 안절부절, 정신 혼돈, 테타니 같은 증상, 그리고 과반사가 포함된다. 과소환기는 H 이온과 탄산(H_2CO_3)보존을 위한 대사성 알칼리증에 대한 보상기전으로서 발생할 수 있다. 표 11-3에서 대사성 산증과 알칼리증과 관련된 임상증상들을 열거하였다.

대사성 산증에서, 신장계와 호흡기계는 pH 평형을 재설정하는 시도를 한다. H^+가 Na^+와 교환됨으로서 H^+가 배뇨된다. Kussmaul 호흡(빠르고 깊은 호흡)은 폐를 통해 이산화탄소를 날려 보내며, 탄산 수준을 감소시킨다.

대사성 알칼리증에서는 완충계, 신장계, 그리고 호흡기계가 균형을 재설정하는 시도를 한다. 완충계는 과도한 HCO_3가 완충산과 반응하여 ECF에 HCO_3 이온의 수를 감소시키고 탄산의 농도를 증가시킨다.

신장계는 H 이온은 보존하고 Na, K, 그리고 HCO_3 이온은 배출한다. 호흡기계는 이산화탄소를 보유하고 ECF내 H_2CO_3 농도를 증가시키는 과소환기를 통하여 평형을 유지한다.

표 11-1 대사성 산증의 원인

병 인	이론적 근거
위장관 장애	
기아, 심한 영양실조	• 비휘발성 산 (예; 유산, 초산)은 기아 및 심한 영양실조에 기인된 세포파괴에서 생성된 산의 축적으로 인해 발생한다.
만성 설사	• 소장내 중탄산 이온의 소실이 많다. Na 이온 소실이 Cl 이온 소실을 초과한다. Cl^-가 H^+와 화합하여 강산(HCl)을 생성한다.
신장 장애	
신부전	• Na 및 수분의 유지, 그리고 H^+ 배출하는 신장의 기능이 실패한다.
호르몬 영향	
당뇨성 케톤산증	• 적절한 양의 포도당 대사 장애가 간에서 지방산의 대사를 증대시킨다. 지방산의 산화가 케톤체를 생산하여 ECF을 더욱 산성이 되게 하며 케톤체의 배출을 위한 염기를 필요로 한다.
갑상선 기능항진증, 갑상선 중독증	• 갑상선 과다활동은 세포의 요구를 증가시키고 이는 신진 대사를 과도하게 증가시킨다. 그 결과 세포의 이화작용(붕괴)을 유발하게 된다.
기타	
손상, 쇼크	• 손상과 쇼크는 세포 붕괴와 비휘발성 산의 방출을 유발한다.
과도한 운동, 심각한 감염, 발열	• 과도한 운동, 열, 그리고 심각한 감염은 세포 붕괴와 산 축적의 원인이 된다.

임상 관리

대사성 산증과 알칼리증에 대한 치료의 첫 순서는 불균형의 원인을 규명하는 것이다. 원인을 교정하면 증상을 완전히 완화시켜줄 수 있다.

표 11-2 대사성 알칼리증의 원인

병 인	이론적 근거
위장관 장애	
구토, 위 흡인	• 구토 및 위 흡인이 있으면 위내에 풍부한 Cl 및 H^+의 대부분이 소실된다. • HCO_3 이온이 Cl 소실을 보상하기 위해 증가한다.
위궤양	• ECF내 알칼리의 과다는 환자가 궤양 통증을 완화하기 위해 $NaHCO_3$ 같은 산중화제를 과다 섭취할 때 발생한다.
저포타슘혈증	• Cl의 소실이 신체에서 K의 소실을 동반한다.

표 11-3 대사성 산증과 대사성 알칼리증의 임상증상

신체 관련	대사성 산증	대사성 알칼리증
중추신경계(CNS) 이상	• 불안정, 무감동, 쇠약, 지남력 상실, 혼미, 혼수	과민성, 혼돈, 테타니 유사증상, 과다 반사활동
호흡 이상	• Kussmal 호흡 ; 깊고 빠르고 격한 호흡	얕은 호흡
피부변화	• 붉고 따스한 피부	
심장 이상	• 심장의 부정맥, 심박동수와 심박출량의 감소	
위장 이상	• 오심, 구토, 복통	Cl와 K의 소실을 동반하는 구토
검사치		
pH	< 7.35	> 7.45
HCO_3, BE	< 24mEq/L ; < − 2	> 28mEq/L ; >+ 2
Serum CO_2	< 22mEq/L	> 32mEq/L

정맥내 수액공급과 전해질 및 영양소의 회복은 대사성 산-염기 불균형을 교정하는 데 도움이 된다. 그림 11-1은 신체의 정상방어활동과 대사성 산증과 알칼리증의 균형 회복을 위한 다양한 처치 방법들을 개략적으로 설명하고 있다.

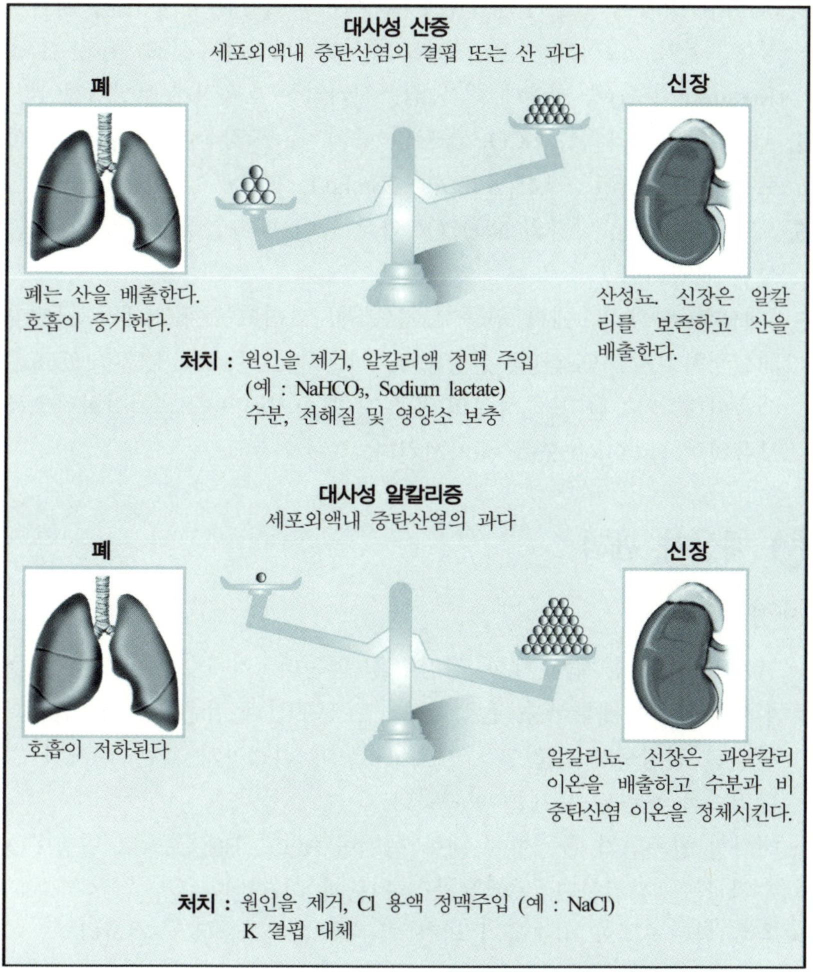

그림 11-1 대사성 산증과 알칼리증에 대한 신체 방어활동과 처치

임상 고찰

1. 대사성 산증은 중탄산염 농도의 감소 혹은 산 과다로 특징된다.
   pH < 7.35, HCO_3 < 24mEq/L, BE < − 2이다.
2. 음이온차는 대사성 산증의 여부를 결정하는 유용한 지표이다. 음이온차가 16mEq/L 이상이면 대사성 산증이 의심된다. 음이온차의 공식은 혈청 Na−(혈청 Cl + 혈청 CO_2) 이다.

3. 대사성 산증이 있으면 중추신경계(CNS)가 억압된다. 무감동, 지남력 상실, 쇠약, 그리고 혼미 등의 증상을 보인다. 깊고 빠른 호흡(Kussmaul 호흡)은 혈액내 산을 감소시키려는 호흡기계 보상기전이다.
4. 대사성 알칼리증은 HCO_3 농도의 증가 혹은 강산(H 이온)의 소실로 특징된다. pH > 7.45, HCO_3 > 28mEq/L, BE > +2 이다.
5. 구토, 위 흡인, 다량의 $NaHCO_3$ 섭취 등이 대사성 알칼리증의 공통적인 원인이다.
6. 대사성 알칼리증에서 완충계, 신장계, 그리고 호흡기계가 균형을 재설정하고자 시도한다. 신장은 H 이온은 보존, Na, K 및 HCO_3은 배출한다. 과소환기는 하나의 호흡기 보상기전으로서 이산화탄소를 보유하여 H_2CO_3 농도를 증가시킨다.

대상자 관리

사정

- 현재의 임상 문제에 대한 건강력을 얻는다. 기아, 중증 혹은 만성 설사, 당뇨성 케톤산증, 손상과 쇼크, 신부전과 같은 대사성 산증과 관련된 건강문제 그리고 구토, 위 흡인, 위궤양과 같은 대사성 알칼리증과 관련된 문제를 확인한다.
- 대사성 산-염기 불균형에 대한 동맥혈 HCO_3, BE, 그리고 혈청 CO_2 수치 등을 점검한다. 동맥혈가스 기준과 비교한다.
- 추후 활력징후와 비교하기 위한 기준치 활력징후을 측정한다.
- 검사결과, 특히 혈당과 전해질 결과를 점검한다.

간호진단

- 영양 이용에 대한 신체 불능과 관련된 신체 요구보다 적은 영양 불균형
- 심각한 대사성 산증과 관련된 심박출량의 감소
- 오심, 구토, 소변량 증가와 관련된 체액량 부족

중재

① 대사성 산증 (Metabolic Acidosis)

- 식사 섭취량을 모니터하고 부적합한 영양소와 수분 섭취를 보고한다.
- 전해질, 혈당, 그리고 동맥혈가스(ABGs)와 관련된 비정상 검사결과들을 보고한다. pH<7.35, HCO_3<24mEq/L는 대사성 산증을 나타낸다.
- 활력징후를 모니터한다. 당뇨성 케톤산증 혹은 심각한 쇼크와 관련된 Kussmaul 호흡의 존재여부를 보고한다.
- 대사성 산증과 관련된 징후와 증상들을 보고한다(표 11-3 참조).
- 수분섭취와 배설량을 모니터한다. 구토와 위 흡인을 통해 소실된 체액량을 보고한다.
- 산증 상태를 교정하기 위해 건강관리제공자가 처방한 $NaHCO_3$로 적절한 체액대체를 제공한다.

② 대사성 알칼리증 (Metabolic Alkalosis)

- 혈청 전해질과 동맥혈가스를 모니터한다. pH>7.45, HCO_3>28mEq/L은 대사성 알칼리증을 나타낸다.
- 활력징후를 모니터한다. 호흡이 얕고 느릴 경우를 주목한다.
- 대사성 알칼리증의 징후와 증상을 모니터한다(표11-3 참조).
- Bromo-Seltzer와 같은 HCO_3 화합물을 포함하고 있는 산중화제의 다량 섭취를 보고한다.
- 구토와 위 흡인을 통한 체액량 소실을 기록한다. H와 Cl는 위의 분비물과 함께 소실되므로 pH가 증가하고 대사성 알칼리증을 가져온다.
- 가능한 한 편안함을 제공해주며 불안을 완화시켜준다.

평가 / 기대되는 결과

- 대사성 산증 혹은 알칼리증의 원인이 올바르게 교정되었는지, 혹은 조절되고 있는지 등을 평가한다.

- 대사성 산증 혹은 알칼리증의 교정에 관한 치료 효과를 평가한다; 동맥혈가스가 정상범위로 회복되고 있거나 회복되었는지를 평가한다.
- 대사성 산증 혹은 알칼리증의 징후와 증상들이 없는 상태가 유지된다; 활력징후 특히 호흡이 정상범위로 회복된다.
- 환자가 일상생활 활동을 수행할 수 있다.

호흡성 산증과 호흡성 알칼리증

Respiratory Acidosis and Respiratory Alkalosis

chapter 12

서문

$PaCO_2$는 호흡성 산증(Respiratory Acidosis)과 호흡성 알칼리증(Respiratory Alkalosis)을 결정하는 호흡성 요소이다. 호흡성 산증에서 CO_2는 탄산(H_2CO_3) 형성을 위해 물과 혼합되어 보존된다. 호흡성 산증은 pH가 감소(< 7.35)하고, $PaCO_2$는 증가(> 45mmHg)한다. 호흡성 알칼리증은 pH는 증가하고(> 7.45), $PaCO_2$는 감소(< 35mmHg)한다.

병태생리

호흡성 산증의 특징은 CO_2의 증가와 세포외액(ECF)에서의 H_2CO_3 농도의 증가이다. 호흡성 알칼리증은 ECF의 이산화탄소와 H_2CO_3 감소가 특징이다. 그림 12-1에 pH와 $PaCO_2$의 관계를 설명하였다. pH가 감소하고 $PaCO_2$가 증가하면 호흡성 산증이 발생한다. 마찬가지로 pH가 증가하고 $PaCO_2$가 감소하면 호흡성 알칼리증이 발생한다.

부적절한 환기가 호흡성 산증의 흔한 원인이 된다. 과소환기가 보통 $PaCO_2$ 증가를 가져오기 때문에, 호흡성 산증의 특징적 호흡양상은 호흡곤란이나 숨가쁨이다. 호흡성 알칼리증에서는 호흡이 빠르고 얕아진다(과환기).

호흡성 산증에서는 완충계, 신장계 그리고 호흡기계가 평형을 재설정하고자 시도한다. Cl가 이동하면 HCO_3 이온들이 과도한 H_2CO_3을 중화시키기 위해 방출된다.

호흡성 알칼리증에서 완충기전은 과도한 HCO_3 이온과 반응하는 유기산(organic acid)을 더 많이 생산한다. HCO_3 배출이 증가하고 H 이온이 정체 된다.

그림 12-1 호흡성 산-염기 불균형에서 pH와 $PaCO_2$의 관계

$pH < 7.35$	+	$PaCO_2 > 45$ mm Hg	= 호흡성 산증
$pH > 7.45$	+	$PaCO_2 < 35$ mm Hg	= 호흡성 알칼리증

병인

폐에서의 부적절한 가스교환은 혈액내의 이산화탄소와 H_2CO_3의 정체를 유발하여($CO_2 + H_2O = H_2CO_3$), 호흡성 산증을 가져온다. 호흡성 알칼리증은 이산화탄소 소실로부터 초래되며 폐는 이산화탄소를 배출한다. 표 12-1과 12-2에서는 호흡성 산증과 알칼리증의 원인들을 열거하고 있다.

마약, 진정제, 흉부 상해, 호흡곤란증후군(respiratory distress syndrome ; RDS), 폐렴, 폐수종 등은 급성 호흡성 산증(acute respiratory acidosis ; ARA)의 원인이 될 수 있다. ARA는 급격한 이산화탄소 수준 증가와 혈액내 이산화탄소의 정체가 유발한다. 만성폐쇄성 폐질환(COPD)이 있다면 $PaCO_2$가 시간이 지남에 따라 (수일에서 수개월) 점차 증가한다.

인체는 과다 H 이온을 배출하고 HCO_3 이온을 보유함으로서 이산화탄소의 축적을 보상할 수 있다. 즉, 대상자의 $PaCO_2$는 크게 높아질 수 있고, HCO_3 또한 높아질 수 있는데 이는 대사성/신장성 보상기전을 암시한다. COPD 환자에서 보상기전이 나타난 경우 ABG 결과는 pH 7.22, $PaCO_2$ 98mmHg, HCO_3 40이다. Chapter 10의 산-염기 보상기전에 대한 논의를 참조하기 바란다.

표 12-1 호흡성 산증의 원인

병 인	이론적 근거
CNS 억제제	
약물 : 마약 [morphine, meperidine(Demerol)], 마취제, 바르비투르산염(barbiturate)	• 이들 약물들은 연수내 호흡중추를 억압하여 이산화탄소 정체를 유발하고 탄산과다(혈액내 CO_2분압 증가)를 가져온다.
폐이상	
COPD (폐기종, 심한 천식)	• 통기를 위한 표면적의 감소로 인한 폐내에서의 부적절한 가스교환은 혈액내 이산화탄소의 정체를 유발한다.
폐렴, 폐수종	• 기도폐쇄는 효율적인 가스교환을 방해하여 이산화탄소의 정체를 가져온다.
회백척수염, Guillain-Barré 증상, 흉부손상	• 호흡기 근육의 약화는 이산화탄소 배출을 감소시켜서 탄산 농도를 증가시킨다.

표 12-2 호흡성 알칼리증의 원인

병 인	이론적 근거
과다환기	
• 심리적 효과 : 불안, 히스테리, 과호흡	• 폐를 통한 과도한 이산화탄소 "불어내기"는 탄산과소(혈액내 CO_2분압 감소)를 유발한다.
• 통증 • 열 • 뇌종양, 뇌막염, 뇌염 • 초기 살리실산염(salicylate) 중독 • 갑상선 기능항진증	• 연수내 호흡중추의 과도한 자극이 과다환기를 가져온다.

호흡성 알칼리증 상태의 대상자는 매우 염려하고 불안해한다. 그래서 자신들의 불안을 극복하기 위하여 과다호흡을 한다. 이는 이산화탄소를 과량 배출하여 호흡성 알칼리증 상태를 유발한다.

표 12-3 호흡성 산증과 알칼리증의 임상 증상

신체관련	호흡성 산증	호흡성 알칼리증
심폐 이상	호흡곤란 빈맥 혈압	빠르고 얕은 호흡 심계항진
CNS 이상	지남력 상실 우울, 편집증 쇠약 혼미(후기)	테타니 증상: 손가락과 발가락의 저림과 쑤심, Chvostek와 Trousseau 증상 양성, 과다반사 활동 어지러움증 무의식(후기)
피부	붉어지고 따스함	땀이 날 수 있음
검사치		
pH	< 7.35(보상기전 부전시)	> 7.45(보상기전 부전시)
$PaCO_2$	> 45 mmHg	< 35 mmHg

임상 증상

호흡성 산증에서 탄산과다의 증가는 호흡곤란, 맥박수 증가, 그리고 혈압의 상승을 유발한다. 이산화탄소 농도 증가로 인한 혈관 확장 때문에 피부가 따스해지고 붉어질 수 있다.

호흡성 알칼리증이 발생하면 CNS 과다 흥분과 뇌혈류 감소가 있게 된다. 테타니 유사증상과 어지러움증이 자주 나타난다. 표 12-3에 호흡성 산증과 알칼리증의 징후와 증상들을 열거하고 있다.

임상 관리

호흡성 산증에 대한 세 가지 처치는 원인 제거, 대상자에게 심호흡 수행, 인공호흡기 사용이다. 호흡성 산증에서 신장은 알칼리를 보존하고 소변내에 H 이온 혹은 산을 배출한다. 과도한 이산화탄소의 축적은 폐가 호흡성 산 상태 보상을 위해 이산화탄소 혹은 산을 날려 보내도록 자극하게 된다.

호흡성 알칼리증에 세 가지 처치가 있다. 첫째는 원인을 제거하고, 둘째는 이산화탄소를 얻기 위해 대상자에게 배출된 공기를 재호흡하도록 하며, 셋째는 항불안제 약물을 사용하는 것이다. 신장은 알칼리 이온(HCO_3)을 배출하고 산 혹은 H 이온을 보유한다. 그림 12-2는 신체의 방어활동과 호흡성 산증과 알칼리증에 대한 처치를 설명한다.

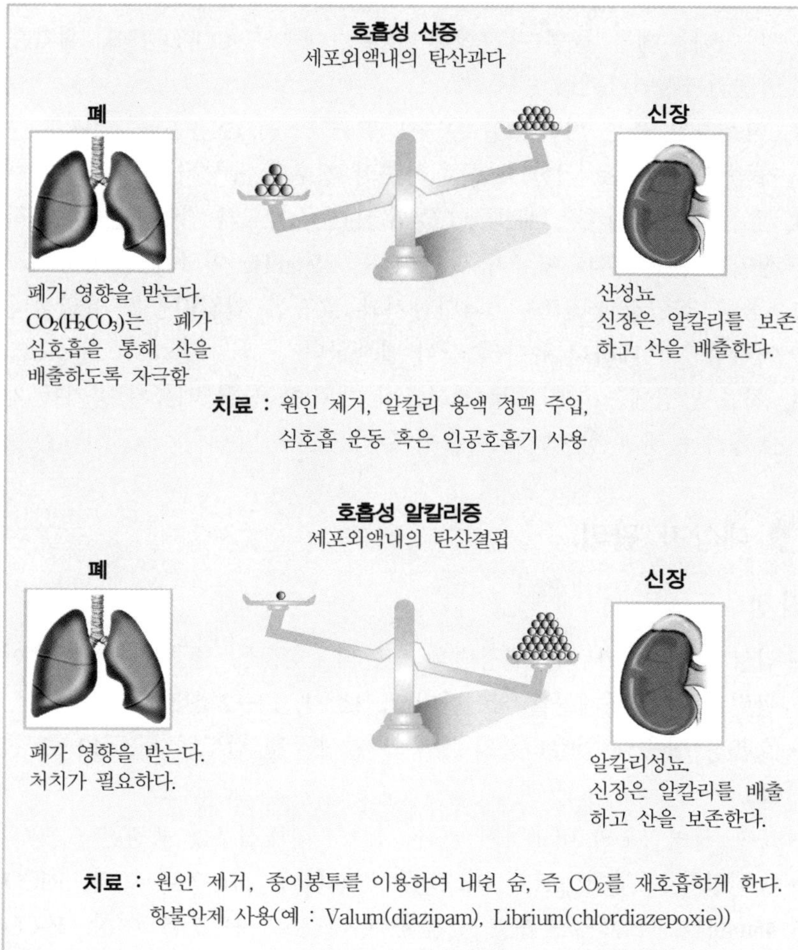

그림 12-2 호흡성 산증과 알칼리증에 대한 체내 방어활동과 처치

임상 고찰

1. 호흡성 산증은 체액에 CO_2와 H_2CO_3 농도가 증가하는 것이 특징이다. pH는 7.35 이하이고, $PaCO_2$는 45mmHg 이상이다.
2. 호흡성 산증이 의심되는 경우에는 동맥혈가스를 주의 깊게 관찰해야 한다; 예를 들면 흉부상해, 호흡장애증상, COPD(천식, 폐기종, 만성기관지염), 폐렴.
3. 따스하고 붉은 피부(CO_2 증가로 혈관 확장), 호흡곤란, 맥박수 증가는 탄산과다로 인한 호흡성 산증의 징후와 증상이 된다.
4. 호흡성 알칼리증은 체액내 CO_2와 H_2CO_3 농도가 감소하는 것이 특징이다. pH는 7.45 이상이고, $PaCO_2$는 35mmHg 이하가 된다.
5. 중증 불안감과 걱정은 과다환기와 호흡성 알칼리증을 유발한다. 어지럼증과 테타니 유사 증상이 발생한다.
6. 치료 방법에는 종이봉투(플라스틱 제외)를 통한 배출된 공기를 재호흡하는 것과 항불안제 사용이 있다.

대상자 관리

사정

- 임상 문제와 관련된 건강력을 얻는다. 호흡성 산증과 알칼리증에 관련된 건강 문제들을 확인한다(표 12-1, 12-2 참조).
- 호흡성 산증과 알칼리증의 징후와 증상들을 검토한다(표 12-3 참조).
- 추후 활력징후와 비교하기 위한 기준치 활력징후를 측정한다.
- 동맥혈가스 특히 pH와 $PaCO_2$를 점검한다. pH 7.35 이하, $PaCO_2$ 45mmHg 이상은 호흡성 산증을 나타내고 pH 7.45 이상, $PaCO_2$ 35mmHg 이하는 호흡성 알칼리증을 나타낸다.

간호진단

- COPD에 뒤따르는 폐포의 과소환기와 관련된 가스교환 장애
- 진한 기관지 분비물 혹은 기관지 경련과 관련된 비효율적 기도청결
- 탄산과다와 저산소증과 관련된 손상 위험

- 부적절한 환기와 관련된 비효율적 호흡 양상
- 과환기와 불안과 관련된 비효율적 호흡 양상
- 호흡성 알칼리증(과환기)에 이차적으로 나타나는 어지럼증, 현기증, 그리고 실신과 관련된 손상 위험

중재

① 호흡성 산증 (Respiratory Acidosis)

- 호흡 수, 호흡장애, 그리고 호흡양상의 변화에 대한 대상자의 상태를 모니터 한다.
- 동맥혈가스를 모니터한다.
- 가스교환의 부족을 나타내는 천식음, 기관지 수포음 혹은 악설음을 구별하기 위해 주기적으로 호흡음을 청진한다.
- 탄산과다와 저산소혈증(혈액내 산소 부족)과 연관된 빈맥 혹은 심부정맥에 대한 활력징후들을 모니터한다.
- 대상자로 하여금 기관지 분비물을 제거하고 가스교환을 향상시키기 위해 느리고, 깊게 호흡하며 기침하도록 격려해준다.
- 기관지 확장제 약물을 포함한 흡입기 사용에 대해 대상자를 돕는다.
- COPD 환자에게 진한 점액과 폐포내 분비물을 배출시키기 위해 흉부 두드리기를 제공한다.
- COPD 환자에게 과팽창된 폐포내의 분비물을 제거하기 위해 호흡운동과 체위배액을 교육한다.
- 분비물의 점성을 감소시키기 위해 대상자에게 수분섭취를 격려한다.
- 뇌에 산소가 부족하여 생기는 지남력 상실 징후들에 대한 대상자의 감각중추 상태를 관찰한다.
- 대상자가 폐 재활 프로그램에 참여하도록 격려한다.

② 호흡성 알칼리증 (Respiratory Alkalosis)

- 과잉불안 및 과호흡 대상자로 하여금 심호흡을 하도록 하고 호흡성 알칼리증을 예방하기 위하여 천천히 호흡하도록 권고한다.
- 감정적으로 위축되어 있는 대상자의 말을 경청해 준다. 전문가의 도움을 찾을 수 있도록 대상자를 격려해준다.

- 호흡성 알칼리증을 유발하는 과호흡을 감소시키기 위해 느리고 이완된 호흡양상을 보여준다.
- 대상자를 이완시키도록 처방된 진정제를 투여하고 정상적 호흡양상을 유지시킨다.
- 동맥혈가스 분석 결과와 활력징후들을 관찰한다.

평가 / 기대되는 결과

- 호흡성 산증 혹은 알칼리증이 교정되거나 조절되는 원인을 평가한다. 동맥혈가스가 정상범위로 회복되는 중이거나 회복되었다.
- 대상자가 호흡성 산증 혹은 알칼리증의 징후와 증상이 없다.
- 대상자가 개방된 기도를 보이고 호흡음이 호전되었다.
- 대상자가 거의 혹은 전혀 도움을 받지 않고 무호흡 없이 걸어 다닌다.
- 처방된 약물치료와 의료 처방의 수행을 기록한다.

정맥요법

서문

이 UNIT은 삼투질 농도 측면에서 정맥내 용액의 기본적 분류와 정맥 투여를 위한 다양한 용액의 형태에 대해 논의한다. 본 편 내의 두 개의 장은 IV 용액과 투약 그리고 총비경구영양(TPN)이다.

정맥요법의 목적은 (1) 체액손실을 회복시키기 위한 수화(hydration)와 신장 배설량의 향상 (2) 일상 수분 요구 충족의 유지 (3) 진행중인 체액 손실에 대한 대체 (4) 전해질 손실에 대한 대체 등이다.

정맥요법에서 사용되는 대부분의 용액은 특정 용액 형태, 전해질 그리고 산－염기 불균형과 연관된 환자의 요구를 충족시키기 위해 상품으로 생산된다. 정맥 용액은 저장액, 등장액, 혹은 고장액으로 분류된다. 용액의 IV 삼투질 농도는 용액내의 분자(오스몰)의 농도 혹은 수에 의해 결정된다. 용액내 분자 수가 많을수록 용액의 삼투질 농도는 높아진다.

저장액은 240mOsm/L 이하, 등장액은 대략 240~340 mOsm/L, 그리고 고장액은 340mOsm/L 이상이다. 표 U4－1에 삼투질 농도와 용도에 따른 IV 용액들을 열거하고 있다. 예를 들면 수화용액, 대체용액, 단백질용액, 그리고 혈장확장제 등이 있다.

정질액

일반적으로 사용해 온 정질액(crystalloid solution)에는 D_5W, 식염수, 그리고 Lactated Ringer's액이 있다. D_5W 같은 등장액은 대략 250mOsm/L이고 생리식염수(0.9% NaCl 혹은 NSS)는 310mOsm/L, 그리고 Lactated Ringer's액도 대략적으로 같은 수를 갖고 있다.

표 U4-1 정맥요법에 사용되는 용액

범주와 용액	긴장도 (삼투질 농도)	전해질(mEq/L)	이론적 근거
수화용액			
0.45% Nacl [1/2생리식염수]	저장	Na : 77, Cl : 77	• 신장 기능 확립에 유용, 대체요법은 아님
Dextrose 2.5% in 0.45% saline	등장	열량 : 85, Na : 77, Cl : 77	• 신장 기능 확립에 도움
Dextrose 5% in 0.2% saline	등장	열량 : 170, Na : 38, Cl : 38	• 적은 Na와 Cl을 필요로 할 때, 체액의 일상 유지용으로 사용
Dextrose 5% in 0.33% saline	고장	열량 : 170, Na : 51, Cl : 51	• 체액의 일상 유지를 위해 사용
Dextrose 5% in 0.45% saline	고장	열량 : 170, Na : 77, Cl : 77	• 신체수분의 유지 및 수분량 부족 처치용
Dextrose 5% in water (Dextrose 10% in water도 경우에 따라 사용)	등장	열량 : 170	• 재수화 및 배설에 도움. • 배뇨를 통한 Na 손실 유발우려, K 정맥주입 시 사용.
대체용액			
Dextrose 5% in 0.9% NaCl	고장	열량 : 170, Na : 154, Cl : 154	• 수분, Na, Cl, 열량대체
Lactated Ringer's	등장	Na : 130, k : 4 Ca : 3, Cl : 109, lactate : 28	• 정상 혈청/혈장의 전해질 혼합물과 유사함. • K량은 신체의 일상 K요구량을 충족하지 못함.
Dextrose 5% in Lactated Ringer's	고장	열량 : 170, Na : 130, K : 4 Ca : 3, Cl : 109, lactate : 28	• Lactated Ringer's 액에 칼로리를 추가함.
Ringer's solution	등장	Na : 147, K : 4, Ca : 3, Cl : 154	• 유산 대사에 필수적인 효소가 부족한 대상자에게 위해의 우려가 있는 lactate를 포함하지 않음.

생리식염수	등장	Na : 154, Cl : 154	• ECF량을 보존하고 Na과 Cl결핍 대체
고장식염수 3% NaCl	고장	Na : 513, Cl : 513	• 저소듐혈증에 도움. • 세포내 수분과다 배설을 돕는다.
단백질용액			
Aminosyn RF 5.2%	고장	열량 : 175, K : 5.4, 아미노산	• 신체 단백질 및 수분공급 그리고 상처 치료 촉진.
Aminosyn II 3.5% with dextrose 5%	고장	열량 : 345, Na : 18, 아미노산	• 단백질, 열량, 그리고 수분 공급. • 영양불량 및 저단백혈증 환자에게 도움. • 심각한 간 손상에 사용금지.
혈장 확장제			
Dextran 40 in N/S 또는 D_5W.	등장		• 혈장량을 증대하기 위해 쓰이는 콜로이드 용액. Dextran 40은 단기 혈장량 확장제이다(4~6시간). • 저혈량증의 교정, 동맥혈압 증가, 맥압 및 심박출량 향상을 위해 조기 쇼크에 유용. • 미세 순환을 향상시키고 작은 혈관 관류를 증대시킨다. • 주의 : 신질환, 혈소판감소증, 혹은 활동성 출혈 환자와 같은 심각한 탈수 대상자에게 사용금지.

저장액으로는 103mOsm/L의 0.33%NaCl(⅓ 생리식염수)과 154mOsm/L의 0.45%NaCl(½ 생리식염수)이 있다. D_5W는 등장성이긴 하지만 포도당이 신체에서 대사가 되자마자 저장액이 된다. NaCl이 없는 D_5W를 상당 기간 일정하게 사용할 때, 환자는 실질적으로 저장액을 투여받고 있어서 세포내액량 과다(ICFVE) 혹은 수분중독을 유발할 수 있다.

고장액에는 560mOsm/L의 5% dextrose with 0.9% NaCl, 5% dextrose in lactated Ringer's액(525mOsm/L), 그리고 3% 식염수(810mOsm/L)가 있다.

정맥요법용의 포도당 용액은 5%와 10%의 두 가지 농도로 준비된다. 5% 포도당의 의미는 100ml 용액 내에 5gm의 포도당이 있다는 것이다. 따라서 1L 혹은 1000ml에는 50gm의 포도당이 들어있다. 1gm의 포도당은 4cal와 동등하므로 50gm은 200cal와 같다.

5% 포도당 1L는 많은 열량을 공급하지는 않는다. 정맥투여 될 K은 5% 포도당 또는 물 같은 용액에 희석하여 주입해야만 한다. K은 치명적인 심장부정맥을 가져오기 때문에 절대로 직접 정맥내에 주사하면 안 된다.

생리식염수 (NSS 혹은 0.9% NaCl)은 등장액이며 혈장과 유사하다. 그러나 약간 높은 NaCl 농도를 갖고 있다(Na = 154mEq/L, Cl = 154 mEq/L). NSS는 수분과 ECF 전해질 손실을 대체하는 데 유용하다. 혈장량 확장제로 고려된다. 고장 식염수(3% NaCl)는 혈장 Na 수준이 보통 115 mEq/L 이하인 심각한 저소듐혈증 대상자의 치료에 사용할 수 있다.

Lactated Ringer액은 혈장과 유사하다. 이 용액은 Na, K, $CaCl_2$ 그리고 유산염(유산염은 HCO_3로 대사된다)을 포함하고 있다. 이는 등장성이며 균형 잡힌 전해질용액(BES)이라 부른다. 이 용액은 일반적으로 손상 혹은 수술 후에 '혈장 같은' 용액을 대체시키기 위해 처방된다.

Lactated Ringer액과 생리식염수는 급성 수액 대체용으로 상호교환하여 사용할 수 있다. 상품으로 준비된 균형 잡힌 전해질 용액들이 많이 있다. 이들 정맥용액의 대부분은 Na, K, Cl, Mg, 그리고 아세테이트(acetate), 락테이트(lactate) 혹은 글루코네이트(gluconate)를 포함하고 있다. 어떤 것은 Ca과 P도 포함하고 있다. 이들 용액은 심한 구토, 화상, 당뇨성 산증, 혹은 수술 후 탈수와 같은 손실에 대한 체액유지 또는 대체용으로 처방된다. 표 U4-2에 생산회사별로 제품으로 생산되고 있는 균형 잡힌 전해질 용액들을 열거하였다.

표 U4-2 상품으로 준비된 균형 잡힌 전해질용액 (BES)

용 액	농 도 (mEq/L)
Abbott	
Normosol R	Na : 140, K : 5, Mg : 3, Cl : 98, Acetate : 27, Gluconate : 23
Normosol M	Na : 40, K : 13, Mg : 3, Cl : 40, Acetate : 16
Lonosol B (also in 5% dextrose)	Na : 57, K : 25, Mg : 5, Cl : 49, HPO_4 : 7, lactate : 25
Lonosol MB (also in 5% dextrose)	Na : 25, K : 20, Mg : 3, Cl : 22, HPO_4 : 3, lactate : 23
Baxter	
Plasma-Lyte 148	Na : 140, K : 5, Mg : 3, Cl : 98, Acetate : 27, Gluconate : 23
Plasma-Lyte R	Na : 140, K : 10, Ca : 5, Mg : 3, Cl : 103, Acetate : 47, lactate : 8
Plasma-Lyte M	Na : 40, K : 16, Ca : 5, Mg : 3, Cl : 40, Acetate : 12, lactate : 12
McGaw	
Isolyte E	Na : 140, K : 10, Ca : 5, Mg : 3, Cl : 103, Acetate : 49, Citrate : 8
Isolyte S	Na : 140, K : 5, Mg : 3, Cl : 98, Acetate : 27, Gluconate : 23
Isolyte R	Na : 40, K : 16, Ca : 5, Mg : 3, Cl : 40, Acetate : 24,
Isolyte M	Na : 38, K : 35, Cl : 40, HPO_4 : 15, Acetate : 20

교질액

교질액(colloids)은 용량확장제 혹은 혈장확장제로 자주 불린다. 이들은 교질 삼투압 유지를 통해 혈액내의 혈장 단백질과 같은 생리학적 기능을 한다. 일반적으로 사용되는 교질액에는 알부민(albumin), 덱스트란(dextran), 플라즈마네이트(plasmanate), 그리고 고분자량당질(hetastarch ; 인공혈액 대체물)이 있다. 이들 사용으로 저혈압과 알레르기 반응이 발생할 수 있다.

덱스트란(Dextran)은 혈장량을 증대시키는 데 사용되는 교질액이다. 덱스트란은 혈소판을 코팅하고, 응고시키는 능력을 감소시킴으로서 응고에 영향을 줄 수 있다. 덱스트란은 두 가지 농도 즉, 덱스트란 40과 덱스트란 70이 있다. 덱스트란 40은 6시간 동안 순환계에 남아있고 덱스트란 70은 20시간 동안 남아 있다.

덱스트란 70은 자주 사용되지 않는데 그 이유는 심한 탈수를 유발할 수 있고 혈액형 및 교차시험(blood crossmatching)에 영향을 줄 수 있기 때문이다. 덱스트란 40은 동맥혈압과 심박출량을 증가시켜 조기 쇼크시 저혈량증을 교정하는 데 유용하다. 이는 또한 맥압을 증가시킨다. 덱스트란 40의 또 다른 목적은 모세혈관 내의 적혈구 응집을 감소시켜서 미소 순환(microcirculation)을 향상시키는 것이다.

따라서 덱스트란 40의 사용은 중증 탈수 환자, 신실환자, 혈소판감소증 환자 혹은 출혈 진행 중인 환자에게 금기된다. 중증 탈수에서 덱스트란 40은 세포와 조직 공간에서 혈관 공간으로 더 많은 수분을 끌어냄으로서 탈수를 증가시킨다. 배뇨량이 양호한 경우엔 혈관내액은 배출된다. 세포 및 세포외 탈수가 모두 발생한다. 그러나 신기능이 감소되면 수분 저혈량증이 유발될 수 있다. 핍뇨가 저혈량증 때문이라면 덱스트란 40이 뇨배출을 향상시켜줄 수 있겠지만, 신장 손상인 경우에는 덱스트란 40이 신부전을 유발시킬 수 있다.

덱스트란 40이 혈소판을 응고시키고 출혈 시간을 연장시키는 경향이 있어 이 용액은 혈소판감소증 환자에겐 금기이다. 덱스트란 40은 미소 순환을 향상시키고, 출혈 중인 환자가 출혈이 연장된다면 부가적인 혈액손실이 모세혈관에서 발생할 수 있다.

알부민(albumin) 농도는 신체단백질 유지에 유용하다. 이는 혈장량 확장제로 쓰인다. 알부민을 너무 많이 혹은 너무 빨리 투입하는 것은 폐혈관 내에 수분을 유지하도록 하는 원인이 될 수 있다.

플라즈마네이트는 신체단백질을 대체하기 위해 혈장 및 알부민 대용으로 사용되는 상품화된 단백질 제품이다.

혈액과 혈액요소

혈액과 혈액요소들은 다른 형태의 정맥요법이다. 전혈, 적혈구농축액(전혈에서 혈장을 뺀 것), 혈장, 그리고 혈소판은 정맥내 투입될 수 있다. 전체 혈액의 55%가 혈장이다. 전체 혈액의 다양한 요소들은 따로 분류될 수 있고 혈관 내에 주사할 수 있다. 이들 요소에는 적혈구, 혈장, 백혈구, 알부민, 그리고 혈액요소 Ⅱ, Ⅶ, Ⅷ, Ⅸ, Ⅹ 등이 있다. 농축 세포로 알려진 적혈구는 전혈에서 혈장을 뺀 것으로 구성된다.

적혈구 포장단위는 250ml이다. 체액의 증가 없이 적혈구 대체가 필요한 경우 농축적혈구는 전혈 대신으로 자주 처방된다. 혈액의 냉장보관 기간은 42일이다. 적혈구의 경우 얼리면 10년 동안 보관기간을 연장할 수 있고 혈장의 경우는 1년이다.

혈소판은 혈액에서 추출된 후 5일 내에 투여되어야 한다. 전혈이 오래될수록 K이 적혈구를 떠나게 되어 혈청 K 수준을 증가시킨다. 3주간의 보관기간 후 전체 혈액내 K이 20mEq/L 혹은 이상으로 증가될 수 있다. K 수준이 올라간 환자는 장기간 보관된 전혈을 수혈받으면 안된다. 이 오래된 혈액은 위험수준으로 환자의 K수준을 증가시킬 수 있다.

Hct는 세포외액에 비례하여 적혈구량을 측정한다. Hct의 상승 혹은 감소는 혈관내 세포외액의 증가 혹은 감소를 나타낼 수 있다. 적혈구 농도의 증가는 혈색소농축(hemoconcentration)으로 알려져 있다. 전혈 혹은 혈장의 수혈은 혈색소농축을 감소시키므로 Hct를 낮추고 혈압을 증가시키며 신장 흐름을 확립한다. 삼투질 농도 감소에 대한 우선적 처치는 혈장 수혈 혹은 정질액(crystalloid) 투여이다.

chapter 13

Ⅳ 용액과 투약

Intravenous Solutions and Their Administration

서문

본 장에서는 정맥 투여와 요법에 관련한 개념을 6개 부제목을 사용하여 설명한다. : (1) 정맥요법의 기본 목적 (2) 정맥 주입 속도와 정맥 주입 계산 (3) 단기 정맥요법용 정맥주입 기구 유형 (4) 장기 정맥요법을 위한 중심정맥관(CVP) (5) 정맥요법의 사정 요소 (6) 장기 정맥요법으로 초래될 수 있는 합병증.

사정, 진단, 중재, 그리고 평가/기대되는 결과를 포함하는 대상자 관리 등 건강전문가의 중요한 기능들을 요약하였다.

정맥 요법의 기본 목적

건강한 사람은 보통 수분과 전해질 요법이 필요 없다. 그러나 어떠한 질병과 상태는 수분 변화에 적응할 신체능력을 손상시킨다. 대상자가 수분 평형을 유지할 수 없을 경우에는 정맥요법이 필요하게 된다. 정맥치료가 필요한 사람은 수분, 전해질, 열량, 비타민, 그리고 기타 영양소에 대한 일상 유지 요구를 충족시키기 위해 정맥요법에 의존하게 된다.

정맥요법의 다섯 가지 목적은 (1) 수분과 전해질 요구량 유지 제공 (2) 이전의 손실 대체 (3) 현재의 손실 대체 (4) 영양 공급 (5) 약물 투여 및 혈액과 혈액요소들의 수혈을 위한 기전제공이다. 다양한 전해질 용액은 체액손실을 대체하는 데 도움이 된다.

설사, 구토 및 위흡인으로 체액 및 전해질의 손실이 동시에 발생한다. 대상자가 구강투여를 통한 영양 요구를 충족할 수 없을 때 총 비경구 영양(TPN)이 처방될 수 있다. TPN은 14장에서 논의한다.

정맥 치료는 또한 약물과 혈액물 투여에 이용된다. 대상자가 IV 용액과 전해질 치료를 받고 있는 동안 적절한 신기능이 필요하다. 신기능의 저하는 수분 과적과 전해질 불균형을 가져올 수 있다.

수분과 전해질의 유지요법은 1일 단위로 지시되어야 하며 24시간 주기로 투여되어야 한다. 대상자가 24시간 유지되어 받아야 하는 비경구 치료를 8시간 내에 받는다면, 수분과 전해질의 ⅔가 신체의 현 요구를 초과하며 과도한 수분의 대부분이 배출된다.

주요 수술 후의 중환자, 노인, 소아 및 유아는 수분과 전해질의 급작스런 변화에 대한 적응능력에 한계가 있다. 사람의 생리학적 적응능력을 초과하는 대체 수분의 빠른 투여는 저소듐혈증, 폐수종, 그리고 기타 합병증을 유발할 수 있다.

정맥 주입 속도와 정맥 주입 계산

하루 동안 요구되는 용량(ml)과 IV 주입 속도는 일반적으로 필요한 요법 유형과 관련하여 계산된다. 예를 들면 유지, 유지를 포함한 대체, 혹은 수화가 있다. 소변량은 유지 치료가 시작되기 전에 재확립될 필요가 있다.

표 13-1은 IV 요법의 세 가지 유형, 권장 IV 용액의 양, 그리고 권장 IV 주입 속도를 요약하고 있다. IV 주입 속도는 대상자가 매우 아프거나 노인, 소아, 혹은 유아일 경우 조정할 필요가 있다. 오늘날 많은 기관들이 IV 용액 공급을 위한 IV 조절기 혹은 펌프를 사용한다. 건강전문가는 다양한 유형의 IV 주입 기구로 어떻게 주입 속도를 산출하고 조절하는지 알 필요가 있다.

IV 요법 처방전에는 주사액의 유형과 특정시간 동안 투입될 양을 포함한다. 건강전문가는 시간당 ml를 계산해야 하며 분당 방울 수를 계산해야 한다. 전자 주입펌프가 정맥투입을 위해 자주 쓰이며 보통 시간당 ml로 공급되도록 조절된다.

표 13-1 IV 치료 유형

치료유형	요구되는 용액량(ml)	주입 속도
유지 치료	1500~2000	24시간 주입시 62~83ml/h 혹은 1~1.5ml/min
유지 치료를 포함한 대체	2000~3000	83~125ml/h 혹은 1.5~2ml/min (개인에 따라 다름)
수화치료	1000~3000	60~120ml/h 혹은 1~2ml/min

Note : 본 기준은 개별적 환경에 적용될 수 있다. 건강관리제공자는 24시간 요구량을 지시하고 전문가는 이로부터 1시간 요구량을 계산한다. 주입될 용액량과 주입 속도는 질병의 심각 정도, 노인, 소아, 유아, 수술 후 대상자에 따라 매우 크게 변할 수 있다.

정맥투여용의 정맥주사 세트를 사용할 때는 박스 혹은 포장에 인쇄된 drop factor 혹은 떨어지는 속도를 먼저 체크한다. ml당 방울 수(gtt/ml)는 각 제작사에 따라 다르다. drop factor는 macrodrip chamber용은 10~20gtt/ml, microdrip chamber용은 60gtt/ml 범위이다. 표 13-2에 macrodrip 세트와 microdrip 세트에 따른 drop factor를 열거하였다.

표 13-2 정맥 세트

ml 당 방울수(gtt)	
Macrodrip 세트	Microdrip세트
10gtt/ml	60gtt/ml
15gtt/ml	
20gtt/ml	

정맥주입 속도(gtt/min) 계산을 위해 사용되는 두 개의 방법이 있다.

2단계 방법 :

① 수액량 ÷ 투여시간 = ml/h

② $\dfrac{\text{ml/h} \times \text{gtt/ml (IV세트)}}{\text{60min}} = \text{gtt/min}$

1단계 방법:

$$\frac{\text{수액량} \times \text{gtt/ml (IV세트)}}{\text{투여시간} \times \text{분(60)}} = \text{gtt/min}$$

예: 처방: 0.45% NaCl(½식염수)내 5% dextrose 2000ml와 D_5W 1000ml를 24시간 동안 유지한다. 상자에 인쇄된 ml당 방울수는 10gtt/ml. 2단계 방법을 사용하면, 대상자는 125ml/h와 21gtt/min을 투여 받아야 한다.

2단계 방법을 사용하면 :

① 3000ml ÷ 24h = 125ml/h

② $\frac{\text{125ml/h} \times \text{10gtt/ml (IV세트)}}{\text{60분(1시간)}} = \frac{1250}{60} = \text{21gtt/min}$

1단계 방법을 사용하면 :

$$\frac{\text{3000ml} \times \text{10gtt/ml}}{\text{24시간} \times \text{60분}} = \frac{30000}{1440} = \text{20.8(21gtt/min)}$$

건강전문가가 전자 정맥주입펌프 혹은 조절기를 사용할 경우는 시간당 용량을 계산하여(이 경우 125ml/h) 펌프에 입력해야 한다.

단기 IV 요법용 정맥주사 기구 유형

흔히 쓰는 단기 요법용 주사 기구는 일반적으로 세 가지 유형이 있다. 나비(금속 바늘), over-needle cather(ONC), 그리고 내측 바늘 카테터(inside-needle catheter; INC)이다. 날개세트 혹은 나비세트는 금속캐뉼라를 가진 wing-tip 바늘, 플라스틱 또는 고무 날개, 그리고 플라스틱 카테터 혹은 허브로 구성된다. 바늘은 굵기가 16~26게이지로 ½~1½ 인치 길이이다. 주사 바늘과 투명 튜브가 단일 유니트 내에 묶여있다.

나비 주사세트의 장점은 한 조각 장치이며, 짧은 사면(bevel) 바늘과 대상자의 신체에 안전하게 부착하기가 용이하다. 나비 주사세트는 2차 천공과 천공부위에서의 침윤 위험을 감소시킨다.

이 정맥 장치의 단점은 단기 정맥치료용(많은 경우 2시간 이내)으로만 사용되어야 하는 것이다. 나비 주사방법은 보통 혈관이 작거나 약한 소아 및 노인에게 사용된다.

일반적으로 사용되는 두 번째 정맥 기구유형은 ONC이다. 바늘의 사면이 카테터 외부로 나와 있고 1¼~8인치 길이이다. 12~24게이지 바늘이 쓰이고 있다. 짧고 큰 캐뉼라를 갖고 있는 ONC는 빠른 정맥 주사용으로 선호되고 대상자에게 더 편안하다. ONC와 INC에 쓰이는 카테터는 실리콘, 테프론, 폴리비닐염산, 혹은 폴리에틸렌으로 만들어진다

정맥기구의 세 번째 유형은 INC이며 ONC의 정반대로 만들어진다. 카테터의 길이가 8~25인치이고 바늘길이는 1½~3인치이다. 카테터 굵기는 2~24게이지가 쓰이고 있다.

INC세트는 카테터 절단을 예방하기 위해 바늘 사면 너머까지 보호해야 하는 카테터(sleeve guard)를 갖고 있다. 더 길고 좁은 카테터로서 INC가 선호되는 경우는 정맥내 카테터 삽입이 연장된 주입을 위해 필요할 때이다.

중심정맥 카테터와 장기 IV 요법

중심정맥 카테터는 IV 기구의 다른 유형이다. 이 카테터는 방사능 불투과성이며 하나, 두 개, 혹은 삼중 내관을 갖고 있다. 중심정맥 카테터 삽입은 위험이 크기 때문에 X-선으로 위치를 확인한 후 카테터의 위치를 정해 삽입한다.

중심정맥 카테터를 사용하는 네 가지 일반적인 이유는 (1) 중심정맥압의 측정 (2) TPN (3) 다양한 IV 용액 및 약물의 주사 (4) 화학요법 혹은 자극적인 약물을 주입하기 위한 것이다. Hickman, Groshong, Cook은 수술실에서 삽입되어야 하는 중심정맥 카테터의 예들이다.

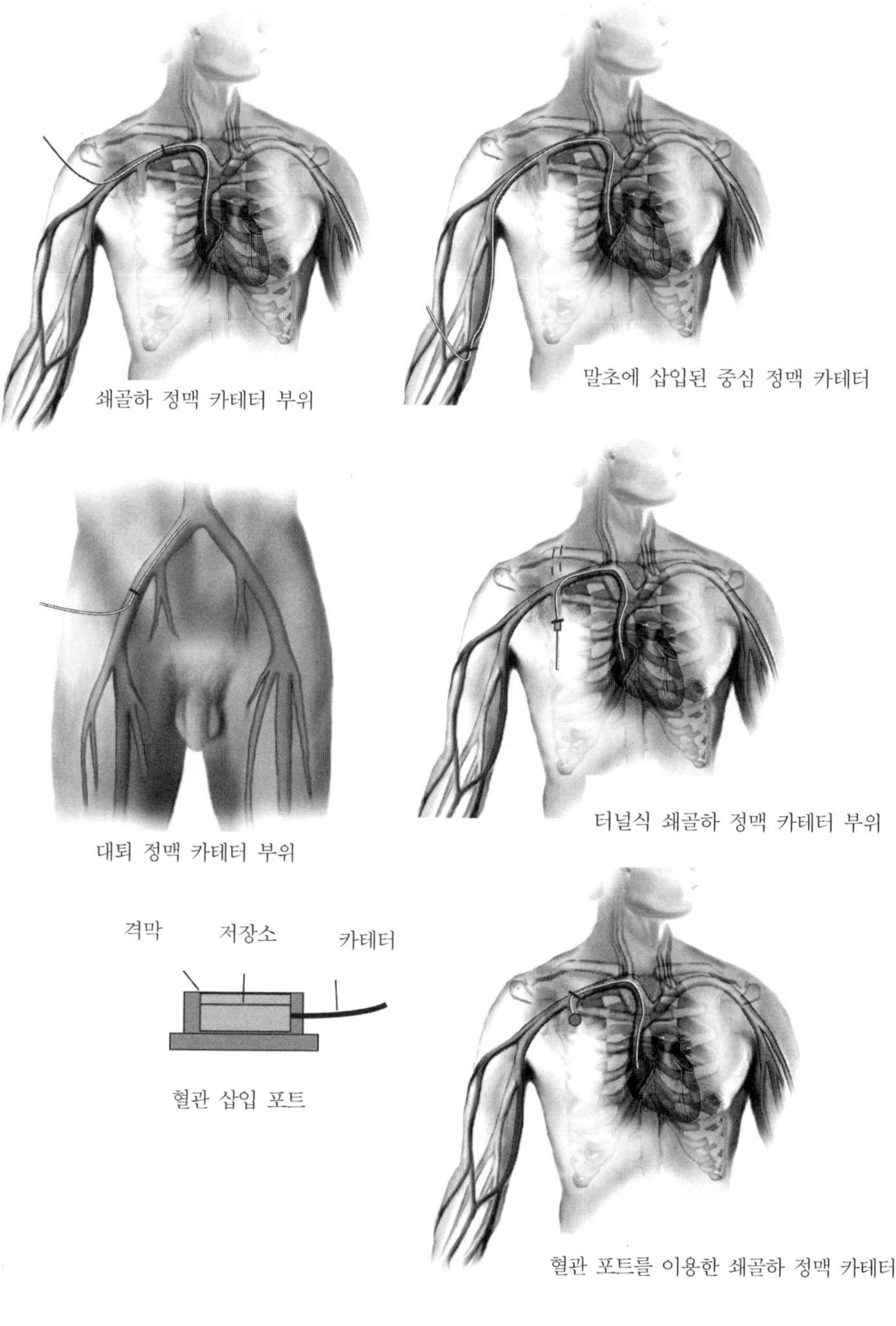

그림 13-1 중심 정맥 삽입 부위의 예

이식용 혈관 삽입기구(Implantable Vascular Access Device ; IVAD)는 수술로 삽입해야 하는 중심정맥 라인의 다른 예가 된다.

적절한 말초의 주사 부위가 없는 대상자와 장기 정맥치료가 요구되는 대상자에게 중심정맥은 최적의 선택이다. 중심정맥 부위는 상대정맥과 하대정맥이 있다. 상대정맥은 내경정맥과 좌우 쇄골하정맥으로부터 접근되는 반면 하대정맥은 대퇴정맥에서 접근된다.

그림 13-1은 중심정맥 삽입부위를 설명한다. 카테터는 단일 혹은 다중내관이 될 수 있다. 말초에서 삽입된 중심정맥(PICC) 라인은 장기 정맥치료(2주~1년)용으로 사용되며 정맥치료를 요하는 대상자를 위해 가정간호환경에서 자주 사용된다.

PICC라인은 전주와정맥(antecubital vein)에 삽입된다. 특별히 훈련되거나 자격을 갖춘 PICC삽입 건강전문가가 카테터를 삽입하며 정확한 위치 확인을 위해 엑스레이를 찍는다. flushing 용액과 용량에 대한 기준을 표 13-3에 나타내었다.

쇄골하와 경정맥내 중심정맥 라인의 삽입으로 발생될 수 있는 합병증은 기흉, 출혈, 공기 색전증, 혈전의 위치 벗어남(dislodgement), 그리고 심부정맥 등이다. 장기 합병증인 출혈, 정맥염, 공기색전증, 혈전형성, 감염, 위치 벗어남, 심부정맥, 그리고 순환장애 등이 중심정맥 라인에서 발생할 수 있다.

IV 요법의 사정 요소

IV 용액과 기구들은 건강전문가가 선택한다. 전문가는 정맥주입을 정확하게 사정, 실시, 관찰하기 위해 다양한 용액, 바늘, 카테터, 튜브, IV 부위, 주입 속도, 위치확인, 정맥튜브 테이핑을 알고 이해해야 한다. 표 13-4는 IV 요법와 관련한 사정요소, 중재, 그리고 이론적 근거를 제공해준다.

표 13-3 IV용 기구 : Flushing 지침 (항상 각 기관의 절차를 따른다).

형 태	길이 (inch)	Flush 용액	용량(ml)	빈 도
말초정맥	1~2	생리식염수	1~3	매사용 후 또는 8시간 마다
단일 내관 (중심)	8	헤파린 섞인 생리식염수	1~3*	매사용 후 또는 24시간 마다
다중 내관	8	헤파린 섞인 생리식염수	1~3* (포트마다)	매사용 후 또는 24시간 마다
외부 터널식 Hickman or Cook	35	헤파린 섞인 생리식염수	2~5* (포트마다)	매사용 후 또는 24시간 마다
Groshong	35	생리식염수	2~5*	매사용 후 또는 8시간 마다
말초삽입 중심 카테터	20	헤파린 섞인 생리식염수	3~5*	매사용 후 또는 12시간 마다
혈관삽입 기구 이식	35	헤파린 섞인 생리식염수	3~5*	매사용 후 또는 사용하지 않을 경우 5시간~7일 마다

* 카테터의 압력을 낮추기 위해 10cc 주사기 사용

240mOsm 이하의 IV 용액은 저장액으로 본다. 저장액은 지속적으로 사용하면 ICFVE 혹은 수분 중독을 가져온다. D_5W는 지속적으로 사용할 때 저장액으로 전환시키는 등장액의 한 예이다. 고삼투 용액의 지속적 사용은 탈수를 유발할 수 있다.

IV 용액이 12시간 동안 시간당 50ml 이하로 흐르기 위해서는 microdrip chamber를 가진 정맥 및 주입조절기기의 사용이 최선이다. IV튜브는 매 72시간마다 바꿔야 하며 IV bag은 기관의 정책에 따라 24시간 이상 사용해서는 안 된다.

바늘과 IV 카테터는 적어도 3일마다 교체해야 한다. 말초의 정맥기구의 삽입에 선호되는 신체부위는 손 정맥과 원위 팔정맥이다. ONC 사용의 문제점은 바늘 끝으로 카테터를 끊는 것이며, INC의 문제점은 주사부위에서 누출이 발생할 수 있다는 것이다. 정맥용액이 너무 빠르게 흐르면 과수화를 유발할 수 있다.

표 13-4 IV치료의 사정 요소

사정 및 중재	이론적 근거
① IV 용액의 유형	
• 지시된 정맥용액의 유형을 기록 : 저장, 등장, 혹은 고장용액	• 저장액의 과다사용은 체액량 과다를 유발할 수 있다. 고장액의 과다사용은 체액량 부족을 가져올 수 있다. 등장액은 240 - 340mOsm/L ; 240mOsm/L 이하 : 저삼투성 340mOsm/L 이상 : 고삼투성
• 포도당 용액의 정맥내 지속적 사용을 기록한다.	• D_5W의 지속적 투여는 저장액으로 변화된다. 포도당은 빠르게 이화되고 남은 물은 혈청 삼투성을 감소시킨다. 이 합병증 예방을 위해 D/W와 D/N33(식염수)를 교환하여 사용한다.
• 체액량 부족의 징후와 증상을 관찰한다. 즉, 고삼투성 용액사용시 건조한 점막과 피부탄력 저하, 맥박과 호흡수 증가. Creatinine/BUN비(1:10/20), 혈액농축(1:20 이상).	• 고삼투성 용액의 지속적 사용은 세포내 공간에서 세포외 공간으로 수분을 끌어낸다. 수분은 신장이 배출시킨다. 신기능의 부족은 수분 정체를 유발하여 체액량 과다의 위험을 증가시킨다.
② IV튜브와 IV bag	
• IV bag이 누수되는지 천천히 짜며 조사한다.	• 미생물이 작은 누수 부위를 통해 IV 용액 내에 들어가 용액을 오염시킬 수 있다.
• 기구상자에 있는 방울크기를 체크한다. 50ml/h 혹은 이상의 속도로 정맥용액을 투여하기 위해 macrodrip chamber (10~20gtt/ml)을 갖춘 IV 튜브를 사용한다.	• 50ml/h 이상의 속도로 흐르게 지시된 용액에 대해 microdrip chamber를 사용하는 것은 부적절하다.
• 50ml/h 이하 속도로 IV 용액 투여를 위해 microdrip chamber (60gtt/ml)를 사용한다.	• 주입펌프는 정확성을 높여주고, 12~24시간 주입동안 IV 용액과 관련된 위험을 감소시키며, 특수한 대상자의 수분요구를 충족시켜준다.

• 매 72시간 마다 정맥튜브를 바꾸어 준다.	• 연구결과, 72시간동안 걸려있는 정맥튜브는 적절한 무균술을 사용했을 때, 박테리아 침투가 없다.
• 새 IV bag는 기관정책에 따라 교체한다.	• IV bag는 24시간 이상 사용해서는 안 된다. KVO(정맥 개방 유지) 지시가 있을 경우 microdrip chamber set의 250~500ml 용기가 제안된다.

③ 바늘과 정맥 카테터 (캐뉼라)

• IV 용액용으로 사용되는 IV 바늘과 카테터의 유형을 인지한다; 곧은 바늘, Scalp정맥바늘/나비(철제) 바늘 Heparin lock ONC INC	• 바늘 (직선 및 두피정맥)은 단기 정맥치료와 자가면역 문제를 갖고 있는 대상자용으로 사용된다. 실리콘과 테프론으로 만들어진 카테터는 폴리비닐클로라이드, 폴리에칠렌 카테터보다 덜 자극적이다.
• 기관의 정책에 따라 2~3일마다 정맥위치를 변경한다. • ONC의 위치와 기능 확인한다.	• 72시간 이상 바늘과 카테터 사용은 정맥염의 위험을 증가시킨다. 여러 유형의 ONC가 있다. 즉, Angiocath, ACath, Vicra Quik-cath, 등. 카테터의 길이는 1~3인치이다. 바늘 겉으로 카테터를 끊지 않도록 주의해야 한다.
• INC 삽입 후 용액 누수를 확인한다.	• INC는 중심정맥압의 관찰과, TPN 등을 위해 사용된다. 주로 쇄골하정맥, 내경정맥, 혹은 대퇴정맥 같은 대정맥에 삽입된다. 누출은 카테터보다 큰 바늘 구멍에서 나타난다.

④ 주사 부위

• 바늘 혹은 카테터를 손 혹은 팔의 원위 정맥에 삽입한다. 최종적으로 전주와(antecubital fossa ; elbow) 부위를 사용한다.	• 상지가 주사 부위로서 선호된다. 왜냐하면 정맥염과 혈전의 발생이 하지보다 적게 나타나기 때문이다.
• 가능하면 다리 혈관 사용은 피한다.	• 다리 정맥 순환이 감소하고 혈전이 형성될 수 있다.

사정 및 중재	이론적 근거
• IV 주사 부위로 뇌졸중 혹은 유방절제술로 영향을 받은 사지의 사용을 피한다.	• 순환은 보통 영향 받은 사지에서는 감소된다.
• 대상자가 불안정하거나 혼돈상태일 때는 팔 지지대 혹은 억제대를 정맥 있는 사지에 적용한다.	• 정맥 주입 중인 사지의 움직임을 예방하는 것은 바늘의 벗어남과 정맥염의 발생 기회를 감소시킨다.
⑤ 주입 속도와 세척	
• 대상자가 받고있는 용액의 유형을 체크한다.	• 주입 속도 결정에 용액의 삼투성에 대한 지식이 도움이 된다. 고장액의 주입 속도는 등장액보다 느려야한다.
• drip chamber를 관찰하고 그에 따라 조절한다.	• IV 용액의 조절은 과수화 예방을 위해 중요하다. 예를 들면, 기침, 호흡곤란, 경정맥 팽대, 그리고 흉부 악설음.
• KVO (Keep Vein Open) 속도는 10~20ml/h, 혹은 기관 정책에 따르거나 주입펌프를 사용한다.	• KVO정맥은 10~20ml/h속도로 흘러야 한다.
• 시간당 들어가야 하는 ml를 IV bag에 표시한다.	• 고장액은 빠르게 투여하면 세포의 탈수를 유발할 수 있고 신장이 적절하게 기능하는 경우는 혈관의 탈수를 유발할 수 있다.
• 고장 및 독성용액은 매 30분~1시간마다, 등장액은 매시간 주입 속도를 체크한다.	• 고장액은 삼투성 이뇨제로 작용하며 이뇨를 유발할 수 있다. 빠르게 투여하면 쇼크가 발생할 수 있으며, 혈관 누출(extravasation)이 일어나면 조직의 괴사가 나타날 수 있다.
• 정맥주입이 멈춘 경우에는 주입 속도 조절마개를 열거나 튜브 짜기, 정맥주머니를 높이 올리거나 사지의 위치를 변경하여 정맥흐름을 보존한다.	• IV 흐름이 정지된 후, 마개를 열거나 튜브 짜기, IV bag 높이기 혹은 사지의 위치 변경에도 흐름이 시작되지 않으면 IV 카테터를 제거해야 한다. • IV 카테터 세척은 몇몇 기관에서는 금지되며 응고가 있는 라인에 시도해서는 안 된다. 강제 세척은 혈괴를 움직이게 할 수 있고 색전을 폐로 이동시킨다.

⑥ 정맥 라인의 위치

- 꼬이지 않도록 정맥튜브를 위치시키고 테이핑을 한다.
- 튜브의 꼬임은 정맥주입을 중지할 수도 있고 다른 부위에 재시작하게 할 수도 있다.
- 대상자의 주사부위 위로 2½~3피트에 IV bag을 건다.
- IV bag이 높을수록 중력흐름속도가 빨라진다. IV bag이 너무 낮으면 정맥용액은 불충분한 중력으로 정지하게 될 것이다.

IV 요법으로 초래될 수 있는 합병증

IV 요법를 통해 많은 합병증이 발병할 수 있다. 침윤, 정맥염, 혈종, 감염 등이 IV 주사와 관련된 공통적인 문제점들이다. 기타 심각한 문제점에는 주입 속도 쇼크, 공기 색전증, 폐색전증, 그리고 폐수종이 있다.

주입 속도 쇼크는 용액 내 약물이 너무 빠르게 주입되면 발생하는데 이는 신체 내에 약물 농도를 증가시키고 쇼크 증상을 만든다. 공기색전은 50ml 이상의 공기가 혈관에 투입될 때 치명적일 수 있다. 폐색전증은 말초정맥 내의 혈전이 색전이 되어 폐로 유입되어 나타난다.

이는 응고된 정맥바늘 혹은 카테터가 강제로 세척되거나, 하지에 IV 용액을 투여할 때 발생할 수 있다. 불안정, 흉통, 호흡곤란, 그리고 빈맥 등이 폐색전증의 임상적 징후이며 증상들이다. 표 13-5에서 용액과 약물투여로 발생할 수 있는 문제점과 합병증을 열거하였다.

표 13-5 IV 투여로 올 수 있는 가능한 합병증

합병증 및 중재	이론적 근거
① 침윤	
침윤, 즉 종창(swelling), 차가움, 쑤심(soreness)에 대해 관찰한다.	• 침윤은 피하조직에 대사되지 않은 수분의 축적이다. 침윤이나 혈관누출이 발생하면 정맥주입은 중지해야하며 다른 부위에서 다시 시작해야 한다. 혈관누출이 관찰되면 건강관리제공자에게 알려야 한다.
② 정맥염	
주입부위의 정맥염, 즉, 발적, 종창, 딱딱해짐, 통증, 그리고 따스한 감촉을 관찰한다. 지시가 있으면 습열을 제공한다.	• 정맥염은 자극물질에 의해 유발될 수 있는 혈관의 염증이다. 약물이나 고삼투성 용액이 정맥염을 유발할 수 있다. 습열을 적용하면 염증을 감소시킨다.
③ 전신 감염	
오한, 열, 두통, 빠른 맥박 등의 발열성 반응(패혈증)들을 관찰한다. 쇼크와 같은 증상에 대해 활력징후를 4시간마다 체크한다. IV 카테터 삽입, IV 튜브와 bag 교환시에 무균법을 사용한다.	• 정맥요법과 함께 무균술은 항상 사용되어야 한다. 전신 감염의 예방은 우선적으로 중요하다.
④ 주입 속도 쇼크	
빈맥, 실신, 혈압강하 등의 속도 쇼크의 징후와 증상들을 관찰한다.	• 강한 약물을 포함한 용액이 빠르게 주어질 때 속도 쇼크가 발생한다. 고농도의 약물이 신체에 빠르게 축적되어 쇼크유사 증상들을 유발할 수 있다.
⑤ 공기 색전증	
• 공기 색전증을 예방하기 위해 튜브에 있는 공기를 제거한다.	• 다음 방법으로 튜브에서 공기를 제거할 수 있다. ⓐ 튜브세트의 side arm에 주사기가 있는 바늘을 삽입하여 공기를 제거한다. ⓑ 펜이나 연필을 사용하여 공기가 drip chamber로 나올 때까지 튜브를 말아간다.

• 공기 색전증의 징후와 증상들을 관찰한다. 창백, 기침, 호흡곤란, 실신, 빈맥, 혈압강하 등이 그 증상들이다.	• 공기가 부주의하게 혈관으로 들어갈 때 공기 색전증이 발생한다. • 50ml 이상의 공기주입은 치명적일 수 있다. 중심정맥에서 더 자주 발생하며 증상은 보통 5분 내에 나타난다.
• 대상자를 즉시 좌측으로 Trendelenburg 자세를 취한다.	• 공기가 우측 심방에 머물러 공기가 폐로 가는 것을 방해한다.

⑥ 폐색전증

• 폐색전증의 증상과 징후들 즉, 불안정, 흉통, 기침, 호흡곤란, 빈맥을 보고한다.	• 말초 정맥에서부터 나온 혈전이 색전이 되고 폐혈관에 자리 잡을 수 있다.
• 지시된 대로 산소, 진통제, 항응고제, 그리고 정맥용액을 투여한다.	• 흐름을 재확립하기 위해 IV 카테터를 강제로 세척하지 않으며 하지정맥의 사용을 피하는 등의 예방조치를 취한다.

⑦ 폐수종

폐악설음(crackle)을 청진한다. 경정맥의 팽만을 체크한다. 정맥 주입 속도를 줄인다.	• IV 용액의 너무 빠른 투입이나 과다량 투입은 과수화를 유발할 수 있다. 과도한 수분은 폐에 축적된다.

⑧ 정맥용액 "runaway"

전자 주입펌프(EIP)를 사용할 때라도 매시간 정맥용액을 관찰한다. EIP 속도와 경보장치를 체크한다.	• 정맥튜브 마개의 열림을 조절한다. • EIP에 경보장치가 적절히 갖춰 있지 않았다.

⑨ 혈종

IV 요법의 시작 전에 실패하여 생긴 혈종을 관찰한다. 즉시 얼음팩을 적용, 1시간 후 따뜻한 찜질을 한다.	• 혈종이란 부풀어 오른 반상출혈이다. • 얼음은 조직으로의 출혈을 멈추게 한다. 찜질은 혈관확장을 유발하여 혈류와 치유를 증진한다.

합병증 및 중재	이론적 근거
⑪ 정맥용액 첨가물	
• 정맥용액내의 약물들의 바람직하지 않은 반응을 인지한다: K, Levophed, 저산도약물, 비타민, 항생제, 항신생물약물	• K, 항종양약물, 그리고 Levophed는 혈관과 신체조직을 자극한다. 정맥염이 흔히 발생한다. 침윤이 조직의 손상을 가져올 수 있다. 비타민과 항생제는 혼합되어서는 안 된다. 이들은 양립할 수 없다. • 정맥용액에 약물을 첨가하기 전에 적합성을 항상 점검한다.
• 과민증(anaphylaxis)이 나타날 수 있는 약물을 대상자가 투여 받고 있을 때는 10~15분간 대상자와 함께 있는다.	• IV 약물이 투여되면 처음 15분 내에 알레르기 반응이 자주 발생한다.
• IV bag에 약물을 주입하고 두어 번 여러 번 거꾸로 한다.	• 용액을 통해 약물을 투여할 때는 적절하게 희석되도록 한다. 정맥이 일시적으로 중단되지 않은 상태에서가 아니면 투여 중 IV bag에 약물, 즉, K을 첨가하지 않는다. 약물의 분포를 똑같이 하기 위해 여러 번 주머니를 거꾸로 한다.
⑫ 섭취량과 배설량	
• 4~8시간마다 소변량을 점검한다. 중증 대상자가 K을 주입받고 있다면 소변량을 매시간 점검해야 한다.	• 신기능이 좋지 않으면 과도하거나 지속적인 정맥용액이 공급될 경우 과수화가 발생할 수 있다. K은 신장에서 배설된다. 그래서 소변량 감소가 고포타슘혈증을 가져올 수 있다.

대상자 관리

사정

• 처방된 용액이 모두 저장액 혹은 고장액이 아니기 때문에 확실히 하기 위해 처방된 정맥용액을 확인한다. D_5W 3000ml가 하루에 투여될 경우 이 용액은 저장성이 되며 포도당은 물과 분리되어 신체 내에서 대사된다.

- 어떤 drip chamber가 있는 IV 튜브를 사용해야 할지 결정한다. 이는 보통 IV 용액이 얼마동안 흐르는지에 따라 결정된다. 만약 8시간 또는 그 이상 동안 1000ml가 흐른다고 하면 macrodrip chamber 튜브가 결정되어야 한다.
- 주입 부위를 주의해서 선택하고 관찰한다. 정맥염과 혈전 이동의 위험을 감소시키기 위해 상지가 주입 부위로 선호된다.
- 주입 속도를 계산하여 IV 용액을 조절한다. 정맥계의 개방성과 주입 속도의 조절은 필수적이다.
- IV 주사의 문제점과 합병증에 대해 사정한다.

간호진단

- 대상자의 신체적 상태에 비해 과다한 정맥 주입 혹은 주입 속도와 관련된 체액량 과다
- 부적절한 수분 섭취량과 관련된 체액량 부족 위험
- 감염된 IV 용액, 감염기구, 혹은 무균술 불이행과 관련된 감염 위험
- IV 요법 혹은 주입 기구에 대한 친숙도 부족과 관련된 지식부족

중재

- IV 흐름 속도를 관찰한다. 너무 빠르게 흐르는 IV 용액으로 인한 용액 과적를 피한다. 폐수종을 가져올 수 있다. IV 용액이 너무 느리게 흐르면 부적절한 수분 섭취량을 유발할 수 있다.
- 용액 과적 징후에 대한 활력징후와 흉부음을 관찰한다. 징후에는 빈맥, 호흡곤란, 흉부 악설음, 그리고 정맥 팽대 등이다.
- 주입 기구를 삽입할 때, 정맥튜브 교환시, IV bag 교환시 그리고 주사부위 드레싱 교환시 무균법을 사용한다. 무균법을 지키지 않을 경우 박테리아 침입의 가능성을 제공한다.
- 기관 정책에 따라 말초의 정맥주사 부위, 정맥튜브, 드레싱을 변경한다.
- 정맥 부위와 튜브에서의 용액 누출과 그 부위에서의 통증, 발적, 종창을 자주 점검한다.

- 소변량을 관찰한다. 소변량의 감소는 과수화 혹은 탈수의 표시일 수 있다.
- 검사결과를 관찰한다. 특히 혈청 전해질, BUN, 혈청 Creatinine, Hct 그리고 Hb을 관찰한다. 이들 결과는 과수화, 탈수, 전해질 불균형을 나타낼 수 있다.

평가 / 기대되는 결과

- 수분손실에 따라 수분과 전해질 손실을 대체하기 위한 IV 요법의 효과를 평가하고 수분균형을 유지한다.
- 저장과 고장액의 일관된 사용을 피하기 위해 처방된 매일의 IV 용액의 삼투성을 평가한다.
- 정맥치료와 관련하여 정맥염, 침윤, 용액 과적, 공기 색전증, 그리고 폐색전증과 같은 문제점과 합병증이 대상자에게 나타나지 않도록 한다.

총 비경구 영양(TPN)

Total Parenteral Nutrition

chapter **14**

서문

총 비경구 영양공급(Total Parenteral Nutrition ; TPN)은 고영양(hyperalimentation)이라고도 하며, 아미노산, 고농도 포도당, 지방 유액, 그리고 비타민, 전해질, 미네랄, 미량요소들과 같은 첨가제의 주입이다. TPN은 대상자의 전반적 영양요구를 충족시킬 수 있으며, 보통 열량섭취가 불충분한 대상자에게 사용된다. 이 영양공급 방법은 장기간 영양지원이 필요한 사람과 장을 통한 영양을 견뎌낼 수 없는 사람에게 제안된다.

말초정맥 내에 높은 농도의 포도당 용액을 투여하는 것은 주입부위에서 정맥염을 유발할 수 있다. 따라서 중심정맥 투여가 TPN에서 사용된다. 우측 쇄골하정맥과 내경정맥과 같은 중심정맥은 그 크기와 주입용액의 희석 능력 때문에 고용량의 고장액이 주입될 수 있다.

병인

TPN의 대상에는 음성 질소평형을 갖는 심한 화상대상자; 중한 쇠약 질환(암, AIDS)을 가진 대상자; 궤양성대장염, 위장 천공 같은 위장질환이 있는 대상자; 그리고 위장계가 장관영양을 흡수할 수 없는 위장관 조건을 가진 대상자가 있다. 구강 혹은 위관영양을 할 수 없는 대상자에게 있어 TPN은 양성 질소평형을 유지하도록 돕는다. 장 절제술에 따라 장의 흡수부위가 감소되면 TPN이 적절한 영양공급을 도와 준다.

위장 누공 대상자에게 TPN 제공의 장점은 영양이 제공되는 동안 장이 쉴 수 있다는 것이다.

표 14-1에 TPN에 대한 적응증들을 열거하였다.

표 14-1 TPN에 대한 적응증

적응증	이론적 근거
① 구강 혹은 비위관영양이 금기거나 견딜 수 없다.	• IV 포도당 용액의 장기적인 사용은 단백질 소모를 유발할 수 있다. TPN은 양성 질소평형을 유지시킨다.
② 심각한 영양불량	• 영양불량은 심각한 단백질 손실과 소모성 증후군을 유발할 수 있다. 음성 질소(단백질) 균형이 발생한다. TPN이 양성 질소균형을 유지한다.
③ 흡수부전 증후군	• 소장내에서의 영양흡수 부족은 정맥을 통한 영양공급을 요구한다.
④ 연하곤란	• 인두의 방사선 처치로 인한 저작과 삼킴의 어려움은 대상자로 하여금 음식을 소화하는데 충분하도록 부수는 일을 방해한다.
⑤ 위장 누공	• 누공은 단백질 손실을 촉진한다. TPN은 장이 쉬도록 하여 담낭, 췌장, 그리고 소장의 분비를 감소시킨다.
⑥ 주요 장절제와 궤양성대장염	• 소장의 흡수 부위를 감소시킨다. TPN은 구강영양보다 빠르게 영양소를 흡수하도록 장의 능력을 증가시켜 장이 쉬게 해준다.
⑦ 광범위한 외과적 손상과 스트레스	• 광범위한 수술은 단백질평형을 위해 하루 3500~5000칼로리를 필요로 한다. TPN은 감염기회를 낮추고 상처치유를 돕도록 양성 질소균형을 유지한다. 수술전 TPN은 영양 상태를 향상시켜 대상자가 수술과 그 스트레스를 극복할 수 있게 한다.
⑧ 광범위한 화상	• 심한 화상은 일일 7500~10000칼로리를 필요로 한다. TPN은 상처치유를 향상시키고 육아조직 형성과 성공적인 피부이식을 증진시킨다.
⑨ 식욕부진과 체중감소를 동반하는 전이성 암 혹은 AIDS	• 암과 AIDS 같은 소모성 증후군과 쇠약질환을 갖고 있는 대상자는 자주 음성 질소균형 상태에 있다. TPN은 단백질 평형과 조직합성을 회복시킨다.

TPN 용액

1L 혹은 1000ml 전형적 TPN용액은 상품으로 생산된 단백질(아미노산) 용액에 혼합된 25% 포도당을 함유하고 있다. 투여 전에 비타민과 전해질이 첨가된다. 전해질은 대상자의 혈청 전해질 수준에 따라 주입 전에 즉시 첨가된다. 약제실이 처방된 지시에 따라 청정 공기 후드가 설치된 곳에서 무균적으로 이 용액을 준비한다.

포도당(glucose)은 모든 조직에 의해 대사될 수 있기 때문에 TPN용의 선택 탄수화물이다. TPN용 단백질 용액은 정질(crystalline) 아미노산이다. IV 지방유상액은 열량을 증가시키고 고혈당을 막기 위해 용액에 첨가하거나 별도의 라인을 통해 제공되기도 한다.

당뇨대상자는 고혈당 예방을 위해 높은 비율의 지방유상액을 필요로 한다. 표준 TPN 용액은 포도당, 아미노산, Na, K(후에 첨가), 그리고 미량요소들을 포함하고 있다. 기타 첨가물들은 개별적 요구에 따라 포함시킨다.

일상 TPN은 약 12시간 정도 사용하는 연속 주입 혹은 간헐적 주입으로서 PICC 라인 혹은 Hickman 카테터와 같은 중심정맥 접근 기구를 통해 투여될 수 있다. 대상자에게 12시간 동안 TPN 주입시간을 갖도록 하여 나머지 12시간 동안 일, 학교, 혹은 놀이와 같은 정상적 활동에 자유롭게 참여하도록 한다. 대상자의 요구와 질문에 대한 지원 시스템이 가동된다.

TPN 치료를 시작할 때, 보통 1L의 용액은 첫 24시간용으로 지시된다. 이는 췌장이 용액의 증가된 포도당 농도에 적응하도록 하기 위함이다. 그 후 하루에 500~1000ml의 증가는 바람직한 유지량에 도달될 때까지 지시된다. 일반적인 고농도 TPN의 2½~3L 유지량은 24시간 이상 투여한다. 연속적인 주입 속도는 혈액 포도당 수준의 변동을 예방한다. 혈당수준이 조절 수준 이하라면 12시간 TPN 방법이 사용된다. 일반적으로 약물은 TPN 용액에 투여되지 않지만 몇 가지 예외가 있다. 예를 들면 regular insulin이 고혈당 조절을 위해 TPN에 첨가될 수 있다. 몇 가지 약물들은 TPN과 조합가능하며 동일 부위에 투여할 수 있으나, 대상자가 IV 용액, 혈액, 혹은 IV 약물을 필요로 하게 될 경우 다중내관 중심정맥 카테터 혹은 별도의 말초부위가 흔히 사용된다.

TPN 관련 전해질과 포도당 불균형

높은 포도당 농도 때문에 K이 세포외액 부위에서 세포내액(ICF)으로 이동한다. K 증가가 TPN 용액 내에 필요하게 되며, 그렇지 않으면 대상자의 K 수준은 TPN 치료 8~12시간 후 떨어지기 시작한다.

저혈당 관리를 위해 인슐린을 투여 받는 대상자에서 저포타슘혈증이 나타날 수 있다. 인슐린이 K을 세포내로 이동시키므로 TPN용액에 하루 60~90mEq의 K을 대상자가 일반적으로 받아야 한다(어떤 경우는 더 많은 K이 용액에 첨가되기도 한다). 또 고포타슘혈증은 신기능 저하와 전신 패혈증, 혹은 조직괴사로부터 나타날 수 있다. 대상자가 K을 투여 받고 있는 동안에는 혈청 K 수준과 소변량을 주의 깊게 관찰할 필요가 있다.

저인산혈증(혈청 phosphorus 수준감소)은 TPN과 관련된 일반적 문제이다. TPN 용액내 포도당 농도의 증가가 P를 세포내 이동시킨다. TPN치료 동안에 단백질 합성은 P의 세포내 이동을 증진시켜 준다.

저마그네슘혈증은 저포타슘혈증과 저인산혈증처럼 자주 발생하지는 않는다. 그러나 심한 영양 부족 대상자, 장액의 과도한 손실을 입은 대상자, 장기 알코올 문제의 대상자, 혹은 매일 Mg 소모 이뇨제를 받고 있는 대상자들에게 발생할 수 있다.

저소듐혈증과 저칼슘혈증은 저포타슘혈증과 저인산혈증과 같이 흔하지는 않다. 혈청 소듐 수준의 감소는 항이뇨호르몬부적절분비 증후군(Syndrome of inappropriate antidiuretic hormone ; SIADH)증상 혹은 과도한 수분섭취에서 올 수 있다.

저칼슘혈증은 보통 영양불량과 관련된 알부민 수준 감소의 결과이다. 고칼슘혈증은 장기 TPN 치료 중에 발생할 수 있다. Ca이 뼈에서 손실될 때 나타난다. 표 14-2에 전해질 유형과 포도당 불균형, 일상 전해질 요구량, 그리고 불균형의 원인을 열거하였다.

표 14-2 TPN관련 전해질 및 포도당 불균형

불균형	대체 제의	원 인
1. 전해질		
• 저포타슘혈증 • 고포타슘혈증	60~90mEq/d	• 고혈당이 인슐린 수준 향상 • 신기능의 감소 • 전신 패혈증 • 조직 괴사
• 고인산혈증	15~45mEq/d	• 고혈당 • 단백질 합성을 증진
• 저마그네슘혈증	4~40mEq/d	• 심한 영양불량 • 과도한 장액손실 • 만성 알코올 문제
• 저소듐혈증	30~50mEq/L	• SIADH • 과도한 수분섭취
• 저칼슘혈증	5~10mEq/L	• 알부민 수준 감소 • 영양부족
2. 포도당		
• 고혈당증	25% 포도당/L	• 빠른 TPN 용액 투여 • 스트레스 질환

고혈당증은 TPN용액의 높은 포도당 농도와 관련된 문제이다. 과도한 혈액 포도당 수준은 TPN치료 초기에 더 자주 발생한다. 기타 요인에는 빠른 포도당 용액의 주입, 스트레스 그리고 질환 등이 있다. TPN은 우선적으로 첫날 1L 용액으로 시작하고 용량을 대상자의 영양 요구에 충족하도록 증가시킨다.

TPN 관련 합병증

TPN 치료에서 발생할 수 있는 합병증은 공기 색전증, 정맥염, 혈전증, 감염, 고혈당증, 혹은 저혈당증, 수분 과부하 등이 있다. TPN은 미생물, 박테리아, 그리고 효모의 성장에 아주 뛰어난 매개이다. 정맥 튜브와 드레싱을 교환할 때는 엄격한 무균법이 필요하다. 대부분의 병원들은 엄격한 무균법 즉, 장갑, 마스크, 그리고 항생제 연고가 요구되는 드레싱 교환절차를 가지고 있다.

표 14-3 TPN의 합병증

합병증 및 원인	증 상	중 재
① 공기 색전증 • IV 튜브 빠짐 • 카테터 클램프 안 됨 • 주입 포트가 쓰러짐 • 부적절한 IV 튜브 교환 • 카테터 손상 (누출 혹은 물기 비침)	기침, 가쁜 호흡, 흉통, 청색증	• 카테터를 잠근다. 대상자는 머리를 낮게 좌측으로 누인다. • 활력징후를 체크한다. • 건강관리자에게 알린다.
② 감염 • 카테터 삽입시 무균법의 불량 • 튜브 교환시 감염 • 용액 혼합시 감염 • 드레싱 교환시 감염	체온 37.7도 이상 맥박수 증가, 오한, 발한, 주입 부위에 발적, 종창, 배액, 목, 팔 혹은 어깨 통증, 무기력, 소변 : 당뇨, 박테리아, 효모 성장	• 건강관리자에게 알린다. • 기관 정책에 따라 매 24~48시간마다 드레싱을 바꾼다. • 24시간마다 용액을 바꾼다. 기관정책에 따라 매 24시간마다 튜브를 바꾼다. • 4시간마다 활력징후를 체크한다.
③ 고혈당증 • 빠른 용액 주입 • 불충분한 인슐린 • 감염	오심, 쇠약, 갈증, 두통, 혈당 증가	• 혈당을 관찰한다. • 건강관리자에게 알린다. • 주입속도를 줄인다. • 요구된 Regular 인슐린, 필요시 그리고 4시간마다 혈당 관찰
④ 저혈당증 • 용액이 급작스럽게 중단됨 • 과다 인슐린 주입	오심, 창백 차고 축축한 피부, 맥박수 증가, 떨리는 느낌, 두통, 흐린 시각	• 건강관리자에게 알린다. • 처방 또는 기관의 정책대로 인슐린 없이 주입속도를 증가한다. • 또는 대상자가 견딜 수 있을 경우, 설탕 두 스푼을 넣은 오렌지주스를 준다. • 처방 또는 기관의 정책대로 글루코스 IV 또는 글루카곤 투여

⑤ 수분 과부하 (고혈량증)		
• 정맥 주입 속도 증가 • 고삼투성 용액으로 인해 수분이 세포에서 혈관으로 이동	기침, 호흡곤란, 경정맥 팽만, 흉부 악설음, 체중 증가	• 매 4시간마다 활력징후를 체크한다. • 매일 체중을 체크한다. • 섭취량과 배설량을 관찰한다. • 경정맥의 팽만을 확인한다. • 흉부음을 체크한다. • 전해질을 관찰한다. • BUN과 creatinine을 관찰한다.

중심정맥 카테터에서 정맥 튜브를 교환할 때는 공기가 순환 내로 들어오는 것을 막기 위해 모든 라인을 잠그고 시행한다. 좀 더 안전한 방법으로 튜브를 호흡주기의 호기단계에서 바꾸는 방법을 사용한다.

카테터를 교환할 때, 중심 라인이 있는 모든 대상자에게는 카테터에 부주의한 손상이 있을 경우 공기 색전증을 예방하기 위한 플라스틱 클램프를 미리 준비해 가져가야 한다. 대상자를 평평하게 뉘여야 하며 순환계에 공기가 빨려 들어가지 않도록 하기 위해 Valsalva maneuver(숨을 들이쉬고, 멈추고 참음)을 시행해야 한다. 그럼으로써 흉곽내압을 증대시킨다.

혈당증가(고혈당증)는 TPN시에서 사용하는 고농도 포도당 용액의 빠른 주입의 결과로 발생한다. 상승한 혈당 수준은 췌장이 고혈당 부하를 조절할 때까지 초기 TPN시기에 발생할 수 있다. IV용액내의 Regular 인슐린과 피하주입에 의한 Regular 인슐린 모두 고혈당증을 예방하거나 조절하기 위해서 요구된다.

그 밖에 발생할 수 있는 합병증에는 고삼투성 포도당 용액을 급작스럽게 차단하여 발생하는 저혈당증, 과도한 수분량 주입으로 인한 체액량과다, 혹은 세포내에서 세포외로 수분의 이동 등이 있다. 표 14−3에 TPN 치료와 관련한 주요 합병증 관련 원인, 증상, 그리고 관련 중재를 열거하였다.

단백질 hydrolysate 용액 내의 고장성 포도당은 효모와 박테리아의 성장을 증진시킨다. 이러한 미생물은 그들이 단백질 hydrolysate 용액에서 성장하는 것처럼 정질 단백질 용액에서 빠르게 성장하지는 못하는 것으로 보고된 바 있다. 대부분의 TPN 용액은 정질 단백질 용액을 포함하고 있으나 단백질 hydrolysate 용액은 포함하고 있지 않다.

대상자 관리

사정

- TPN 용액, 주사부위, 그리고 IV 라인을 점검한다. TPN 라인은 TPN 라인 안으로 피기백되는 지질을 제외하고 방해를 받으면 안 된다. 주입속도는 전자주입펌프(EIP)로 유지하는 것을 제안한다.
- 활력징후를 체크한다. 활력징후 측정치들은 추후 활력징후와 비교하는 기준으로 사용한다.
- 검사결과, 특히 혈청 전해질과 혈당 수준을 확인한다. 이들 수치는 추후 검사 결과 수치와 비교하는 데 사용될 것이다.
- 영양 상태, 체중, 에너지 수준, 그리고 피부 변화를 사정한다.

간호진단

- TPN 치료, 농축된 포도당 용액, 그리고 드레싱과 튜브 교환이 요구되는 침투성 라인과 관련된 감염의 위험
- 부적절한 수분섭취와 삼투성 이뇨와 관련된 체액량 부족의 위험
- 빠른 속도로 투여된 고농도 용액을 받아들일 수 없는 건강조건 혹은 과도한 수분주입과 관련된 체액량 과다
- 중심정맥 라인과 수분량 과다의 합병증과 관련된 비효율적인 호흡양상
- TPN 치료와 정맥치료기구의 특정 절차에 대한 미숙과 관련된 지식부족

중재

- 기관의 정책에 따라 IV튜브를 교환한다(매 72시간). IV튜브 교환시 공기색전증을 예방하기 위해 항상 중심정맥라인을 잠근다(플라스틱 또는 패드클램프만 사용). 공기 색전증이 의심되는 경우, 대상자를 즉시 좌측으로 한 Trendelenburg 위치로 바꿔준다.
- 혈액채취를 위해 기존 TPN 라인을 사용해서는 안 된다.
- 준비된 용액을 냉장고에 두지 않는다(걸기 2시간 전에 용액을 옮김). TPN은 보통 첫 24시간용으로 1000ml에서 시작하고 요구 용량에 도달할 때까지 하루 500~1000ml의 비율로 증가시킨다. TPN을 중지할 때는 지시에 따라 12~72시간동안 매일의 비율을 점진적으로 감소시킨다.
- 병원정책에 따라 중심정맥 라인 드레싱을 교환한다. 보통 엄격한 무균법을 사용하여 매 24~72시간마다 교환한다.
- 감염 혹은 혈전 징후를 보기 위해 중심정맥 라인 주입 부위를 관찰한다. 통증호소, 무감각(numbness) 혹은 카테터와 같은 쪽 팔, 목, 손가락 저림(tingling)은 혈전 형성을 나타낼 수 있다. 체온 상승과 힘들거나 빠른 호흡, 통증, 발적, 종창, 주사부위의 배액들은 감염 혹은 정맥염의 지표들이다.
- 호흡곤란과 같은 폐수종의 증상들을 체크한다.
- 지질용액에 대한 반응의 징후와 증상들을 관찰한다. 예를 들면 체온상승, 안면홍조, 발한, 오심, 눈의 압박감, 오심, 구토, 두통, 흉부와 등의 통증, 호흡곤란 등이 있다.

평가 / 기대되는 결과

- 적절하거나 증가된 영양을 공급하는 총비경구영양의 효과를 평가한다. 즉, 체중증가, 수분과 전해질의 균형, 그리고 정상범위 내의 삼투성 수준 등
- 대상자가 감염, 공기 색전증, 폐색전증, 폐수종 같은 합병증이 없는 상태를 유지한다.
- 지원체계를 유지한다.

수분, 전해질 및 산-염기 불균형과 임상상황

UNIT V

서문

급성 및 만성 간호환경에서 건강전문가들은 수분, 전해질 및 산-염기 불균형과 관련된 다양한 문제들을 경험하는 대상자에게 간호를 제공한다.

이 단원에서는 영아와 아동 및 성인에게 발생할 수 있는 두 가지 발달적 상황을 소개하고자 한다. 남은 여섯 개의 장들은 외상과 쇼크, 화상과 화상쇼크 및 위장수술에 대한 중재, 뇌내압 상승 및 암, 심부전, 당뇨성 케톤산증과 만성폐쇄성폐질환과 관련된 만성 질환들에 중점을 둔 것이다. 특정 건강문제를 가진 환자를 위해 이들의 요구를 사정하고 적절한 간호를 제공하는 것이 필요하며, 건강전문가는 수분과 전해질 균형과 관련된 지식을 활용하고 개념들을 이해할 수 있어야 한다. 이들 개념에 대한 지식을 토대로 건강전문가가 수분, 전해질 및 산-염기 불균형으로 인한 생리적 변화를 사정하고 이들 변화에 대해 대상자들이 적응할 수 있도록 도울 수 있는 적절한 중재를 계획해야 한다.

이들 각각의 장은 병태생리(생리적 변화), 병인, 임상 증상, 임상 관리, 임상 고찰 및 대상자 관리(사정, 진단, 중재 및 평가/결과)를 포함한다. 임상 고찰은 특정 건강문제를 동반한 수분, 전해질 및 산-염기 문제와 관련된 중요한 사실들을 요약한 것이다. 이들 고려사항은 건강관리제공자들이 환자에게 간호를 제공하는 데 유용한 것이다.

chapter 15

영아와 아동의 수분문제들

Fluid Problems in Infants and Children

서문

영아와 아동에게 최적의 건강관리를 제공하기 위해서는 체액과 전해질 균형과 관련된 생리적 차이에 대해 건강전문가가 이해하는 것이 필수적이다.

영아와 아동기 전반에 걸친 생리적 차이는 상당히 다양하기 때문에 이들 취약 연령집단의 생명을 위협할 수 있는 체액문제를 다룰 때 영아와 아동의 성숙도를 살펴보아야 한다.

병태생리

신생아, 영아와 유아들은 전체 신체표면적, 미성숙한 신장구조, 내분비계 및 항상성 조절에 영향을 미치는 높은 대사율 면에서 성인과 다른 생리적 차이를 보인다. 이 요인들 각각은 신생아, 영아와 유아에게 체액과 전해질 균형에서 발달적 다양성을 유발한다. 신생아나 영아의 수분 분포는 성인과 다르다.

영아는 비교적 세포내액량보다 세포외액량의 비율이 더 높기 때문에 빠른 체액상실로 인해 탈수가능성이 높다. 표 15-1은 인생주기에 따른 체중당 개인의 체액량의 비율을 비교한 것이다.

표 15-2는 영아와 아동에게 있어서 체액균형 문제를 유발하는 중요한 생리적 차이를 제시한 것이다.

표 15-1 인생주기에 따른 체중당 체액량 비교

	저체중아	영아에서 1세	1세 이후 아동에서 성인기까지
체중당 총 체액량	80~90%	70~80%	60%
세포외액량		50%	20%

이들의 차이는 영아와 유아가 소량의 체액량 변화에도 반응하여 전해질 불균형을 초래하는 대사과정을 자극한다. 치료하지 않은 불균형은 주된 건강문제를 야기한다.

아동이 성장하면 체액이 세포외에서 세포내 구획으로 이동한다. 1년째에는 아동의 전체 신체수분의 비율은 성인의 비율(60%)과 비슷하지만 세포외액(ECF)과 세포내액(ICF)의 비율은 여전히 차이가 있다. 일반적으로, 영아와 아동의 혈청 전해질 수준은 성인과 비슷하다.

표 15-2 영아에게 체액불균형을 초래하는 생리적 차이

발달적 생리적 차이	병태생리적 문제
1. 체표면적 증가	피부를 통한 과다한 수분 상실 (영아가 작을수록 상실은 더 크다)
2. 미성숙한 신장(신장이 성숙하기 위해서는 2세가 지나야 함)	수분보유 능력이 제한됨
3. 비교적 세포외액량의 높은 비율 (성인은 체중당 20%인 반면, 영아는 50%)	수분상실 증가(수분보유 능력 제한)
4. 높은 대사율	빠른 수분 상실로 탈수 초래
5. 미성숙한 내분비계	적절한 조절체계의 빠른 반응 제한
6. 신생아의 산도증가(며칠에서 몇 주 지속 혹은 저체중아는 지속적임)	대사성 산증 초래

병인

영아와 아동들의 체액 균형 문제의 위험 증가는 이들의 작은 신체크기, 다양한 신체조절체계의 미숙, 전반적인 건강상태 및 체액보유 정도에 의해 배가된다.

표 15-3 영아와 아동에 있어서 체액균형 문제와 연관된 흔한 병인

문제유형	병 인
탈수 (체액량 결핍)	• 설사, 구토, • 부적절한 수분섭취
수분과다 (체액량 과다)	• 과다한 불감 수분상실, • 전기 온열기/광선요법, • 정맥내 수액과다 • 많은 양의 수분섭취 (특히 영아의 경우 갈증기전의 미성숙으로 인해) • 부적절하게 준비된 formula 투여 • 미온수 관장 • 당뇨성 케톤산증으로 인한 포도당 수준의 빠른 감소

영아와 아동의 체액균형문제와 연관된 병인들은 표 15-3에 나열되어 있다. 영아와 아동에 있어서 가장 흔한 수분균형문제는 탈수(체액량 결핍)이다. 전해질 불균형은 체액량 문제와 연관된다. 영아와 아동에 있어서 흔한 체액과 전해질 균형 문제와 연관된 병인은 표 15-4에 나열되어 있다.

임상 증상

체액불균형 증상 및 징후들은 영아나 아동의 성숙 수준, 수화 상태와 문제의 근원에 따라 다양하다.

과다 수화로 인한 수분 중독은 과다한 수분 섭취로 혈청내 Na 수준이 낮을 때와 중추신경계 자극시 발생한다. 영아는 갈증기전과 신장이 아직 충분히 발달하지 못했기 때문에 특히 더 취약하다. 과다 수화에 대한 전형적인 징후, 증상 및 임상검사결과는 표 15-5에 나열되어 있다.

탈수는 영아와 아동에 있어서 가장 흔한 체액 불균형 문제이다. 이는 전체 체액 배출량이 전체 체액 투입량을 초과할 때 발생한다. 설사와 연관된 탈수는 영아와 아동에 있어서 체액과 전해질 불균형의 원인 중 하나이다. 설사를 동반한 구토시 체액과 전해질 상실은 더 심해진다.

표 15-4 병인과 관련된 흔한 전해질 균형문제

문 제	병 인
저소듐혈증 (Na고갈)	• 구토, 설사 • D_5W의 수분과다 • 이뇨제 • 저염 섭취 • 과다한 불감성 수분상실 • 전해질 없는 용액(맹물)의 과다섭취와 관련된 수분중독 맹물로 체강 세척 • 질병상태(신증후군, 심부전, 급성 신부전, 경변증, 화상, 항이뇨호르몬부적절분비증후군)
고소듐혈증 (Na과다)	• 구토, 설사 • 고염 섭취(경구 혹은 정맥내) • 수분대체없이 많은 양의 용질 투여(관 영양) • 과다한 불감성 수분상실 • 질병상태(요붕증, 신병증)
저포타슘혈증 (K고갈)	• 구토, 설사 • 완하제와 관장 남용 • 약물(스테로이드, 항생제, 이뇨제) • 고 탄수화물 섭취 • 질병상태(당뇨성 케톤산증, 쿠싱증후군, 신경성 식욕부진)
고포타슘혈증 (K과다)	• 정맥내 K 과부담 • 오래된 혈액 수혈 • 약물(K 보유 이뇨제, 항암요법) • 질병상태 (신부전, 저알도스테론증, 대사성 산증, 분쇄 손상, 화상, 겸상세포위기)
저칼슘혈증 (Ca고갈)	• 부적절한 식이(비타민 D와 Ca결핍) • 우유 formula • 약물(이뇨제, 항경련제, 제산제, 완하제, P 보유물, 항암제) • 질병상태 (신혈류부전, 부갑상선기능저하증, 알칼리증, 췌장염, 위장장애)
고칼슘혈증 (Ca과다)	• 장기간 부동 • 과다한 정맥내 혹은 경구투여 • 약물(비타민 D 중독, 이뇨제-thiazides) • 뼈 이화와 관련된 질병상태(부갑상선기능항진증, 갑상선 기능항진증, 백혈병과 다른 악성종양, 신질환)

표 15-5 과수화 : 가능한 증상 및 징후와 검사실 결과

증상 및 징후	검사실 결과
• 빠른 체중증가(>체중의 10%)	• 낮은 요비중
• 전신부종	• 혈청 전해질 수준 감소
• 비정상 호흡음, 느리고 강한 맥박	• Hct 감소
• 중추신경계 장애(불안정, 두통, 발작, 기면)	
• 흐린 시야	
• 오심과 구토	
• 경련과 근 뒤틀림	

체중감소는 체액량 상실 정도를 파악하는 데 활용할 수 있다. 매 1% 체중상실은 체중당 10ml의 체액량이 상실된 것이다. 탈수는 체중상실 정도에 따라 경증, 중등증, 혹은 중증으로 분류한다.

표 15-6은 영아와 아동의 탈수정도를 사정하기 위한 지침을 제공한 것이다. 표 15-7은 탈수의 유형, 임상증상 및 중재방법을 나타낸 것이다.

임상 관리

체액량 문제유형과 상관없이 영아와 아동은 저혈량성 쇼크와 중추신경계 장애와 같은 심한 합병증을 막기 위해 즉각적인 치료가 필요하다. 구강으로의 수분섭취는 경증에서 중등증의 탈수가 있는 아동을 위한 치료방법이다.

경증 탈수시, 부모들은 아동이 먹을 수 있다면 어떤 종류든 구강으로 수분을 제공해야 한다. Formula는 영아에게 제공할 수 있다. 만약 이들 방법이 실패한다면 구강으로 전해질 용액을 투여해야 한다.

표 15-8은 경구용 전해질 용액의 목록이며, 재수화 및 전해질 유지를 위해 사용되는 것이다. 일반 제품을 사용할 수도 있다. 그러나 일반제품을 구매할 때는 재수화의 유형 또는 유지요법의 요구도를 고려하여 적절한 용액을 선택하는 것이 중요하다. 일단 재수화가 이루어지면 아동이 정상식이를 섭취할 수 있도록 격려해야 한다. 어떤 의사들은 희석되거나 유당이 없는 formula를 영아에게 처방하는 반면 다

른 의사들은 완전한 formula를 주어야 한다고 믿고 있다. 모유수유 영아를 위한 영양공급은 전해질 용액을 보충해 주어야 한다(보통 100ml/kg 권장). 배변이나 구토를 통한 지속적인 상실 역시 대체해야 한다. 설사로 인한 상실일 때에는 아동체중 중 10ml/kg는 전해질 용액으로 대체해야 한다.

표 15-6 영아와 아동의 탈수정도의 임상사정

	영 아	아 동	임상 사정
경 증	5% (50ml/kg)	3% (30ml/kg)	• 갈증, 구강점막이 약간 건조 • 피부 탄력성 감소, 창백한 피부색 • 눈물 있음 • 천문이 납작함 • 심박수는 정상에서 약간 증가 • 소변 배설량은 정상에서 약간 감소 • 각성, 안절부절 못함
중등증	10% (100ml/kg)	60% (60ml/kg)	• 증상의 심각성 증가 • 피부와 점막건조, tenting • 2~3초내 모세혈관 충만 • 회색의 피부, 눈물 감소 • 천문이 부드럽고 함몰됨 • 안구 함몰 • 심박수 증가 • 요배설량 감소
중 증	15% (150ml/kg)	9% (90ml/kg)	• 안절부절 못함에서 기면 • 증상의 심각성이 두드러짐 • 축축한 피부 • 점막 반점 / 파열 • 피부탄력성 결여 • 모세혈관 충만시간 지연(>3초) • 피부 반점 • 눈물 없음 • 천문과 눈 함몰 • 심박수 상당히 증가 • 소변 배설량 감소 • 기면에서 혼수

표 15-7 탈수유형: 등소듐혈증, 고소듐혈증과 저소듐혈증

탈수 유형	수분과 Na상실	혈청 Na 수준	ECF와 ICF 상실	원 인	증 상	치 료
등소듐혈증성 탈수(등삼투성 혹은 등장성 탈수)	수분과 Na상실량이 동일	130~150 mEq/L	• 세포외액량이 두드러지게 감소됨 (심한 저혈량증). • Na과 수분상실이 거의 동일하기 때문에 ICF에서 ECF으로 삼투성 이동은 없다. • 혈장량은 상당히 감소하고 순환혈량 감소로 인해 쇼크가 발생한다. • 세포내액량은 일정하다.	설사, 구토와 영양결핍(수분과 음식섭취 감소)은 가장 흔한 원인이다.	• 심한 체액상실과 더불어 증상들은 저혈량성 쇼크의 특성: 빈맥, 빈호흡 (후기에는 수축기압 감소). • 다른 증상들은 체중감소, 불안정, 기면, 피부색이 창백하거나 회색, 점막건조, 피부탄력성 감소, 안구함몰, 천문함몰, 눈물이나 타액 없음 및 소변 배설량 감소이다.	• 체액은 저혈량성 쇼크를 교정하기 위해 빠르게 회복시켜야 한다. • 등장성 삼투용액 (예) Ringer's lactate와 5% 포도당이 들어있는 0.2%나 0.3% NaCl 중에서 선택한다. 대체량은 24시간에 걸쳐 계산한다. • 만일 탈수가 심하면 용액양의 절반은 첫 8시간에 주고, 나머지 절반은 다음 16시간동안 준다.

고소듐혈증성 탈수(고삼투성 혹은 고장성 탈수, 아동의 탈수 중 두 번째 유형)	수분상실이 Na 상실보다 더 크다; Na 과다	↑150 mEq/L		• ECF와 ICF는 둘 다 감소한다. • ECF 삼투질 농도 증가는 세포 내에서 외로의 체액이동을 일으켜 심한 세포탈수를 야기한다. • ECF 고갈은 ICF 고갈만큼 심하지는 않다. • 저삼투성 체액상실은 ECF의 삼투질 농도를 증가시킨다.	• 심한 설사(수분은 용질과다로 상실됨)와 수분 섭취감소와 함께 고농도 용질섭취는 가장 흔한 원인이다. • 다른 원인으로는 발열, 부적절한 신기능, 빈호흡이나 이들 상태의 혼합 등을 들 수 있다.	• 쇼크는 ECF 상실이 심하지 않기 때문에 덜 두드러진다. • 증상은 체중감소, 갈증, 혼돈, 경련, 진전, 두껍고 딱딱한 피부 탄력성, 안구와 천문 함몰, 눈물 없음, 중정도로 빠른 맥박, 중정도로 빠른 호흡, 정상 혈압, 소변 배설량이 정상에서 감소 및 뇌내출혈을 포함한다.	• 목적은 수분중독없이 세포내 및 세포외액량을 증가시키는 것이다. • 과다한 저삼투성 용액이나 D_5W만을 주는 경우 ECF가 희석되어 세포내로 수분이 이동하여 수분중독이 발생한다(세포내액량 과다). • 48시간에 걸쳐 서서히 용액을 감소시키는 것이 가장 안전하다. • 0.2% NaCl이 있는 5%포도당을 처방하고 나중에 Lactated Ringer's용액을 투여한다. • 소변량이 정상이면 K을 용액에 추가(2 ~ 3mEq/kg)한다.

탈수 유형	수분과 Na상실	혈청 Na 수준	ECF와 ICF 상실	원 인	증 상	치 료
저소듐혈증성 탈수(저삼투성 혹은 저장성 탈수)	Na 상실은 수분상실보다 더 크다; 수분과다	↓130mEq/L	• ECF는 심하게 감소하고 ICF는 증가한다. • ECF의 삼투질 농도는 ICF보다 더 낮다. • ECF에서 ICF로의 수분이동(저농도에서 고농도로). • 수분과다는 뇌세포의 활동을 방해하기 때문에 가장 먼저 뇌세포가 영향을 받는다.	• 심한 설사(Na은 수분과다시 상실됨), 과다한 수분섭취, 전해질 없는 수액주입 D_5W, Na 상실, 신장병증과 이뇨요법	• 갈증, 체중감소, 기면 혼수, 피부탄력성 감소, 축축한 피부, 안구함몰되고 부드러움, 눈물없음, 쇼크증상(빈맥, 빈호흡, 낮은 수축기압)과 소변배설량 감소	• Ringer' lactate나 5% dextrose in 0.45% NaCl은 Na 수준을 교정하는데 도움이 될 수 있다(125~135 mEq/L). • 혈청 Na 수준이 115 mEq/L이면 생리식염수를 사용한다. 혈청 Na이 115보다 낮으면 3% 식염수를 사용한다. • 빠른 체액과 전해질 보충은 혈장으로의 과다한 세포액 이동을 유발한다. 그 결과 과수화 및 심부전이 초래될 수 있다.

정상식이 섭취와 더불어 의사들은 식이에 보충하기 위해 경구용 전해질 용액을 10ml/kg을 처방한다. 식이는 탄수화물이 적으면서 소화되기 쉬운 음식인 시리얼, 요구르트, 익힌 채소 및 수프 등을 준다.

유아들은 부드럽고 신선한 음식을 준다. BRAT식이(바나나, 쌀밥, 사과와 토스트나 차)는 영양가가 부족하고 고탄수화물에, 전해질 함유가 낮은 식품이므로 권장하지 않는다. 피해야 할 음식들은 튀긴 음식, 소다와 jello 물이다.

표 15-8 경구용 전해질 용액

제품	Na(mEq/L)	K(mEq/L)	Cl(mEq/L)	염기(mEq/L)	포도당(g/L)
Infalyte	50	25	45	30	30
Naturalyte	45	20	35	48	25
Pedialyte	45	20	35	30	25
Cerealyte	70	20	60	30	4.0
Rehydralyte	75	20	65	30	25
ORS(WHO)	90	20	80	30	20

자료원 : J.Snyder(1994). Seminars in Pediatric Infectious Disease (Vol 5, P.231)

경구 재수화 요법은 심한 구토, 위팽만, 심한 탈수가 있는 영아와 아동에게는 비경구요법으로 대체한다. 심한 탈수로 불안정한 아동의 응급치료법은 저혈량성 쇼크를 예방하거나 교정하는 것이다. 응급상황에서 체액은 빨리 복구되어야 한다.

아동이 재수화되었음을 평가하기 위해 주의 깊은 고찰이 필수적이다. 과수화는 발작과 같은 신경학적 증상을 동반한 뇌부종을 초래할 수 있다. 초기 세포외액량 증가를 위해 보통 0.9% NaCl이나 lactated Ringer's 용액과 같은 등장성 용액을 투여한다. 권장량은 kg당 20~30ml이다. 필요하다면 반복투여한다.

초기 체액량 증가는 순환 및 신기능을 개선시켜 쇼크를 예방하기 위한 것이다. 지속적인 재수화를 위한 요구량은 아동의 임상 상태와 전해질 불균형의 특성에 따라 다양하다. 체액 대체량은 체액유지 요구량뿐 아니라 상실량을 계산하여 대체하도록 한다.

투여되는 IV용액은 탈수 유형에 따라 결정된다. 등소듐혈증성 탈수의 경우, 보통 Ringer's lactated 용액이나 0.2%나 0.3% Nacl이 섞인 5%

포도당 용액으로 대체 및 유지한다. 저소듐혈증성 탈수를 치료하기 위한 NaCl의 농도는 혈청 Na 수준에 따른다. Ringer's lactated나 0.45% NaCl이 섞인 5% 포도당 용액은 적은 양의 Na 결핍을 치료하는데 효과적이다. 115～125mEq/L의 결핍은 생리식염수로 치료된다. 심한 Na 결핍은 3% 식염수용액이 필요하다.

고소듐혈증성 탈수의 사정 및 치료는 순환용량을 보존하기 위해 세포내에서 세포외강으로 체액이 이동하기 때문에 복잡하다. 그러므로 아동의 과다수화 및 수분중독의 발생 가능성이 있다.

일반적으로 저장성 용액(0.2% Nacl이 섞인 5% 포도당)은 삼투질 농도을 교정하는 데 이용되며, 등장성 수액(Ringer's lactate)은 체액량 문제를 교정하기 위해 사용한다. 고소듐혈증시 혈청 Na 교정은 0.5～1.0mEq/L/h보다 더 빠르게 교정해서는 안 된다.

영아와 아동을 위한 세심한 고찰

- 총 체액량(체중에 따른 총 체액량 비율)은 연령에 따라 다양하며, 체액관리를 위한 중요한 요소가 된다. 비록 작은 변화라 할지라도 전해질 균형에 영향을 미친다.
- 세포외액량과 세포내액량의 비율은 연령 및 체액불균형의 정도에 따라 다양하다
- 영아와 아동에 있어서 체액과 전해질 균형을 조절하는 조절기전의 미성숙한 발달은 탈수로 인한 쇼크가능성을 증가시킨다.
- 재수화 상태를 평가하는 주의 깊은 고찰이 필수적이다. 경증에서 중등증의 탈수는 경구 대체요법을 권장한다.
- 심한 탈수를 보이는 영아와 아동은 정맥요법이 필요하다. 재수화 시도는 순환 및 신기능 개선을 통해 쇼크를 예방하기 위한 것이다. 지속적인 재수화 요구량은 아동의 임상상태 및 전해질 불균형의 특성에 따라 다양하다
- 심한 탈수시 정맥요법을 투여 받는 아동은 자주 사정하는 것이 중요하다. 과수화는 수분중독과 뇌부종을 초래할 수 있다.

혈청 Na 수준을 유지하기 위해 너무 빠르게 감소해서도 안 되고, Na 수준을 매 2~4시간마다 모니터해야 한다. 고소듐혈증성 탈수 교정의 목표는 수분 중독을 예방하는 데 있다. 영아와 아동은 상태가 안정될 때까지만 정맥내로 수액을 공급한다. 일단 체액과 전해질 불균형이 안정되면 경구로 재수화를 시도한다.

대상자 관리

사정

- 현 문제에 관한 건강력을 확인한다.
- 영아나 아동의 머리에서 발끝까지 사정하고 건강력과 검진자의 결과를 비교해보고 체액 과다나 결핍의 증상을 확인한다. 머리에서 발끝까지 사정하기 위해 표 15-9를 참조한다.
- 체중 변화, 식사/음료 섭취 형태, 소변 배설량, 불감성 발한, 호흡수, 구토, 설사, 불안정, 안절부절, 피부(탄력성, 색깔, 온도), 점막, 눈, 눈물, 천문들, 활력징후, 신경학적 증후, 신경혈관상태와 대변 빈도/경도와 같은 체액과 전해질 균형과 연관된 잠재적 건강문제를 확인한다.
- 체액과 전해질 균형 문제를 확인하기 위한 검사들(전해질, Hb/Hct, 소변 비중)을 검토한다.
- 향후 상태와 비교하기 위해 활력징후, 체중 등의 기초자료를 수집한다.

간호진단

- 체액 보유 감소 혹은 과다한 구토 및 설사와 관련된 체액량 결핍
- 부적절한 체액 분비 또는 체액량 조절 변화와 관련된 체액량 과다
- 기아, 당뇨성 케톤산증과 관련된 신체요구량보다 적은 영양 불균형
- 영아와 아동의 체액요구와 관련된 지식결여(부모)

중재

① 체액량 결핍

- 검사실 수치(creatinine 비율, 전해질, Hb, Hct, 소변비중)를 모니터한다.
- 전신 외모, 행동과 신경학적 상태의 변화에 대해 세밀하게 모니터한다.
- 매일 체중을 모니터한다.
- 건강문제의 심각성을 나타내는 활력징후들을 모니터한다.
- 탈수의 유형과 정도(경증, 중등증, 중증)를 판단하기 위해 관찰내용을 통합한다.
- 체액대체가 행동과 검사실 결과에 미치는 영향을 모니터한다.
- 섭취량과 배설량의 균형을 모니터한다.

② 체액량 과다

- 체액과다의 원인을 확인하도록 한다.
- 섭취량과 배설량의 불균형여부를 세심하게 관찰한다.
- 검사실 수치(전해질, Hb, Hct, 소변 비중과 creatinine비율)를 관찰하고 작은 변화라도 보고한다.
- 불균형의 심각성을 나타내는 활력징후들을 관찰한다.
- 매일 체중을 관찰한다.
- 발작이나 혼수를 초래하는 중추신경계 징후와 증상들을 세심하게 관찰한다.
- 부종 징후, 얼굴, 복부와 체부에서 관찰한다
- 조용하면서도 통제된 환경을 제공한다.
- 결과상 작은 변화라도 기록 및 보고한다.

③ 신체요구량보다 적은 영양 불균형

- 아동의 음식선호도를 확인하기 위해 부모나 아동에게 질문한다. 가능하다면 언제라도 이들 선호도를 존중해야 한다.
- 저탄수화물의 소화되기 쉬운 음식인 시리얼, 요구르트, 익힌 채소 및 스프는 아동들에게 적절하다. 유아들은 부드럽거나 신선한 음식을 제공한다. BRAT식이(바나나, 쌀밥, 사과와 토스트나 차)는 영양

가가 부족하고 고탄수화물, 낮은 전해질 함유식품이므로 권장하지 않는다. 부모들은 아동들이 튀긴 음식, 소다와 jello 물을 먹지 않도록 충고해야 한다.

- 경증 탈수시, 아동이 먹을 수 있다면 어떤 종류든 구강으로 수분을 제공하고, 정상 식이를 준다. Formula는 영아에게 제공할 수 있다.
- 만일 아동이 식욕이 결핍되어 있다면 콜라보다는 중정도의 진한 주스가 더 나음을 부모에게 조언한다. 콜라는 당분이 높으므로 잠재적으로 혈청 삼투질 농도를 증가시킨다.
- 만일 탈수가 진행되고 아동이 수분 섭취를 할 수 있다면 부모들은 적절한 경구용 재수화 용액을 공급해야 한다. 경증 탈수시의 재수화요법은 4시간에 걸쳐 50ml/kg을 제공하는 것이다. 중정도 탈수시 4시간에 걸쳐 100ml/kg을 투여한다. 용액은 경구용 주사기나 차숟가락으로 줄 수 있다.
- 일단 아동의 상태가 안정되고 아동이 먹는데 관심을 보이면 탄수화물이 낮고 소화되기 쉬운 음식을 제공하도록 부모에게 충고한다. 초기 회복단계에서는 경구용 재수화용액이 처방된다.

④ 지식결여(부모)

- 아동의 상태에 대한 부모의 지식수준을 사정한다.
- 성공적인 접근법을 계속 활용할 수 있도록 부모를 격려한다.
- 필요하다면 부모의 질문에 답변한다.
- 아동의 상태와 치료계획에 대한 필요한 정보를 제공한다.
- 부모들에게 지지와 격려를 제공한다.

평가 / 기대되는 결과

- 체액량 문제의 원인이 제거되었거나 조절되었는지(질병 상태 확인, 구토와 설사 조절, 출혈) 그리고 전해질 불균형 혹은 수분 섭취가 적절하게 조정되었는지 평가한다.
- 선택한 전해질 검사 수치(Na, Cl, K, Ca)들이 정상 범위로 회복되었는지 검증함으로써 중재 효과를 평가한다.

- 기준 체중 수준으로 안정될 때까지 매일 체중(영아와 아동은 kg으로)을 기록한다(필요하다면 부모와 상담).
- 체액불균형의 징후와 증상(기면, 과흥분, 영아의 천문 함몰이나 팽만, 부종, 허약/시끄럽게 우는 것, 눈물이 마른 것, 발작 등등)이 감소되었는지 전신 외모를 사정한다.
- 영아나 아동의 수화 상태(촉촉함, 분홍색의 점막, 양호한 피부 탄력성 등등)를 사정한다.
- 섭취량과 배설량 측정을 통해 체액 균형은 모니터한다.
- 아동의 탈수 징후 및 증상과 관련된 부모의 교육 이해 정도를 기록한다.
- 아동의 영양 상태가 질병 전 상태로 돌아왔는지를 평가한다.

표 15-9 영아와 아동의 체액과 전해질 불균형에 대한 전신 사정

관찰	사정	이론적 근거
① 행동과 외모	• 불안정 / 안절부절 못함 • 식욕부진 • 목적없는 움직임 • 비정상적 울음 • 기면 • 자극에 대한 과흥분을 동반한 기면 • 무반응(혼수)	• 체액결핍의 초기증상은 불안정, 목적없는 움직임과 영아의 비정상적 혹은 고음의 울음, 아동은 안절부절 못함과 함께 갈증 경험, 탈수가 지속될 때 기면과 무의식이 발생한다.
② 피부	• 색깔 _____ • 온도 _____ • 촉감 _____ • 탄력성 _____	• 피부색은 창백(경증시), 회색(중등증시) 혹은 반점(중증)이 있고, 탈수 정도에 따라 다르다. 온도는 보통 고장성 탈수를 제외하고는 차갑다. 피부는 등장성 탈수시 건조되고 저장성 탈수시 축축하며 고장성 탈수시 두껍고 거칠다. • 탄력성은 복부, 흉벽이나 대퇴내면의 피부를 잡아서 측정하며 피부탄력 비율을 사정한다. 탈수가 진행되면 탄력성은 떨어진다. 고장성 탈수시 탄력성은 그대로다. 비만 영아나 아동의 피부 탄력성은 결핍상태에서 정상으로 나타난다. 영양실조는 체액균형과 조직 탄력성이 불량해질 수 있다.
③ 점막	• 구강건조 (뺨과 잇몸) • 종적 주름과 함께 혀 건조 _____	• 점막과 혀는 체액결핍으로 건조해진다. Na 결핍은 딱딱하고 거칠며 혀가 붉어진다. 또한 구강호흡으로 인해 혀가 건조해진다. 일부 약물과 비타민 결핍은 점막을 건조시킨다. 구강점막 건조는 체액상실의 좋은 지표가 된다.
	• 갈증 경증 _____ 중등증 _____	• 갈증은 탈수(체액상실)의 지표이다. 갈증은 구토가 있다면 구분하기 어렵다. 심한 갈증은 혈청 고삼투성 및 세포탈수를 초래한다.
④ 눈	• 함몰 _____ • 눈물 _____ • 부드러운 안구 _____	• 함몰된 눈과 눈주위의 검은 피부는 심한 체액량 결핍을 보인다. 눈물은 중정도에서 중증 탈수시 없을 수 없다(눈물은 약 4개월의 영아의 경우 없다). 부드러운 안구는 정상소듐이나 저소듐혈증성 탈수시 볼 수 있다.

⑤ 천문	• 함몰 _____ • 팽출 _____	• 전방 천문의 함몰은 체액량 결핍의 지표가 된다. 체액과다는 천문 돌출을 초래한다.
⑥ 활력 징후들		
• 체온	• 입원시 체온 _____ 시간 (1) _____ 시간 (2) _____	• 체온은 저체온이나 고체온일 수 있다. 발열은 불감성 수분손실시 증가한다. 말초순환 감소를 초래하는 저혈량증(체액량 결핍)시에는 아동의 사지는 차게 느껴진다. 저체온은 에너지 발산의 감소로 인한 것이다
• 맥박	• 입원시 맥박수 ___ 시간 (1) _____ 시간 (2) _____ • 형태 _____	• 약하고 빠른 맥박(>160 영아, >120 아동)은 체액량 결핍(저혈량증)과 쇼크 가능성을 나타낸다. 강하게 뛰면서 도약 맥박은 체액과다의 지표이다. 불규칙한 맥박은 저포타슘혈증에 의한 것이며, 약하고, 불규칙적이며 느린 맥박은 고포타슘혈증에서 볼 수 있다.
• 호흡	• 입원시 호흡 _____ 시간 (1) ____ 시간 (2) ____ • 형태 _____	• 영아의 호흡 깊이와 형태를 기록한다. 호흡곤란과 습성 악설음은 보통 체액량과다와 관련이 있다. 빈 호흡은 폐로부터 불감성 수분손실량을 증가시킨다. 빠르고, 깊고, 힘찬 호흡(Kussmaul 호흡)은 종종 대사성 산증시 볼 수 있다. 산증은 신장으로의 부적절한 H 배출, 설사, salicylate 중독이나 당뇨병으로 인한 것이다. 얕고 불규칙한 호흡은 호흡성 알칼리증으로 인한 것이다.
• 혈압	• 입원시 혈압 ____ 시간 (1) _____ 시간 (2) _____	• 혈관의 탄력성은 체액량 결핍시 혈압을 안정시킨다. 혈압상승은 체액량 과다를 의미한다. 혈압 감소는 심한 체액량 결핍, 혈장에서 간질강내로 세포외액 이동이나 Na 결핍으로 인한 것이다.
⑦ 신경학적 징후들	• 복부팽만 ____ • 반사감소(저긴장증) • 허약/마비 ____ • 뒤틀림, 경련 ____ • 감각 혼돈 ____ 혼수 ____ 기타 ____	• 복부팽만과 허약감은 K 결핍을 의미한다. • 테타니 증상들은 Ca 혹은 Mg 결핍으로 인한 것이다. • 혈청 Ca 결핍은 아동에게 자주 나타나며 이들 뼈에 혈액으로부터 Ca이 채워지지 못했기 때문이다. • 혼돈은 K 결핍 혹은 체액량 불균형으로 인한 것이다
⑧ 신경혈관 징후들	• 모세혈관 충만시간 ____	• 전신관류 측정. 중정도에서 중증 탈수는 모세혈관 충만 시간이 >2~3초 지연된다.

⑨ 체중	• 질병전 체중 ____ • 현 체중 ____	• 체중감소는 탈수(체액상실)정도를 나타낸다. 경증 : 2~5% (영아와 유아) 중등증 : 5~10% (영아와 유아), 3~6% (아동) 중증 : 10~15% (영아와 유아), 6~9% (아동) • 체액상실은 1g의 체중감소와 1ml의 체액상실과 동일한 것으로 고려하여 추산할 수 있다. • 부종과 복수는 체액불균형을 초래할 수 있다. 체액과다는 간비대가 나타날 수 있다 • 체중은 같은 척도로, 매일 동일한 시간에, 동일한 의복을 입고 측정해야 한다.
⑩ 소변	• 8시간내 소변횟수 ____ • 8시간 소변배설량 ____ • 시간당 소변배설량 ____ • 소변색 ____ 비중 ____ 소변산도 ____	• 모든 근원으로부터 정확한 섭취량과 배설량의 측정은 필수적이다. • 배설량의 정상범위는 영아 2~3ml/kg/h, 유아 2ml/kg/h, 아동 1~2ml/kg/h이다. • 젖은 기저귀에서 마른 기저귀의 무게를 빼면 영아와 유아의 배설량을 알 수 있다(1g의 젖은 기저귀 = 1ml의 소변). • 증발 손실량 때문에 기저귀는 배뇨 30분 내에 무게를 측정해야 정확하다. 비중은 굴절계와 계심봉으로 얻을 수 있다. • 정확한 사정은 배뇨 2시간 내에 이루어져야 한다. • 핍뇨(소변 배설량 감소)와 매우 농축된 소변(짙은 노란색)과 비중 증가(>1.020, 영아 ; 1.030, 아동)는 혈장이 간질액으로 이동, 중정도에서 중증 체액량 결핍이나 심한 Na 과다, K 과다나 신 혈류부전시 나타난다. 또한 비중 상승은 당뇨와 단백뇨의 지표이다. 심한 체액결핍시 영아는 16~24시간동안 배뇨하지 못하고 복부팽만의 증거도 없을 것이다. • 낮은 비중(<1.010)과 다뇨(소변 배설량 증가)는 체액과다, 신질환, Na 결핍이나 간질액으로 부터 혈장으로의 세포외액 이동이나 ADH 감소시 볼 수 있다. • 산성 pH는 대사성이나 호흡성산증이며, 심한 K 결핍으로 인한 알칼리증이나 체액결핍으로 인한 것이다. • 알칼리 소변은 대사성 혹은 호흡성 알칼리증, 고알도스테론증, 만성신장염을 동반한 산증, 세뇨관 기능부전이나 이뇨요법으로 인한 것이다.

항목	기록	설명
⑪ 대변	횟수 _____ 경도 _____ 색깔 _____ 양 _____	• 대변의 경도, 색깔과 양은 기록해야 한다. 만일 대변이 묽다면 이것을 측정해야 한다. 잦은 묽은 변은 체액량 결핍, K 과 Na 결핍 및 중탄산염 결핍(산증)으로 초래한다.
⑫ 토물	횟수 _____ 경도 _____ 색깔 _____ 양 _____	• 토물은 경도, 색깔, 양에 따라 기술될 필요가 있다. 많은 양의 잦은 구토는 체액상실, H와 Cl 상실(알칼리증)뿐 아니라 K과 Na 상실을 초래한다.
⑬ 기타 체액 상실	위장 흡인 양 _____ 배액관 양 _____ 누관 색깔 _____ 양 _____ 기타 양 _____	• 모든 근원으로부터의 체액상실은 측정되어야 한다. 위장흡인, 배액관, 누관으로부터의 체액상실은 심한 체액 및 전해질 불균형을 초래할 수 있다.
⑭ 혈화학적 혈액학적 검사	전해질 시간_____시간_____ K _____ _____ Na _____ _____ Cl _____ _____ Ca _____ _____ Mg _____ _____ BUN _____ _____ Creatinine _____ _____ Hb _____ _____ Hct _____ _____	• 일련의 혈액화학적 검사만으로는 사정을 위해 충분하지 않다. 전해질은 정상범위에서 벗어났을 때 자주 모니터해야 한다. **기준** K : 신생아 3.0~6.0mEq/L 영아와 아동 3.5~5.0mEq/L Na : 신생아 136~146mEq/L 영아 139~146mEq/L 아동 135~148mEq/L Cl : 신생아 97~110mEq/L 아동 98~111mEq/L Ca : 신생아 7~12mg/dL 아동 8~10.8mg/dL Mg : 모든 연령 1.3~2.0mEq/L BUN : 신생아 4~18mg/dL 아동 5~18mg/dL Creatinine : 신생아 0.3~1.0mg/dL 영아 0.2~0.4mg/dL 아동 0.3~0.7mg/dL

Hb : 신생아 14.5~22.5g/dL
영아 9~14g/dL
아동 11.5~15.5g/dL

Hct : 신생아 44~72%
영아 28~42%;
아동 35~45%

- BUN 상승은 체액량 결핍이나 신혈류부전을 의미할 수 있다.
- creatinine 상승은 주로 신손상을 의미한다.
- Hb와 Hct상승은 체액량 결핍으로 인한 혈액농축을 의미한다. 만일 빈혈이 있다면 Hb와 Hct는 거짓 정상으로 나타날 것이다.

- ABGA
  - pH
  - $PaCO_2$
  - PaO_2
  - HCO_3
  - BE

- pH의 정상 범위는 7.35~7.45이다. pH가 7.35이거나 그 이하면 산증이다. pH가 7.45이거나 그 이상이면 알칼리증이다.
- 신생아와 영아는 $PaCO_2$ 수준은 27~41mmHg이다. 영아 이후에는 남자는 35~48이고, 여자는 32~45mmHg이다. 더 낮은 수치는 호흡성 알칼리증이나 보상작용(과호흡, 과다환기)이다. 높은 수치는 호흡성 산증을 의미한다.
- 모든 연령에서 HCO_3의 정상범위는 21~28mEq/L이다. BE는 연령에 따라 다양하다.

- 정상 BE범위 :
  신생아 (−10)~(−2)mEq/L
  영아 (−7)~(−1)mEq/L
  아동 (−4)~(+2)mEq/L

- HCO_3가 21 이하이고 BE가 정상치보다 낮으면 대사성 알칼리증이고, HCO_3가 28 이상이고 BE가 정상치보다 높으면 대사성 산증이다.

chapter 16

노인의 수분과 전해질 불균형

Older Adults with Fluid and Electrolyte Imbalances

서문

노인의 정상적인 연령 관련 생리적 변화에 대한 건강전문가의 이해는 최적의 건강관리를 제공하는 데 필수적이다. 이들 연령 관련 변화들은 종종 만성 건강문제와 결부되므로 노인은 체액과 전해질 불균형으로 인해 더욱더 생명에 위협을 받을 수 있다. 건강중재는 이들 불균형에 각별히 주의를 기울여야 한다.

병태생리

정상 노화과정 동안 폐, 신장, 심장, 위장과 피부계는 기능적 효율성이 감소함으로써 구조적 변화가 나타난다. 노인에게는 이들 변화가 전신에 손상을 주므로 수분과 전해질 불균형에 대한 보상능력 또한 감소하게 된다. 게다가, 만성질환과 같은 위험요인들은 신체의 모든 체계의 정상적인 기능을 변화시키고 쇠퇴하게 만들어, 수분과 전해질 균형을 유지하는 능력을 방해한다. 사정은 연령관련 변화 및 노인에게 있어서 수분과 전해질 불균형의 원인에 대한 정보를 제공한다. 적절한 중재는 긍정적인 기능성 결과를 가져올 수 있으며 이들 위험요인과 연령 관련 변화들을 감소시킨다.

표 16-1은 다섯 가지 주된 신체체계에 있어서 ① 연령 관련 구조적 변화 ② 수분과 전해질 불균형의 건강 위험요인들 ③ 잠재적 위험요인들로 인한 기능적 변화 ④ 긍정적인 기능성 결과를 가져올 수 있는 중재를 나열한 것이다.

표 16-1 노인에게 있어서 주요 구조적 변화, 위험요인 및 기능적 결과들

인체	구조적 변화	위험요인	기능적 결과	간호중재
① 폐기능 감소	• 체중 20% 감소와 더불어 폐실질조직의 탄력성 소실 • 흉벽 경직성 증가, 폐 탄력성 감소 • 폐포 감소 • 흡식 근육강도 감소 • 내부 표면적 감소 • 점액섬모 운반체계 감소	• 만성질환 폐기종 천식 만성 기관지염 기관지확장증 • 흡연으로 인한 상해 • 수면시간 지연 • 공기오염 노출 • 독성물질에의 직업적 노출 감염 • 면역체계 반응감소	• 불완전한 폐포 환기 • 가스교환 감소 • 호흡노력 증가 • 호흡수 증가 • 기본 동맥혈 산소화 감소 • 점액과 이물질(세균) 청소능력 감소 • 산소보충에 대한 반응감소 • 기침반사 감소 • 기관지 분비물 축적 • CO_2 정체 증가 • pH 조절의 어려움 증가 • 저산소증과 과탄산증에 대한 반응 감소 • 운동에 대한 내성 감소 • 폐활량 반응 감소 • 잔여량 증가	• 다음을 통해 이산화탄소의 배출을 증가시켜 호흡능력 증가 : - 호기를 연장하는 호흡운동 - 몇 번의 심호흡 후 기침 - 잦은 체위 변경
② 신기능 감소	• 큰 신장혈관내에 동맥경화성 변화 • 기능하는 피질 네프론 수 감소 (40세부터 시작, 70세에 30~40% 이하로 감소)	• 약물(신독성 약물, 이뇨제) • 비뇨생식기 질환(감염, 폐색) • 만성 신혈류부전 • 고혈압	• 사구체 여과 감소 • 신혈류 감소 • 수분과 용질 분비능력 손상으로 다음을 일으킴 : - H^+ 배출감소로 대사성 산증 초래	• 적응능력 사정 및 최적의 신기능 유지 : - 수분섭취 및 배설균형 확인 - 적절한 수분섭취 권장

인체	구조적 변화	위험요인	기능적 결과	간호중재
	• 신장의 크기와 무게 감소 • 간질조직 증가 • 소변을 농축하는 수질 네프론의 능력 감소 • 사구체 수 감소 • 사구체와 세뇨관 막이 두꺼워짐	• 동맥경화성 혈관질환	- 소변농축 능력감소 - 체내에 노폐물 축적 증가 - 약물배출 능력감소 • 40세부터 10년마다 약 10%씩 소변 크레아티닌 청소치 감소(주의: 혈청 크레아티닌은 정상) • 스트레스에 대한 신장의 적응 능력 감소 • 갈증 지각 감소(hypodipsia) • Na 균형에 대한 반응 손상	- 혈청 CO_2나 HCO_3에 따른 산-염기 균형 확인 - 신장의 소변농축 능력 판단하기 위해 비중 검사 - 혈청 크레아티닌, BUN과 소변 크레아티닌 청소를 관찰하면서 신기능 확인 - 신기능에 독성을 유발하는 약물 확인 - 약물 축적으로 인한 부작용 관찰
③ 순환 및 심장기능 감소	• 경직성 증가 및 동맥벽 탄력성 감소(동맥경화증) • 혈관 탄력성 감소 • 심혈관과 판막이 두꺼워짐 • 전도세포의 수 감소	• 심근경색증 • 심근병 • 비만 • 흡연 • 위험요인을 초래하는 식사습관 : 고지혈증, 과다한 염분과 열량 • 운동부족	• 잠재적 혈압 상승 • 혈액 정체로 모세혈관 후방 압력이 가해져 조직내로 체액이 이동하여 부종 초래 심장보유능력(심부담 증가에 대한 심장의 반응능력) 감소는 다음의 형태로의 적응기능을 보임. - 스트레스를 받는 상황을 제외하고는 젊은 성인과 같은 정상 심박수로 돌아오는 데 시간이 걸림.	• 심장의 적응능력 사정 및 순환 및 심기능 유지 - 동맥경화성 변화로 인한 혈압상승 확인 - 말초 맥박을 측정함으로써 혈류 확인 - 모세혈관압 상승으로 인한 하지 부종 확인

	• 낮은 K 섭취 • 이뇨 요법 • 과다한 알코올 섭취 • 스트레스 • 공기 오염 • 호르몬 변화	- 부종과 울혈성 심부전의 빈도 증가 - 심수축 강도 감소 - 심박출량과 박동량 감소 - 혈압 변화에 대한 보상반응 감소 - 최대 심박수와 유산소 능력 감소 - 최대 산소소비량 감소 - 노인의 약 50%는 비정상적 심전도를 보임.	- 맥박 확인(심첨과 요골) - 활동에 따른 심박수 변화 확인 - 악설음이 있는지 폐음 사정 - 섭취량과 배설량의 균형 관찰 - 설명할 수 없는 체중 증가(4.5kg), 함요 부종 확인 - 처방에 따라 이뇨제 투여, 효과 사정 - 이뇨제 투여로 인한 저혈량증과 전해질 고갈의 징후와 증상(저포타슘혈증) 관찰 - 혈청 전해질 관찰 - 규칙적인 운동 격려

인체	구조적 변화	위험요인	기능적 결과	간호중재
④ 위장 기능 감소	• 위점막 위축 • 근위축과 소장에서의 지지구조 상실	• 알코올이나 약물 • 사회심리적 요인(예; 고립, 우울) • 음식과 수분 구입, 준비, 섭취 혹은 즐기는 능력을 방해하는 요인들(예; 부동, 정신 장애) • 위장관 장애들(당뇨병, 혈관장애, 신경학적 변화)	• 위액분비 감소, 특히 HCl 감소 및 HCl 감소로 인한 위축성 위염과 관련된 대사성 알칼리증, • 약해진 장벽은 게실 초래 • 위장계 운동(연동운동) 감소(변비유발) • Ca과 영양분 흡수 감소 • 어떤 약물의 용해 및 흡수 감소	• 적응변화를 사정하고, 위장계 기능 유지 : - 환자와 선호음식을 논의 - 생리적 변화, 개인적 선호도와 영양 요구에 따른 식이 변화를 제안, Ca과 비타민 D 증가 필요 - 수분 섭취 격려 - 장배설시 횟수, 경도 및 대변 색깔 확인 - 장음과 연동 운동 수준 사정
⑤ 간기능과 내분비선 기능감소	• 80세까지 약 40% 정도의 간 무게 감소 • 크기와 특성면에서 호르몬 세포 감소 및 배출량 감소	• 간이나 내분비질환 • 약물(스테로이드, 심장약, 항생제) • 알코올 섭취	• 간: - 약물을 해독하는 간능력 감소 - 콜레스테롤 합성과 효소활동 감소 • 호르몬: - 전반적인 대사능력 감소 - 약물 반작용에 대처하는 내분비선 기능 감소	• 간과 내분비선 기능사정: - 환자가 간에 독성을 유발하는 약물을 섭취하는지 확인 - 약물의 독성 효과 관찰 - 약물의 효과 관찰 - 알코올 섭취 사정 및 교육 - 황달 사정 - 체액이동 사정(예; 복수)

⑥피부 기능 감소	•피부전층(표피, 진피, 피하조직)은 얇아지고 탄력성과 강도가 떨어진다. •혈류-감소 •피지선-생산 감소 •한선-생산감소 •신경말단 수 감소	•자외선층에 노출(햇빛) •약물 반작용 •개인위생습관 (예) 너무 잦은 목욕 •부동 •마찰 •화학물질 •기계적 손상 •온도-너무 높거나 낮음 •압력 •유전적 경향 •당뇨병 •말초혈관질환	•건조하고 갈라지는 피부 •통각과 온각에 대한 역치수준 증가 •땀 생성능력 감소 •체온 유지능력 손상 •피부탄력성 감소 (피부 탄력성을 사정하기 어려워짐)	•피부통합성과 기능유지 : - 수화를 유지하고 체액상태 모니터 - 최적의 피부온도 유지 - 운동유지 및 격려 - 부종과 피부손상을 최소화하기 위해 필요하다면 환자 체위변경 및 사지 상승 - 통각과 온각 감소에 대해 교육 - 위험대상자를 위해 특수 매트리스 제공 - 필요하다면 뼈 돌출부위와 압박부위에 패드를 대고 보호해준다.

표 16-2 노인의 체액 문제

문제	병인	중재
체액량 결핍 (탈수)	• 불충분한 수분섭취 • 소변 배설량 증가 • 갈증기전 감소 • ADH에 대한 반응 감소 • 소변농축 능력 감소	• 체액균형을 사정하기 위해 수분섭취량과 배설량 측정 • 적절한 구강 수분섭취 격려 • 정맥 수액공급시 삼투압 사정 • 저혈량증의 임상징후와 증상사정(탈수) • 다른 유형의 수액요법 모니터(예 ; IV 관장과 관영양). 연령과 생리적 상태에 따라 정맥주입량 조정 • 혈청 전해질, BUN, 혈청 크레아티닌, Hct, Hb 수준 관찰
체액량 과다 (부종)	• 약간 ECF 증가 • IV요법으로 인한 과수화 • 모세혈관압 상승 • 심장기능 부전	• 체액균형을 사정하기 위해 수분섭취량과 배설량을 측정 • 매일 체중 관찰 • 과수화를 막기 위해 정맥주입량 조정 • 아침에 말초부종 사정 • 상해로부터 부종성 피부 보호 • 고혈량증의 증상 및 징후 관찰 - 과수화는 폐수종을 유발할 수 있음. • 두통, 불안, 숨 가쁨, 빈맥, 기침, 폐 악설음, 그리고 흉통 관찰.
변비	• 수분섭취 감소 • 위장운동 감소와 더불어 소장과 대장의 근 위축 • 장자극에 대한 지각 상실 • 위 운동과 수화에 영향을 미치는 약물	• 수분섭취 격려 • 연동운동이 있는지 장음 사정 • 경한 하제를 투여하고 남용의 위험을 교육 • 정해진 시간에 식사하도록 함. • 침상변기 제공 • 먹을 수 있다면 섬유질이 많은 음식섭취 증가 • 변 색깔, 경도 및 빈도 관찰
설사	• 고탄수화물이 함유된 관영양 • 변비-소량의 묽은 변 • 일부 영양분 소화 • 바이러스나 세균 감염	• 설사 유발 문제를 사정(감염, 매복, 약물) • 장운동을 감소시키는 투약(예 : Lomotil, Kaop-ectate, Immodium) • 변 색깔, 빈도, 경도 관찰 • 저혈량증과 전해질 불균형(K, Na)을 세심하게 관찰 • 맑은 유동식 섭취 격려

표 16-3 체액량과다 노인의 특성

영향받는 장기체계	구조적 변화	위험요인	기능적 변화	진단	중재	이론적 근거
① 심장	• 동맥경화증 • 모세혈관압 증가 • 심수축효율성 감소	• 최근 10파운드 체중 증가 • 낮은 단백질 섭취 • 심부전 • 고혈압	• 높은 혈압 • 부종 • 심박출량 감소 • 심박동수 증가	체액량 과다: 10파운드 체중증가, 하지부종, 폐 악설음에 근거한 심박출량 감소와 관련된 부종	• 섭취량과 배설량, 체중, 활력징후와 경정맥 팽대 관찰 • Hb, Hct, 혈청 크레아티닌, BUN과 전해질 관찰 • 의사의 처방에 따라 이뇨제 투여 • 이뇨제 투여시 K 관찰	• 내과적 치료와 중재효과를 측정하기 위해 과수화를 확인하는 것은 중요 • Hb, Hct, 혈청 크레아티닌, BUN과 전해질은 체액균형 변화를 사정하는데 중요 • Hb와 Hct 수치감소는 체액 과부담을 의미 • 이뇨제는 체액상실 증가 및 부종감소 많은 이뇨제들은 K 상실 유발

영향받는 장기체계	구조적 변화	위험요인	기능적 변화	진 단	중 재	이론적 근거
② 호흡기	• 폐실질조직의 탄력성 소실 • 흉벽의 강직성 증가	• 부동 • 과소환기	• CO_2 정체 • 호흡성 산증과 호흡능력 감소	• 가스교환장애 • 비효과적 호흡양상	• 비정상 호흡음 관찰 • 폐수종을 알리는 기침 관찰 • 호흡운동 – 지연된 흡식 • 몇 번의 심호흡 후 기침 • 잦은 체위변경	• 체액 과적 사정 • 기침은 체액 과적의 초기 징후임 • 과다한 CO_2 제거 도움. • 가스교환 증진 (O_2+CO_2) • 폐 팽창 도움.
③ 신장	• 동맥경화성 변화와 기능하는 네프론 수 감소로 인한 지속적인 신혈관수축	• 약물 • 비뇨생식기 폐색 • 고혈압↑	• 사구체 여과율과 수분과 용질 배설 능력 감소	• 소변배설량 감소 • 혈청 크레아티닌과 BUN 증가에 근거한 신관류부전과 관련된 체액량 과다	• 섭취량과 배설량 사정 • 부종 사정 위해 매일 체중 측정 • 폐 및 심음 청진 • 소변 비중 측정 • 혈청 크레아티닌과 BUN 관찰 • 혈청 Na, Hb, Hct 관찰	• 과다한 체액량 확인하기 위함 • 매일 체중 측정은 체액상태 사정하는 좋은 방법. • 체액과적은 폐수종과 심부전 유발. • 소변 비중 증가는 부적당한 수분 섭취 혹은 신기능 감소 의미

						• K 관찰 • 필요하다면 이뇨제 투여	• 신기능부전의 진행 및 관리 사정 • 혈액희석의 결과로서 수치 감소 • 신장 분비능력 결핍은 고포타슘혈증 유발 • 이뇨 작용 촉진
④ 위장관 ⑤ 간* ⑥ 피부	• 피부 탄력성과 강도 상실 • 혈류, 피지 및 한선 생산 감소	• 부종 • 부동		• 함요 부종은 하지에서 볼 수 있고, 피부의 보호적 기능 감소 및 피부 상해 위험 증가	• 부종, 부동과 관련된 피부 통합성 장애	• 마찰, 장기간 압박, 화학적 자극, 기계적 손상, 과다한 열성 변화를 피함. • 순환을 촉진하기 위해 운동 격려 • 사지 상승 • 체액량 과다에 대한 중재 시행	• 부종 혹은 부동으로 인한 피부손상 가능성을 감소하기 위함. • 원활한 순환은 피부재생을 촉진 • 순환증진 및 부종 감소 • 체액 균형은 피부계의 위험 감소

* 적용되지 않음.

표 16-4 체액량 결핍시 노인의 특성

영향받는 장기체계	구조적 변화	위험요인	기능적 변화	진 단	중 재	이론적 근거
① 심장, 호흡기*	• 동맥벽 경직성 증가 및 탄력성 감소(동맥경화증) • 혈관 탄력성 감소 • 심혈관과 판막이 두꺼워짐 • 전도세포의 수 감소	• 수분섭취량 감소 이뇨요법 • 과다한 알코올 섭취	• 잠재적 혈압 감소 • 심수축력 감소 • 심박출량과 박동량 감소 • 혈압변화에 대한 보상반응 감소 • 최대심박수와 유산소능력 감소	• 혈압 감소, 약하고 빠른 맥박, 쉽게 피로함에 근거한 적절한 수분섭취, 이뇨요법 감소와 관련된 심박출량 감소	• 심장의 적응능력 사정과 순환 및 심장기능 유지 • 체위성 변화시 혈압과 맥박 확인 • 말초 맥박을 확인하여 혈류 결정 • 피로가 증가하는지 사정	• 체위성 혈압과 맥박 변화는 탈수를 의미 • 약하고, 실낱 같은 맥박은 탈수 징후 • 피로는 탈수와 관련된 심박출량 감소로 인한 것
② 신장	• 지속적인 신혈관 수축 • 기능하는 네프론의 수 감소	• 폐색 • 질환 • 약물	• 갈증기전 감소 • 사구체여과율 감소 • 수분과 용질 배출능력 감소	• 입이 마르고, 혀가 갈라지고 피부탄력성 감소에 근거한 수분섭취 욕구 감소, 많은 양의 알코올 섭취 및 사회적 고립으로 적정량의 수분섭취 감소와 관련된 체액량 결핍	• 소변 배설량 감소 관찰 • 섭취량과 배설량 측정 • 소변 비중 확인 • 적혈구 수, Hct, Hb, 크레아티닌 청소치, 혈청 크레아티닌과 BUN 등 검사 결과 관찰	• 피부 탄력성 감소는 탈수의 징후 • 소변배설량 감소는 탈수나 신기능 부전으로 인한 것 • 체액균형 판단 위함 • 신기능을 사정하기 위함 • 체액결핍의 정도를 파악하기 위함 • 신장의 기능을 파악하기 위함

③ 위장관	• 근위축과 소장과 대장의 지지 구조 상실 • 위점막 위축	• 알코올 섭취 • 불충분한 식사 • 부동 • 알코올보다 다른 음료섭취에 대한 동기 감소 • 사회적 고립	• 위장분비 감소 • 운동 감소 • 변비 • 갈증 감각 감소	• 장운동 횟수 감소, 소량의 단단한 대변에 근거한 부적절한 음식과 수분섭취, 운동 부족과 관련된 변비	• 수분과 수액 섭취로 체액 증가 • 체액 균형 사정 • 섬유질 음식 섭취 증가와 더불어 균형 잡힌 식사 격려 • 장음 사정 • 변 색깔과 경도 관찰	• 장 배설을 향상시키고 변을 부드럽게 하기 위함 • 체액균형은 변비 위험을 감소 • 섬유소가 함유된 균형잡힌 식사는 장배설을 자극
④ 간*, 피부	• 피부전층(표피, 진피, 피하조직)은 얇아지고 탄력성과 강도가 떨어진다. • 혈류감소 • 신경말단 수의 감소	• 온도 – 너무 높거나 낮음 • 부동 • 압력 • 마찰	• 피부 통합성 감소	• 피부 통합성 장애의 위험	• 피부 탄력성과 점막건조 관찰 • 충분한 수분섭취를 유지 및 격려	• 피부 탄력성 감소 및 구강점막 건조는 탈수의 징후 • 적절한 수화는 피부 상태를 증진시킴

* 적용되지 않음.

병인

수분과 전해질 균형 변화에 대한 노인의 적응 능력은 만성질환 혹은 약물과 관련이 있다. 표 16-2는 노인에게서 흔히 발견할 수 있는 체액문제들을 요약한 것이다.

임상 증상

노인에게 있어서 수분과 전해질 불균형의 심각성은 보유된 체액을 유지할 수 있는 개인의 능력, 개인의 조절체계의 효율성 및 여러 가지 질병요인에 따라 다양하다. 구조적 변화와 현 질병이 임상증상에 영향을 미치기 때문에 영향을 받는 체계의 건강문제들을 확인하는 것이 중요하다.

표 16-3은 체액량 과다를 경험하는 노인의 전형적인 증상들을 나열한 것이다. 그리고 표 16-4는 체액량 결핍을 경험하는 노인의 현 증상들을 나열한 것이다.

임상 관리

수분과 전해질 불균형의 효과적인 관리를 위해서는 개인적 위험요인과 만성질환과 관련된 건강자료와 함께 구조적, 기능적 사정 결과를 통합하는 건강전문가가 필요하다. 일단 이 자료가 유용하다면 체액균형은 환자의 연령관련 변화와 현재 건강문제에 목표를 설정함으로써 관리할 수 있다. 표 16-5는 노인의 체액균형 임상관리를 위해 취할 수 있는 행동을 나열한 것이다.

표 16-5 노인의 체액균형을 위한 임상관리

- 체액과 전해질 대체요법은 노인의 감소된 기능효율성 및 느린 반응률(신장, 심장, 폐, 위장, 피부 및 조절체계)에 부합하도록 조정한다.
- 이뇨제와 다른 약물의 부작용 및 체액과 전해질(특히 Na과 K) 불균형의 위험이 증가되었음을 알려준다.
- 급성질환이나 외과적 중재로 체액과 전해질 합병증의 위험이 증가되었음을 인식시킨다.
- 개인의 수화요구에 맞도록 적정량의 음식과 수분을 선택하도록 격려한다.

임상 고찰

1. 인체 체계의 효율성은 노화와 만성질환으로 감소한다. 이는 스트레스원에 대한 신체반응의 효율성과 속도 모두를 감소시킨다.
2. 체액불균형과 연관된 고소듐혈증은 노인에게 흔한 문제이다. 이것은 보통 부적절한 체액소모와 관련이 있다.
3. K 고갈 이뇨제들은 노인들에게 저포타슘혈증을 유발하는 경향이 있다. K 보유 이뇨제들은 고포타슘혈증을 유발할 가능성이 있다.
4. 체액결핍은 체위성 저혈압과 연관이 있다.
5. 장기간 강한 하제와 관장 의존은 저포타슘혈증과 체액량 결핍을 일으킨다.
6. 표준 결장-세척법은 수분과 전해질의 불균형을 초래할 수 있다.
7. 칼슘결핍은 골다공증과 연관이 있다. 노화와 폐경 후 골다공증으로 인해 위험이 증가된다.
8. 심장 발작은 다른 연령 집단보다는 노인에게 더 흔하다(연령 관련 사망률은 70세 이후에 증가한다).
9. 노인은 수술 후 합병증(심장, 폐와 수분 및 전해질 불균형)의 위험이 증가된다.

대상자 관리

사정

- 체액과 전해질 균형요인들(탈수, 체액과다, 부종, 정신 명료, 심장과 신기능)에 대한 세심한 주의를 기울여 포괄적인 건강력을 수집한다.
- 노화에 따른 변화에 특별히 주의를 기울여 머리에서 발끝까지 전신을 사정한다.
- 위험요인들과 잠재적 체액과 전해질 건강문제들을 사정한다.
- 약물과 허브 보충제의 목록을 수집한다.
- 체액과 전해질 문제들을 확인하기 위해 전해질, Hb/Hct 비율, BUN 크레아티닌 비율과 요비중에 대한 검사를 한다.

- 향후 준거로 활용하기 위해 활력징후와 체중에 대한 기본 자료를 수집한다.

간호진단

- 섭취량과 배설량의 심한 불균형과 관련된 체액량 결핍
- 조절체계(심장, 신장, 내분비와 폐)의 부적절한 기능과 연관된 부적절한 체액배설과 관련된 체액량 과다
- 신체요구량보다 적은 부적당한 식이와 관련된 영양불균형

중재

① 체액량 결핍

- 검사 수치(BUN / 크레아티닌 비율, 전해질, Hb, Hct, 요비중)를 관찰한다.
- 전신 외모, 행동과 신경학적 상태의 변화에 대해 세밀하게 관찰한다.
- 매일 체중을 관찰한다.
- 건강문제의 심각성을 나타내는 활력징후들을 관찰한다.
- 탈수의 유형과 정도(경증, 중등증, 중증)를 판단하기 위해 관찰 내용을 통합한다.
- 체액대체가 신체사정과 검사실 결과에 미치는 영향을 관찰한다.
- 섭취량과 배설량의 균형을 관찰한다.

② 체액량 과다

- 체액과다의 원인을 확인하도록 한다.
- 섭취량과 배설량의 불균형 여부를 세심하게 관찰한다.
- 검사 수치(전해질, Hb, Hct, 소변 비중과 크레아티닌 비율)를 관찰하고 작은 변화라도 보고한다.
- 매일 체중을 관찰한다.
- 폐수종의 증상 및 징후들을 세심하게 관찰한다.
- 부종 징후를 보이는지 사지, 몸통을 관찰한다.

평가 / 기대되는 결과

- 체액 균형을 위한 섭취량과 배설량을 평가한다.
- 치료 약물과 체액 대체의 효과를 평가한다.
- 체액 균형을 의미하는 영양섭취를 관찰한다.
- 대상자가 정상 수치로 회복되었는지 체중과 활력징후를 평가한다.
- 위험요인들의 결과를 감소시키기 위해 피부탄력성, 순환, 체온 및 습화를 평가한다.
- 검사 결과가 정상범위 내로 회복될 때까지 검사 결과들(Hb, Hct, Na, Cl, K, BUN와 크레아티닌)을 모니터한다.
- 지지 체계를 유지한다.

chapter 17

급성장애 : 외상과 쇼크

Acute Disorders : Trauma and Shock

서문

체액과 전해질 불균형으로 인한 많은 생리적 변화들은 외상과 쇼크로 인해 발생한다. 신속하고 정확한 사정과 중재는 상해 대상자의 생명을 보호하는 데 필요하다. 17장은 체액, 전해질 및 산-염기 변화, 외상과 쇼크와 관련된 두 가지 영역으로 분류하였다.

외상

체액과 전해질 및 산-염기 변화는 급성 외상 대상자에게 빠르게 나타난다. 신속한 사정과 중재는 생존을 위해 필요하다. 외상성 사망은 급성호흡장애증후군(ARDS), 패혈증이나 다발성 장기부전으로 인해 외상 즉시 또는 몇 시간 후, 혹은 며칠 후에 발생한다. 외상 후 상해 부위를 사정하여 체액대체물을 처방하고 내, 외과적 중재를 수행한다.

병태 생리

심한 외상 후에는 세포손상과 저산소증으로 인해 세포파괴가 일어난다. 외상시 세포내로 Na 이동과 세포 밖으로의 K 이동, 혈관내에서 간질강과 세포내로의 체액이동이 일어난다. 이들 이동은 심한 체액과 전해질 불균형을 초래할 수 있다.

표 17-1 외상과 연관된 생리적 변화

생리적 변화	원 인
K, Na, Cl, CO_3	• K은 세포파괴로 인해 세포에서 빠져나온다. K이 배출되면 Na과 Cl는 물과 함께 세포내로 이동한다. Na 펌프는 적절하게 기능하지 못한다(6장 참조).
체액변화	• 체액은 Na과 함께 세포내로 이동하고 제 3공간으로 이동한다. 세포와 제 3공간 체액증가는 혈액결핍과 저소듐혈증의 원인이 된다. • 혈청 삼투질 농도는 체액결핍, K과 요소와 같은 Na과 다른 용질과다로 인해 정상이거나 증가한다. Na은 혈장 삼투질 농도에 영향을 미친다(1장 참조). • 세포외액량과 구성성분은 손상된 세포 수 및 균형을 회복하려는 신체능력에 따라 좌우된다. 상해 후 2~3일 동안 체액은 상해 부위의 제 3공간으로부터 혈관강 내로 들어간다.
단백질 변화	• 외상은 단백질 이화 증가, 단백질 동화 감소, 물과 함께 간질강 내로의 단백질 이동으로 인한 질소상실을 초래한다. 교질삼투압은 혈액 내에는 감소하고 간질강 내에는 증가하므로 체액량 결핍과 부종을 유발한다.
모세혈관 투과성	• 모세혈관 투과력 증가는 세포내외 및 조직강 내로 수분을 이동시킨다. 이것은 저혈량증을 초래한다(체액량 결핍)
호르몬 영향	• ADH와 알도스테론은 세포외액 회복을 돕는다. 혈액결핍 혹은 혈청 삼투질 농도 증가는 신장의 원위세뇨관에서 수분재흡수를 일으키는 ADH 분비를 자극한다. • 어떤 외상상황에서는(수술, 외상, 통증) 항이뇨호르몬부적절분비증후군(SIADH)이 발생하고 신장에서 과다한 수분재흡수가 일어난다. • 알도스테론은 저소듐혈증과 스트레스로 인해 부신피질에서 분비된다. 알도스테론은 신세뇨관에서 Na 재흡수를 증진시키고 수분을 재흡수한다. K은 배설한다.
신장 영향	• 신장활동은 심한 외상 중 및 외상 후에 변한다. Na, Cl와 수분은 상해 부위로 이동하여 저혈량증을 유발한다. 순환감소는 일시적 혹은 영구적 신 손상을 초래할 수 있는 신동맥흐름을 감소시킨다. 신기능 감소는 고포타슘혈증을 유발한다.
산-염기 변화	• 관류감소, 비활성 산, 즉 유산의 혈액 내 증가로 인한 세포파괴와 저산소증은 대사성 산증을 초래한다. • 신장은 산-염기 균형을 유지하기 위해 수소 이온을 보유하거나 배출한다. 신기능 감소는 수소정체와 산증을 초래할 수 있다. • 폐는 과다환기를 통해 과다한 CO_2를 배출함으로써 산성상태에 대한 보상을 시도한다. CO_2를 배출함으로써 탄산형성이 감소된다.

신장활동은 심한 외상 동안과 이후에 변화한다. 순환량 감소는 신혈류 및 신관류를 감소시킬 수 있으므로 신기능이 떨어진다. 세포파괴와 저산소증과 더불어 유산과 같은 비활성 산이 혈액 내에 증가하면 대사성 산증을 초래한다. 또한, 신기능 감소로 수소가 정체되면 전반적인 외상과 쇼크를 동반한 산성상태가 된다. 표 17-1은 외상 동안 일어나는 생리적 변화를 제시한 것이다.

병인

외상은 주된 동, 정맥 혈관으로부터 다량의 혈액상실, 뇌손상(경막상이나 지주막하 혈종)이나 뇌간, 비장파열, 큰 뼈 골절, 흉부열상(혈기흉), 신체의 뼈, 조직 및 장기의 분쇄상을 포함한 심한 손상을 초래할 수 있다.

임상 증상

외상으로 흔히 발생하는 임상증상들은 활력징후 변화 혹은 행동, 심전도, 정맥, 신경근육 및 피부 변화가 나타난다. 검사 결과들은 체액, 전해질 및 산-염기 변화를 평가하는 지침이 된다.

맥박수는 빠르고 불규칙하거나 약하다. 혈압은 혈량과 체액결핍에 따라 감소한다. 심한 체액상실시 맥압은 좁아진다. 빈호흡, 호흡곤란이나 깊고 빠른 호흡이 나타난다.

혈액과 체액상실 및 상해 부위로의 체액이동으로 인한 저혈량성 상태를 극복하기 위해 항이뇨호르몬(ADH)을 방출한다. 이것은 혈액을 유지하기 위한 보상기전이다. 수분 재흡수는 며칠 동안 지속된다. 소변 배설량은 ADH 과다생성으로 인해 감소한다.

대상자는 저산소증과 체액, 전해질 상실로 인해 불안정, 안절부절 못함 및 혼돈을 보인다. 피부변화는 체액상실을 동반한 심한 외상직후에는 나타나지 않는다. 그러나 몇 시간 후나 며칠 후 피부 탄력성이 떨어지고 점막이 건조해진다. 표 17-2는 외상과 관련된 임상증상들이 나열되어 있다.

표 17-2 외상과 관련된 임상증상

임상증상	증상 및 징후
① 활력징후	
• 맥박	• 맥박수 증가(빈맥) • 불규칙적인 맥박수, 약하고 실낱같은 맥박
• 혈압	• 혈압은 심한 체액상실시 감소 • 맥압 감소
• 호흡	• 호흡증가(빈호흡) • 호흡곤란 • 깊고, 강한 호흡(Kussmaul 호흡)
• 체온	• 흔히 쇼크와 연관된 저체온증 발생 • 패혈성 쇼크는 고체온증 발생
② 행동적 변화	• 불안정, 안절부절 못함, 혼돈
③ 심전도 변화	• 심전도 ; T 파 변화(역전 내지는 뾰족함), ST분절 변화와 심부정맥(관상허혈이나 K 불균형으로 인해)
④ 정맥변화	• 심장압전과 함께 경정맥 울혈 또는 기흉 • 체액상실시 정맥울혈 없음.
⑤ 신장변화	• 시간당 소변 배설량 감소
⑥ 신경근육변화	• 근허약
⑦ 피부변화	• 부적절한 피부 탄력성 • 점막건조 • 상해 부위 부종 • 발한 • 상처배액, 삼출물
⑧ 검사 결과	
• 전해질↓혹은↑	• 혈청 K, Na, Mg, Cl는 감소 혹은 증가
• 혈청 CO_2	• CO_2 감소는 대사성 산증, CO_2 증가는 대사성 알칼리증이나 호흡성 산증을 의미함.
• BUN↑	• BUN 증가는 체액상실이나 신기능 감소를 의미함.
• 혈청 크레아티닌↑	• 혈청 크레아티닌 증가는 신기능 감소를 의미함.
• 동맥혈 가스 ; pH, $PaCO_2$, HCO_3	• pH와 HCO_3감소는 대사성 산증을 의미함.

임상 관리

정확한 임상 사정은 계획 및 수행시 매우 중요하다. 표 17-3은 체액과 전해질 및 산-염기 불균형 대상자를 사정할 때 이용할 수 있는 지침이다. 사정의 중요성을 이해하기 위해서 현 불균형 형태를 확인하는 데 이론적 근거가 도움이 된다.

급성 상해로 혈액과 전해질 상실 후 정맥요법을 시행한다. 생리식염수와 lactated Ringer's 용액과 같은 균형 있는 전해질 용액(BES)들은 보통 즉시 투여한다. 상해 정도와 수술의 필요성이 결정될 때까지 구강으로 수분을 투여해서는 안 된다. 외상과 쇼크 상태시 D_5W는 체액 대체용액으로 선택되지 않는다. 이것은 수분중독을 야기할 수 있다.

대상자는 심한 혈액상실이 일어날 때 혈액형 및 교차검사를 시행한다. 만일 심한 혈액과 체액상실이 아니라면 BES는 체액상실을 보충하는 데 도움이 되며, 체액상실 회복, 순환증가 및 혈압증가를 보인다. 과다하고 빠른 IV 용액 투여는 과수화를 일으킬 수 있다.

과수화의 징후와 증상들은 지속적인 자극성 기침, 호흡곤란, 흉부 악설음, 경정맥 울혈과 말초부종이 있다. 295mOsm/kg 이상의 혈청 삼투질 농도는 저혈량증을 의미하며, 280mOsm/kg 이하인 혈청 삼투질 농도는 고혈량증을 의미한다.

표 17-3 외상으로 인한 상해대상자의 체액, 전해질 및 산-염기 불균형 사정

관 찰	사 정	이론적 근거
1. 활력징후		
• 맥박	맥박수 ___ 크기 ___ 형태 ___	• 활력징후의 변화들은 대상자의 생리적 상태의 지표가 된다. 몇 가지 활력징후는 측정해야 하며 비교하기 위해 기준치를 먼저 판독한다. • 맥박수와 형태는 자주 관찰해야 한다. 120 이상의 맥박수는 저혈량증과 쇼크 가능성을 의미한다. 도약 맥박은 고혈량증을 의미하며, 불규칙한 맥박은 저포타슘혈증을 의미한다.

• 혈압 입원시 혈압 시간 _____ 시간 _____	• 혈압감소는 심한 체액상실이 일어날 때까지 나타나지 않는다. 몇 번의 혈압판독을 시행해야 하며 비교하기 위해 기준치를 먼저 판독한다. 수축기압 감소는 저혈량증을 의미한다. 맥압이 <20이면 쇼크를 의미한다.
• 호흡 호흡 _____ 형태 _____	• 호흡수, 깊이, 형태를 기록한다. 호흡수 >32는 저혈량증을 의미한다. 깊고 빠르고 강한 호흡은 세포손상과 쇼크로 인한 산증을 의미한다. 과다환기(빠르고 얕은 호흡)는 불안이나 저산소증으로 인한 것이다. 두부손상은 다양한 호흡형태가 나타날 수 있다.
• 체온 입원시 체온___	• 저체온증은 쇼크에서 흔한 결과이며; 체온 상승은 감염을 의미할 수 있다
2. 행동변화 불안정 _____ 불안 _____ 안절부절 _____ 혼돈 _____ 섬망 _____ 기면 _____	• 불안정, 불안, 안절부절 못함과 혼돈은 저산소증의 지표이며 후기에는 체액과 전해질 불균형(저혈량증, 수분중독과 K 불균형)의 지표이다.
3. 신경 및 신경근육 징후 • 감각 혼돈 _____ 반혼수 _____ 혼수 _____ • 근육 허약 _____ • 동공확대 _____ • 테타니 진전 _____ 뒤틀림 _____ • 기타 _____	• 감각변화는 체액불균형의 지표이다. 테타니는 Ca과 Mg 결핍을 의미한다. 저칼슘혈증은 많은 혈액수혈로 발생할 수 있다.
4. 체액 상실 • 상처 _____ • 소변 배뇨횟수 _____ 양 _____ ml/h _____ ml/8h _____ ml/24h _____ 색깔 _____	• 개방 배액 상처가 있는지 확인한다. 신장은 체액과 전해질을 조절한다. 시간당 소변배설량을 관찰하는 것은 가장 중요하다. 핍뇨는 순환감소/순환허탈 혹은 저혈량증으로 인한 수분섭취 부족이나 신관류부전을 의미할 수 있다.

관찰 사정	이론적 근거
• 비중 _____	
• 토물 횟수 _____ 경도 _____ 양 _____	• 많은 양의 잦은 구토는 체액, 전해질(K, Na, Cl)과 수소이온 상실을 가져온다. 대사성 알칼리증이 발생할 수 있다.
• 비위관 양(ml/8h) _____ 양(ml/24h) _____	• 위장분비는 측정해야 한다. 많은 양의 위장분비물 상실은 저혈량증을 유발할 수 있다
• 배액 횟수 _____ 양 _____	• 과다한 배액은 체액상실을 가져오므로 가능하다면 측정해야 한다.
5. 피부와 점막	
• 피부색깔 창백 _____ 회색 _____ 홍조 _____	• 창백 혹은 회색 피부는 저혈량증이나 쇼크를 의미한다. 홍조 띤 피부는 고소듐혈증, 대사성 산증 혹은 초기 패혈성 쇼크로 인한 것이다.
• 피부 탄력성 정상 _____ 불량 _____	• 불량한 피부 탄력성은 저혈량증/탈수로 인한 것이다. 이것은 상해 후 1~3일까지 나타나지 않는다.
• 함요부종 말초 _____ 발 _____ 다리 _____	• 부종은 Na과 수분정체로 인한 것이다. Na, Cl와 수분은 세포와 상처부위로 이동한다.
• 점막건조 _____ 끈끈한 분비물 _____	• 건조하고 끈끈한 분비물과 점막건조는 탈수나 체액상실의 지표이다. 이것은 상해 후 1~3일까지는 나타나지 않는다.
• 발한 _____	• 발한은 불감성 체액상실 증가를 유발할 수 있다. 피부로부터의 체액상실량은 두 배가 될 수 있다.
6. 호흡음과 정맥 울혈	
• 폐 악설음 _____	• 흉부에서 체액투여/소생에 이어 과수화로 인한 악설음 발생을 관찰해야 한다.
• 경정맥 울혈 _____ • 손정맥 울혈 _____	• 목과 손정맥 울혈은 체액과다의 지표이다. 악설음과 정맥울혈은 과다한 정맥주입이나 빠른 정맥 투여로 발생한다.
7. 심전도	
• T파 평편 _____ 역전 _____ 뾰족 _____	• 평편하거나 역전된 T파는 심허혈 혹은 K 결핍을 의미한다. 뾰족한 T파는 K 과다를 의미한다.

8. 수분 섭취

• 구강 섭취량 ml/8h _____ ml/24h _____	• 구강 수액은 상처가 사정될 때까지 주어서는 안 된다. 만일 수술이 결정되면 대상자는 금식해야 한다.
• 정맥수액유형 정질액 _____ 교질액 _____ 혈액 _____	• 생리식염수, lactated Ringer's와 같은 정질액은 보통 체액상실을 보충하고, 쇼크와 유사한 증상을 교정하고, 소변배설량을 회복내지는 증가하기 위해 우선적으로 처방하며, 정맥으로 약물을 주입할 때도 사용한다.
• 양 ml/8h _____ ml/24h _____ ml/h _____	• D_5W는 수분중독을 일으키므로 쇼크 상태에서는 금기이다.

9. 이전 약물 투약 계획

• 이뇨제 _____ • 강심제 _____ • 스테로이드 _____ • 베타 차단제 _____	• 투약력은 확인하여 의사에게 보고해야 한다. 강심제와 함께 K 소모 이뇨제들은 저포타슘혈증 시 digitalis 중독을 유발할 수 있다. 스테로이드는 Na 정체와 K배출을 한다.
• 칼슘경로 _____ • 차단제 _____	• 장기간 스테로이드 사용은 쇼크 상태에서 부신기능을 손상시키며 스트레스 반응 능력을 손상시킨다. 스테로이드 bolus 혹은 'stress dose(부하용량)'는 스테로이드 의존 대상자에게 필요하다. 베타 차단제는 교감신경계의 효과를 차단한다. 이들은 쇼크에 대한 보상기전을 차단한다.

10. 화학, 혈액학 및 동맥혈 가스변화

• 전해질	• 전해질은 심한 상해 후 즉시 검사해야 하며, 향후 전해질 결과를 기준치와 비교하기 위한 것이다.
• 혈청 소변/24h K ___ K ___ Na ___ Na ___ Cl ___ Cl ___ Ca ___ Mg ___	• 소변 전해질은 혈청 전해질과 비교한다. 소변 전해질의 정상 범위는 다음과 같다. K 25~120mEq/24h Na 40~220mEq/24h Cl 150~250mEq/24h
• 혈청 CO_2 _____	• 혈청 CO_2 > 32mEq/L는 대사성 알칼리증이며, < 22mEq/L는 대사성 산증을 의미한다.
• 삼투질 농도 혈청 _____ 소변 _____	• 혈청 삼투질 농도 > 295mOsm/kg은 저혈량증/탈수이며 < 280mOsm/kg은 고혈량증을 의미한다. 소변 삼투질 농도는 100~1200mOsm/kg일 수 있으며 정상범위는 200~600mOsm/kg이다.
• BUN _____ • Creatinine _____	• BUN상승은 체액량 결핍이나 신관류부전을 의미한다. 크레아티닌 상승은 신장손상을 의미한다. • 정상범위 BUN 10~25mg/dL, Creatinine 0.7~1.4mg/dL

관 찰 사 정	이론적 근거
• 혈당 _____	• 혈당은 스트레스시 증가한다(180mg/dL 이상 혹은 당뇨병시에는 더 높이 증가).
• Hb ____ Hct ____	• Hb과 Hct 상승은 체액량 상실(저혈량증)로 인한 혈액농축을 의미한다.
• ABGA	• pH : <7.35는 산증, >7.45는 알칼리증
• pH _____	• $PaCO_2$(호흡성) : 정상 35~45mmHg
• $PaCO_2$ _____ • HCO_3 _____ • BE _____	• 호흡성 산증(↓pH, ↑$PaCO_2$)은 부적당한 가스교환으로 인해 발생한다. pH↑와 $PaCO_2$↓는 과다환기로 인한 호흡성 알칼리증을 의미한다. • HCO_3(대사성) : 정상 24~28mEq/L • HCO_3↓와 pH↓은 부적절한 관류와 젖산 생산을 초래하는 상해 후 가장 흔한 산-염기 불균형인 대사성 산증을 의미한다. • HCO_3↑와 pH↑는 대사성 알칼리증을 의미한다. • BE : 정상 (+2)~(−2)이다. 이는 중탄산과 같다. • BE가 <-2이면 부적절한 관류/부적절한 소생의 지표이다.

쇼크

쇼크는 순환을 조절하는 평형적 순환 기전부전시 발생하는 부적당한 조직관류 상태이다. 외상으로 인한 쇼크는 많은 양의 혈액과 체액 상실 때문이며, 이는 순환부전을 초래한다. 쇼크를 유도하는 대부분의 상태는 외상과 관련이 있다. 쇼크의 공통적 특성은 혈관 능력에 비해 순환 혈량이 낮다는 것이다. 쇼크 상태에서 혈액상실은 출혈로 인한 것은 아니지만 체강 내로 혈액의 '울혈'로 인해 순환혈액량이 줄어든 것이다. 쇼크시 심박출량은 중요 장기와 조직에 혈액공급을 하기에 불충분하다. 쇼크는 네 가지 범주로 나뉘는데, (1) 출혈로 인한 혈인성 저혈량성 (2) 심인성 (3) 패혈성 (4) 신경인성 이다.

병태생리

쇼크로 인한 생리적 변화는 혈압 감소이다. 초기에는 뇌혈관을 제외하고 피부, 골격근 및 신장의 혈관 수축능력 증가, 심박수 증가, 대사 감소, 신기능 감소가 발생한다. 신관류부전은 저혈압이 지속될 때 발생할 수 있다. 수축기압은 70mmHg이어야 하고 신기능과 관상순환을 유지하기 위해서는 그 이상이어야 한다. 혈압이 낮을 때 경동맥동과 대동맥궁에 있는 압수용기는 전신 혈관운동을 증가시켜 항상성을 유지하기 위해 혈관수축 및 심장활동을 촉진한다. 관상동맥은 혈량감소로 확장된다. 세포에의 부적절한 산화는 무산소 대사를 초래해 유산과 같은 비활성 산을 형성한다. 이들 변화는 대사성 산증이라는 산-염기 불균형을 초래한다. 쇼크 초기에 체액은 혈관계의 체액결핍을 보상하기 위해 간질강에서 혈관내강으로 이동한다. 이러한 초기 이동 결과 혈관계내로의 많은 체액이동은 결국 심장으로의 정맥귀환을 증가시켜 심박출량을 증가시킨다. 쇼크 후기에 체액은 혈관내강에서 간질강(조직)내로 들어간다. 표 17-4는 쇼크로 인한 생리적 변화를 기술한 것이다

병인

쇼크의 네 가지 유형인 저혈량성, 심인성, 패혈성(내독소성 혹은 혈관인성)과 신경인성은 임상적 원인에 따른 쇼크 상태를 말한다. 저혈량성 쇼크의 4단계는 상실된 혈액량을 기초로 한 것이다. Class I은 혈액상실이 약 ½ unit 이하인 것이며, Class II는 혈액상실이 3unit 혹은 1500ml 이상인 경우고, Class III(3~4unit의 혈액상실)와 IV(4unit 혹은 2000ml 이상의 혈액상실)와 더불어 심한 쇼크가 발생한다.

표 17-5는 쇼크의 네 가지 유형, 임상 원인, 이론적 근거 및 생리적 변화를 기술한 것이다. 상해나 수술, 화상이나 위장 출혈로 인한 출혈은 저혈량성 쇼크를 일으킬 수 있다. 심인성 쇼크는 심근 경색증, 심부전이나 심장압전에 의한 것이다. 심한 세균성 감염과 면역억제제 치료는 패혈성 쇼크를 유발한다. 신경인성 쇼크는 많은 양의 척수마취, 심한 정서적 요인들 또는 척수손상으로 인한 것이다.

임상 증상

창백하거나 찬 피부, 불안, 안절부절 못함, 근허약, 혈압하강, 빈맥, 빈호흡, 그리고 소변배설량 감소는 네 가지 유형의 쇼크의 특징적인 징후와 증상이다. 쇼크시 빈맥은 흔히 혈압이 하강하기 시작하기 전에 볼 수 있다. 심박수 증가는 순환 증가를 위한 초기 보상기전이다.

표 17-4 쇼크로 인한 생리적 변화

생리적 변화	이론적 근거
① 혈압 감소	• 심장으로의 정맥귀환량 감소는 심박출량과 동맥압이 감소하는 것이다. • 혈압감소는 경동맥동과 대동맥궁에 있는 압수용기를 자극하여 전신 혈관운동 작용을 즉각적으로 증가하는 반사를 자극한다(이 중추는 연수에 있음). 심장활동 촉진 및 혈관수축은 혈압에 대한 항상성을 유지하기 위해 일어난다. 이것은 쇼크가 임박하거나 초기에는 충분하다.
② 혈관수축 증가	• 교감신경계 활동증가는 혈관수축을 가져온다. 혈관수축은 혈압을 유지하고 혈관과 혈관능력 간의 불일치를 감소시키는 경향이 있다. 혈관수축은 피부, 신장, 골격근에서 주로 일어나며 뇌혈관에서는 그렇지 않다. 실제로 관상동맥은 혈량감소시 확장된다. 보상기전은 심장기능을 위해 심근에 충분한 혈액을 공급한다.
③ 심박수 증가	• 부적절한 심박출량을 회복하고 순환을 증가시키기 위해 심박수가 증가한다. 빠르고 약한 맥박은 가장 우선적인 쇼크 증후이다.
④ 대사 감소	• 혈장 정수압 감소는 소변여과를 감소시킨다. 높은 혈장교질삼투압은 모세혈관 내에서 간질액 내로 체액을 끌어들인다. 혈액상실은 혈청 K, P, HCO_3의 상실을 가져온다. 부적절한 세포산화는 정상 대사를 막고 무산소 대사를 유도하며 비활성 산을 형성하여 혈청 pH치를 낮춘다. 혈청 pH 감소와 HCO_3감소시 대사성 산증이 나타난다. 처음에는 epinephrine 방출로 인해 혈당이 상승하나 후기에는 간 당원저장 감소로 인해 혈당이 떨어진다.
⑤ 신기능 감소	• 낮은 혈압은 신장으로의 부적절한 순환을 일으킨다. 신허혈은 신장으로의 관류부족으로 인한 것이다. 신관류부전으로 장기간 저혈압이 발생한다. 신기능을 유지하기 위해서는 수축기압은 70mmHg 내지는 그 이상이어야 한다. • 쇼크시 신체의 보상기전 중 하나는 혈관내액을 유지하기 위해 신장주변으로 혈액을 이동하는 것이다. 세뇨관 세포로의 혈액공급 부족은 상해 위험을 더욱 증가시킨다. • 시간당 25ml 이하의 소변 배설량은 쇼크와 혹은 신기능 감소를 의미한다.

표 17-5 쇼크의 유형과 원인

쇼크의 유형	임상 원인	이론적 근거 및 생리적 결과
①저혈량성:혈액성 (출혈로 인함)	• 심한 구토나 설사 –급성 탈수 • 화상, 장폐색, • 제 3공간으로의 체액이동 • 내, 외부 혈액상실로 인한 출혈	• 혈액, 혈장과 체액 상실은 순환 혈량을 감소시킨다. 생리적 결과 • 순환감소 • 정맥귀환 감소 • 심박출량 감소 • 후부하 증가 • 전부하 감소 • 조직관류 감소
②심인성	• 심근경색증 • 심한 부정맥 • 심부전 • 심장압전 • 폐색전 • 심장의 타박상 (심좌상)	• 임상문제 때문에 심장의 펌프작용은 순환을 유지하는 데 부적절하다(심근의 펌프부전). 생리적 결과 • 순환감소 • 일회 박동량 감소 • 심박출량 감소 • 전부하 증가 • 후부하 증가 • 정맥압 상승 • 정맥귀환 감소 • 조직관류 감소
③패혈성:내독소성 혈관성	• 심한 전신감염 • 패혈성 유산 • 복막염 • 쇠약상태 • 면역억제치료	• 패혈성 쇼크는 혈장과 체액이 주변조직으로 통과하도록 허용하는 모세혈관 투과력 증가가 특징이다. 종종 그람음성균에 의해 발생한다. 생리적 결과 • 혈관확장 및 말초혈액울혈 • 순환 감소 • 전부하 감소 • 쇼크 초기에 후부하 감소 및 쇼크 후기에 후부하 증가 • 조직관류 감소
④신경인성	• 경증에서 중등증의 신경인성 쇼크 : 정서적 스트레스 급성통증 약물 – barbiturates,	• 신경인성 쇼크는 혈관긴장도 상실로 인한 것이다. 생리적 결과 • 순환 감소 • 혈관확장 및 말초 혈관울혈 • 심박출량 감소

– narcotics, – phenothiazines 다량의 척수마취 급성 위확장 • 중증 신경인성 쇼크 : 척수손상	• 정맥귀환 감소 • 조직관류 감소

20mmHg 이하의 낮은 맥압은 쇼크가 임박했음을 의미한다. 관상순환과 신기능을 유지하기 위해 수축기압은 적어도 70mmHg이어야 한다. 중심정맥압(CVP), 폐동맥압(PAP)과 폐모세혈관입압(PCWP) 감소는 심인성 쇼크를 제외한 모든 쇼크유형에서 볼 수 있다. 이들 압력들은 심인성 쇼크시 증가한다.

표 17–6은 네 가지 유형의 쇼크와 관련된 임상징후와 증상 및 이론적 근거들을 나열한 것이다.

임상 관리

쇼크가 발생했을 때 즉각적인 행동이 필요하다. 체액량, 특히 혈관내액을 유지하기 위해서 체액대체는 쇼크가 있거나 쇼크가 임박한 대상자인 경우 즉시 시행해야 한다. 혈량 증진은 조직관류를 유지하고 산소를 운반하는 데 필요하다. 체액대체를 위한 용액의 유형에는 정질액이나 균형 있는 전해질용액(BES) 또는 교질액이 있다.

① 정질액

정질액은 혈관내액의 용량을 증강시킨다. 대체체액으로 자주 사용되는 두 가지 형태의 정질액은 생리식염수와 lactated Ringer 용액이다. Lactated Ringer 용액은 혈장치와 비슷한 mEq의 전해질 Na, K, Ca, Cl가 함유되어 있다. 생리식염수는 혈장과 동일한 삼투질 농도이기 때문에 대체체액으로 사용되는 정맥용액이다.

과다한 생리식염수 사용은 혈청 Na과 Cl수치가 증가될 수 있다. 완충제로 작용하는 lactated Ringer 용액 속의 유당은 pH를 증가시켜 산성상태를 감소시킨다. 많은 양의 lactated Ringer 용액은 대사성 알칼리증의 원인이 될 수 있다.

표 17-6 쇼크의 임상증상

증상 및 징후	쇼크유형	이론적 근거
• 피부 : 창백하거나 차고 축축 (척수손상시에는 제외)	저혈량성 심인성 신경인성 패혈성 (후기)	• 창백하거나, 차고 축축한 피부는 교감신경 활동의 증가로 인함. 말초 혈관 수축이 일어나고 혈액이 중요 장기에 울혈됨. 패혈성 쇼크 초기에 피부는 따뜻하고 홍조를 띤다. 척수손상으로 인한 신경인성 쇼크시 피부는 따뜻하고 건조함.
• 빈맥 (빠르고 약한 맥박)	저혈량성 심인성 패혈성	• 맥박수 증가는 흔히 정상보다 맥박이 더 느린 신경인성 쇼크를 제외한 나머지 유형에서 흔하다. 부신수질에서 방출하는 norepinephrine과 epinephrine은 심박수와 심근 수축력을 증가시킨다. 일반적으로 빈맥(맥박 >100)은 혈압이 떨어지기 전에 나타난다.
• 불안, 안절부절 못함	저혈량성 심인성 패혈성 신경인성	• 불안과 안절부절은 쇼크의 초기 징후이며, 뇌 저산소증으로 인한 것이다. 쇼크 상태가 진행될 때 지남력 상실과 혼돈이 발생한다.
• 근허약, 피로	저혈량성 심인성 패혈성 신경인성	• 근허약과 피로는 쇼크 초기에 나타나며, 부적절한 조직관류로 인한 것이다.
• 동맥혈압 : 초기 상승 또는 정상, 후기 하강	저혈량성 심인성 패혈성 신경인성	• 쇼크 초기에 혈압은 심박수 증가로 인해 상승하거나 정상이다. 쇼크가 진행될 때 심장과 말초혈관 수축 보상부전으로 인해 혈압은 떨어진다.
• 맥압 : 좁아짐 < 20mmHg		• 맥압이 좁아지는 것은 이완기압보다 수축기압이 더 빠르게 감소하기 때문에 나타난다.
• 압력 : CVP, PAP, PCWP－저혈량성, 패혈성, 신경성시 감소, 심인성시 증가	저혈량성 심인성 패혈성 신경인성	정상치 : • 중심정맥압(CVP) : 5～12cmH_2O, 혈량감소시 CVP < 5cm H_2O • 폐동맥압(PAP) : 수축기 20～30mmHg, 이완기 10～15mmHg. 혈량고갈이나 혈액울혈시 저혈량성, 패혈성, 신경인성 각각 < 10mmHg, 심인성 > 30mmHg이다. • 폐모세혈관입압(PCWP) : 4～12mmHg. 혈량고갈이나 말초울혈시 저혈량성, 패혈성, 신경인성 각각 < 10mmHg, 심인성 > 20mmHg이다.

증상 및 징후	쇼크유형	이론적 근거
• 호흡: 호흡수, 깊이 증가(빈맥)	저혈량성 심인성 패혈성 신경인성	• 체내 수소이온 농도증가는 연수에 있는 호흡중추를 자극하여 호흡수를 증가시킨다. 산성 대사산물, 무산소 대사로 인한 젖산은 호흡수와 깊이를 증가시킨다. 빠른 호흡은 대사성 산증을 감소시키기 위한 보상기전으로 작용한다.
• 온도: 저체온	저혈량성 심인성 신경인성	• 쇼크시 체온은 낮아지는데 이는 순환 및 세포기능 감소로 인한 것이다. 패혈성 쇼크초기에는 체온이 상승한다.
• 소변배설량: 감소	저혈량성 심인성 패혈성 신경인성	• 핍뇨(소변배설량 감소)는 신혈관 수축으로 인한 신혈류 감소 때문에 나타난다. 혈액은 심장과 뇌로 들어간다. 소변배설량은 >25ml/h 이어야 한다.

만일 간질환이 있다면 유당은 중탄산염으로 대사되지 않아 유산이 생길 수 있다. 정질액은 보통 신체 전해질 및 산－염기 균형을 유지하기 위해 사용한다. 표 17－7은 쇼크 동안 체액상실을 보충하기 위해 사용되는 두 가지 정질액을 나열한 것이다.

정질액 D_5W는 쇼크 동안 체액 대체를 위해 처방해서는 안 된다. D_5W는 등삼투성 용액이므로 만일 많은 양을 지속적으로 사용하면 인체 내에서 용액이 낮은 삼투성이 된다. 이것은 세포내액의 과다(수분중독) 혹은 세포부종을 초래한다.

Lactated Ringer 용액과 같이 Ca을 포함한 정맥용액은 수혈시 투여해서는 안 된다. 용액 속의 Ca이 수혈한 혈액과 접촉하게 되면 혈액이 응고된다. 생리식염수만이 수혈시 사용할 수 있다.

표 17－7 정질액 (mEq/L)

정질액	Na	K	Ca	Mg	Cl	Lactate	Gluconate
0.9% NaCl(NSS)	154	—	—	—	154	—	—
Lactated Ringer's	130	4	3	—	109	28	—

② 교질액

교질액은 정질액보다 더 높은 분자가 들어있는 물질이므로 혈관막을 통과하지 못할 수 있다. 교질액은 혈관내액량을 증가시킨다. 표 17-8은 체액대체를 위해 사용되는 교질액을 나열한 것이다.

5% 알부민 교질액, 혈장단백과 고분자량당질(hetastarch ; 인공혈액대체물)는 주입된 양만큼 혈량이 증가한다. 저분자 덱스트란 40은 주입된 양의 1~2배 정도 혈량을 증가시킨다. 25% 알부민은 주입한 양의 4배를 증가시킨다.

표 17-8 교질액

교질액 *	상품명	주의할 점
혈액산물	Packed RBCs, 전혈	• 상실된 혈액보충할 때 사용
알부민 5% 또는 25%	Albuminar, Plasbumin	• 급성 쇼크시 사용하지 않는다; 1~4ml/min
혈장단백 5%	Plasmanate	• 빠른 주입은 혈압을 감소시킬 수 있다.
고분자량당질(hetastarch)	Hespan	• 합성 전분은 인간 당원과 비슷하다. 매우 비싸다
덱스트란(Dextran) 40	Dextran	• 저분자 덱스트란 40은 출혈시간을 지연시킨다.

* 교질액 요법은 정질액 요법보다 비싸다.

③ 정질액, 교질액 및 혈액산물

정질액은 저혈량성 쇼크를 치료하기 위해 우선적으로 선택한다. 정질액은 혈관과 간질강내 체액량을 복구시킬 수 있고 신기능을 증진시키지만 많은 양의 정질액이 필요하다. 과다한 정질액 주입은 노인이나 심장질환자에게 체액 과적을 일으킬 수 있다. 흔히 정질액과 교질액의 병용요법은 체액대체를 위해 사용된다.

만일 심한 혈액상실이 발생하면, 정질액 1~2L주입 후 수혈이 필수적이다. 각각의 체액대체 상황은 다르므로 각 개인의 상황에 따라 각각 평가한다. 체액상실을 보충하기 위해 특히, 약간의 혈액상실, 중정도의 혈액상실 혹은 다량의 혈액과 체액상실을 동반한 저혈량성 쇼크 대상자를 위해 제안된 처방이 있다.

표 17-9 저혈량 쇼크 분류 및 적절한 체액대체

저혈량성 쇼크의 특징	Class Ⅰ 경한 쇼크	Class Ⅱ 중정도 쇼크	Class Ⅲ 중증 쇼크	Class Ⅳ 중증 쇼크
혈액상실	< 750ml 또는 1½ unit	750～1500ml 또는 1½～3units	1500～2000ml 또는 3～4units	> 2000ml 또는 > 4units
혈액상실 (% BV)	< 15%	15～30%	30～40%	> 40%
심박수(bpm)	< 100	> 100	> 120	> 140
혈압	정상	정상~ 약간 감소	감소	감소
맥압	정상 또는 증가	정상 ~ 감소	20～25mmHg 감소	20mmHg 이하로 감소
소변배설량	> 30ml/h	20～30ml/h	5～15ml/h	0～5ml/h
체액대체 (3:1비율) : 1ml 혈액 상실당 3ml 대체	정질액 : 생리식염수 또는 lactated Ringer's	정질액 : 생리식염수 또는 lactated Ringer's	정질액과 혈액	정질액과 혈액

체액대체를 위한 가장 간단한 처방은 3 : 1 비율 즉, 혈액 1ml 상실마다 정질액 3ml 용액이 체액 대체를 위해 필요하다. 만일 정질액 2L 대체에도 불구하고 저혈압이 지속되면 수혈을 고려한다. 저혈량성 쇼크시 생리식염수나 lactated Ringer 용액을 투여할 때 정맥용액은 쇼크 증상을 감소시키기 위해 처음에는 빠르게 주입한다. 나중에는 천천히 주입해야 한다.

표 17-9는 저혈량성 쇼크를 4등급으로 나누어 각각 혈액상실량, 혈액상실량의 비율, 활력징후의 변화, 맥압, 소변배설량, 및 체액대체 유형을 제시하였다.

④ 혈관수축제

몇 년 전까지 제일 처음 시행하는 쇼크치료법은 혈관수축제를 투여하는 것이었다. 약물은 쇼크를 일으키는 이완된 혈관을 수축시켜 혈압을 상승시킨다. 혈관수축제는 일시적 쇼크치료제로 작용한다. 만일 쇼크의 원인이 완화되지 않는다면 쇼크가 진행된다.

오늘날 혈관수축제는 심한 쇼크 때에만 사용하거나 쇼크의 유형이 치료에 반응을 보이지 않을 때 사용한다. 혈관수축제는 저혈량성 쇼크 치료에 효과가 없다. 이유는 저혈량성 쇼크의 원인이 혈액이나 체액상실로 인한 것이므로 혈관을 수축시키는 것은 혈액순환에 도움이 되지 않는다. 혈액이나 체액량 상실을 보충하는 것은 이 쇼크 유형을 교정하는 것이다. 표 17-10은 네 가지 유형의 임상적 쇼크를 완화하기 위한 관리방법을 제시한 것이다.

혈관수축제를 사용할 때 심부정맥이 발생할 것이다. Levarterenol bitartrate(Levophed)는 강한 혈관수축제인 norepinephrine이다. 이것은 혈관을 수축시켜 혈압과 심박출량을 증가시킨다. Epinephrine은 동일한 작용을 한다. Dopamine HCl(Intropin)은 norepinephrine 중 카테콜라민의 전구물질이다. 이것은 혈압과 심박출량을 증가시키며 또한 소량으로 신혈관을 이완시켜 신혈류 및 사구체 여과율을 증가시킨다. Levophed는 신동맥에 영향을 미쳐 혈관을 수축시키고 신기능을 감소시킬 수 있다. 혈관수축제들은 혈압에 따라 투여하고 2~5분마다 측정해야 한다. Dobutamine은 심박수와 심박출량을 증가시켜 중정도로 혈압을 상승시키는 교감신경약물이다. Dobutamine은 심근수축을 증가시키는 데 효과적이다.

임상 고찰

1. 외상과 쇼크시 안절부절, 불안, 혼돈, 빈맥, 맥압 감소함(20mmHg 또는 그 이하), 빈호흡과 차고 축축한 피부와 같은 저혈량증과 쇼크를 나타내는 징후와 증상을 확인한다.
2. 소변배설량은 감소될 것이다. 만일 소변배설량이 시간당 25ml 이하이거나 8시간 동안 200ml 이하이면 보고한다. 만일 혈청 creatinine이 상승하면 신기능부전은 쇼크와 관련된 신관류부족으로 인해 생긴 것이다.
3. Hb, Hct과 BUN은 저혈량성 상태시 상승될 수 있음을 알고 있어야 한다. 많은 양의 혈액상실시 Hb은 감소지만 즉시 나타나지는 않는다.

표 17-10 쇼크 상태의 임상관리

저혈량성 쇼크	심인성 쇼크	패혈성 쇼크	신경인성 쇼크
1. O_2 2. IV 용액 : • Lactated Ringer's • 생리식염수 • 혈액산물 3. 혈관수축제는 사용안함 4. 전해질 대체	1. O_2 2. IV 요법은 폐울혈이 있거나 정맥압이 상승할 때는 제한한다. CVP와 PCWP 세심히 관찰 3. 필요하다면 혈관수축제 사용 4. 항부정맥제 Na nitroprusside/Nipride nitroglycerin/NTG ; (전부하 및 후부하 감소) • 변력성 약물 (dobutamine amrinone/Inocor) • 진정제 • 이뇨제	1. O_2 2. IV 요법 : 정질액 3. 반응이 없다면 혈관수축제 사용 4. 혈액 배양 5. 정맥내 항생제 투여	1. O_2 2. IV 요법 3. 필요하다면 혈관수축제 사용 4. 서맥시 Atropine 투여

4. IV요법을 관찰한다. 선택한 정질액은 생리식염수와 lactated Ringer 용액이다. D_5W는 쇼크시 저혈량증을 치료하기 위해 사용해서는 안 된다.

5. 정질액은 보통 쇼크 초기에는 빠르게 투여하여 혈압을 높이고 대상자를 수화시키며, 소변 배설량을 증가시킨다. 젊은 성인, 노인 및 쇠약한 대상자에게서 체액과적이 생기는지 확인한다. 과수화의 징후와 증상은 흉부 악설음, 지속적인 자극성 기침, 목과 손정맥 울혈 및 호흡곤란이다.

6. 체액대체를 위한 간단한 처방은 3 : 1 비율로서 즉, 혈액 1ml 상실마다 정질액 3ml 용액이 체액대체를 위해 필요하다. 만일 정질액 2L 대체에도 불구하고 저혈압이 지속되면 수혈이 필요할 수 있다.

7. 정질액은 체액상실이 덜할 때 쇼크치료를 위해 사용된다.

8. 혈관수축제들은 진행성 쇼크와 쇼크치료에 반응이 없는 경우에만 사용한다. Dopamine은 소량으로는 신동맥에 영향을 미치지 않기 때문에 먼저 사용한다. 다른 혈관수축제들은 혈관수축을 유발하므로 신혈류량을 감소시켜 신기능을 감소시킨다.
9. 대사성 산증(유산 산증)은 흔히 세포손상과 심한 저혈량증과 쇼크와 연관된 세포의 체액과 영양소 결핍으로 인한 것이다. 산증시 pH는 7.35 이하이고, HCO_3는 24mEq/L 이하이며 염기과다(BE)는 −2보다 더 낮다.

대상자 관리

사정

- 활력징후를 측정하고 빈맥, 맥압 감소(20mmHg 또는 그 이하), 빈호흡과 차고 축축한 피부와 같은 저혈량증과 쇼크를 나타내는 징후와 증상을 보고한다.
- 투약력을 수집한다. 만일 인슐린, K 소모 이뇨제, Digoxin, 스테로이드, beta 차단제나 Ca 경로차단제를 투약한다면 보고한다.
- 상해 혹은 쇼크 대상자의 행동과 신경학적 상태를 사정한다. 불안정, 불안, 안절부절과 혼돈은 체액량 결핍의 증상이다. 불안과 안절부절은 쇼크 초기 증상이다.
- 소변배설량을 측정한다. 시간당 25ml 이하이거나 8시간 동안 200ml 이하이면 체액량 결핍이나 신관류부전을 의미한다. 심한 쇼크시 심한 핍뇨나 무뇨가 나타나기도 한다.
- 검사 결과를 확인한다. 특히 Hb, Hct, ABGA, 혈청 전해질, BUN과 혈청 크레아티닌의 비정상 결과를 보고한다.

간호진단

- 외상성 상처 및 쇼크와 관련된 체액량 결핍
- 다량의 정질액 주입과 관련된 체액량 과다
- 저혈량증과 쇼크에 이어 혈량과 순환 감소와 관련된 조직관류 장애(신장, 심폐, 뇌와 말초).

- 체액량 결핍 및 쇼크와 관련된 신체요구량보다 적은 소변배설 장애

중재

- 활력징후들을 관찰한다. 입원시 활력징후와 비교하여 차이가 있다면 즉시 보고한다.
- 피부색과 탄력성을 측정한다. 변화를 기록한다. 창백, 회색, 차고 축축한 피부, 피부탄력성 저하는 쇼크와 체액량 결핍 증상들이다.
- 정맥요법을 관찰한다. 정질액은 보통 대상자를 수화시키고 혈압을 상승시키며, 소변배설량을 증가시키기 위해 초기에 빠르게 주입한다. 생리식염수와 lactated Ringer 용액이 선택된다.
- 폐 악설음을 청진한다. 과다한 체액 및 빠른 정맥투여로 인한 과수화는 폐수종의 원인이 된다.
- 과수화가 의심될 때 경정맥 울혈을 측정한다.
- 발과 다리에 함요부종이 있는 확인한다. 만일 체액정체가 있다면 매일 체중을 측정한다.
- 체액균형을 조정하기 위해 필요한 중심정맥압(CVP)과 폐모세혈관 입압(PCWP)을 모니터한다. CVP의 정상범위는 5～12cm/H_2O 또는 2～4mmHg(±2), PCWP는 4～12mmHg이다. 쇼크상태시 12～15mmHg의 PCWP를 유지하면 박동량과 심박출량이 적절하게 된다. 만일 PCWP가 10mmHg 이하라면 수분투여가 요구된다. 만일 PCWP가 18mmHg 이상이면 수분제한이 요구된다.
- 소변배설량을 모니터한다. 시간당 소변을 측정해야 하고 만일 시간당 25ml 이하라면 정맥주입 속도를 처방에 따라 증가시켜야 한다. 체액, 정맥 혹은 구강으로 주입시 과수화를 확인하는 것을 잊어서는 안 된다.
- 수축기압이 80mmHg이거나 그 이하면 즉시 보고한다. 신장손상은 저혈압 상태에서 부적절한 신관류로 인해 발생할 수 있다.
- 검사실 결과를 관찰한다. 검사결과는 입원시 결과와 비교한다.
- 심전도 판독을 관찰하고 K 불균형이나 심허혈을 나타내는 부정맥(ST－T 변화)을 보고한다.

- 동맥혈 가스를 관찰한다. 대사성 산증은 흔히 심한 저혈량증과 쇼크로 인한 세포손상으로 인한 것이다. 산증시 pH는 7.35 이하이고 HCO_3는 24mEq/L 이하이며 BE는 −2 이하이다. 호흡성 산증 또한 이산화탄소를 배출하는 폐능력 부족으로 인해 발생한다.

평가 / 기대되는 결과

- 쇼크의 원인이 조절되었는지 혹은 제거되었는지 평가한다.
- 쇼크와 같은 증상이 사라졌는지 확인한다.
- 소변배설량이 정상범위(600～1400ml/24hrs)에 있는지 평가한다.
- 쇼크가 조절되었는지 혹은 완화되었는지 정맥요법의 효과를 평가한다.
- 검사 결과가 정상범위 내에 있는지 판단한다.

chapter 18

화상과 화상쇼크

Burns and Burn Shock

서문

한 해 200만 명 정도의 미국인이 화상(Burn)으로 인해 병원치료를 받는 것으로 추정된다. 이중 5만 명 정도는 병원에 입원하고 화상센터에서 응급치료를 받는다. 화상을 입은 후 첫 몇 시간 내에 받은 치료가 대상자의 생명과 기능 회복에 매우 중요하다. 심각한 화상으로 인한 치료는 대상자가 일생을 살면서 계속된다.

병태생리

중등도나 심각한 화상에 대한 병태생리 반응은 여러 장기에 걸쳐져 있으며 여러 단계로 나타난다. 응급-소생 단계(쇼크기)는 화상 상해 후 첫 48시간에 나타나고, 화상 쇼크와 화상 부위의 심각한 부종(체액 축적)이 특징이다. 급성-상처 보상 단계(이뇨기) 는 쇼크 상태로부터 회복되면서 시작되고 이뇨가 특징이다(체액 재이동). 급성-상처 보상 단계는 상처가 봉합되면서 끝나는, 응급화상센터에서 치료 받게 되는 화상 상해의 가장 긴 단계이다.

재활단계(회복기)는 화상상해로 인한 입원 시부터 시작되어 평생을 두고 지속된다. 표 18-1은 화상상해로 인한 응급-소생단계(0~48시간)시에 나타나는 화상과 관련된 생리적 변화와 주요한 임상검사 결과를 요약하고 있다.

표 18-1 응급-소생단계의 화상 상해에 대한 신체체계의 반응

신체체계	생리적 변화	임상검사 결과
심혈관계	• 염증반응으로 인해 화상 상해 부위에 모세혈관 투과성 증가; 혈장 단백질과 전해질의 상실; 간질액의 증가 → 혈장량의 감소와 함께 심각한 부종 발생 → 저혈량 → 심박출량 감소, 저혈압, 빈맥 → 화상 쇼크	• 혈장액의 감소와 혈액농축의 2차적인 결과로 나타나는 혈청 삼투질 농도의 증가. 탈수와 혈구보다 더 많은 혈장의 소실로 인한 Hct의 증가 • 전해질 : 혈관에서 간질액으로 체액의 이동(부종)으로 인해 나타나는 혈청 Na과 Ca의 감소. • 화상상해가 있는 조직으로부터 세포내 K의 유리로 유발되는 혈청 K의 증가
호흡기계	• 직접적인 화상상해로 인해 나타나는 상기도의 부종과 폐쇄; 독성가스의 흡인으로 발생한 폐조직의 직접적인 상해 → 기관지 수축, 폐부종, 호흡장애, 폐확장을 방해하는 흉부 주위 화상으로 인해 나타나는 호흡장애	• 폐 상해와 호흡장애로 나타나는 PaO_2의 감소, 일산화탄소 독성의 결과로 나타나는 탄산혈색소(carboxyhemoglibin)의 상승
신장계	• 신혈류량의 감소, ADH와 알도스테론 분비의 증가로 나타나는 소변량의 감소; 화상 쇼크의 결과로 나타나는 급성신부전; 심한 화상 또는 전기화상 상해로 나타나는 혈미오글로빈뇨증(hemomyoglobinuria) → 급성 신부전	• 저혈량의 결과로 나타나는 요비중의 증가 • 급성신부전으로 인해 나타나는 BUN, 크레아티닌의 증가. 화상 부위의 용혈로 나타나는 혈색뇨증(Hemoglobinuria) • 심각한 화상 상해로 인한 미오글로빈의 유리로 나타나는 미오글로빈뇨증(myoglobinuria)
위장관계	• 화상 쇼크로 나타나는 마비성 장폐색; 과대사 상태	• Na 소실에 동반되어 나타나는 중탄산 이온의 소실로 인한 대사성 산증 • 화상 상해의 스트레스 반응으로 유리된 카테콜아민으로 인한 포도당의 상승 • 화상 상해 부위의 단백질 소실로 인한 단백질 저하

신체체계	생리적 변화	임상 검사 결과
근골격계	• 사지를 둘러싼 주위조직 화상으로 나타나는 구획 증후군의 진전	• 화상 상해로 인한 심각한 조직 손상으로 초래된 CK (creatine kinase) 효소의 증가
신경계	• 의식수준, 지남력의 변화 ; 쇼크, 저산소혈증, 탄산혈색소수치의 상승(연기흡입 상해), 전해질 불균형으로 나타나는 두통, 간질발작	

병인

대부분의 화상은 예방이 가능하다. 아주 어린 영아나 나이 든 노인들은 청소년이나 젊은 성인들에 비해 화상으로 인한 상해나 사망의 위험이 매우 높다. 열화상은 화상 상해의 가장 흔한 원인으로 불(자동차 사고), 뜨거운 물에 뎀(목욕물), 접촉(다리미), 증기(요리) 등으로 일어난다. 화학화상은 염산(산성물질) 또는 표백제(염기성 물질), 건조제(드라이용제), 발포제(발포가스) 등의 섭취, 접촉 또는 흡입의 결과로 일어난다.

전기화상은 고압전류(번개), 저압전류(전기 콘센트) 등에 노출되었을 때 일어날 수 있다. 방치와 학대는 화상 상해를 일으킨다. 화상을 예방(행동 중지, 땅에 눕기, 몸 굴리기, 차갑게 하기, 화재 탐지기)하기 위한 공교육은 화상 상해의 발생률과 심각성을 감소시키는 데 공헌하고 있다.

임상 증상

화상의 구분

화상은 조직의 침범된 깊이에 따라 구분된다. 피부는 세 개 층으로 나뉘어져 있다. 표피는 피부의 가장 바깥층에 있으며, 진피는 가운데 층으로 피부의 기능적인 여러 가지 모낭, 신경, 혈관, 땀샘 등이 위치하고 있다.

표 18-2 화상의 분류 및 정의적 특성

	표피층 (1도 화상)	표피 부분층 (1~2도 화상)	깊은 부분층 (2도 화상)	전체층 (3도 화상)
깊이	단지 표피만	표피와 진피의 위층	표피와 진피의 대부분	표피, 진피, 피하지방 전체 : 근육과 뼈가 침범될 수도 있음
신체적 특징	홍반, 수포나 부종은 없음; 압력시에 하얗게 됨	수포 형성; 수포가 터지면 상처는 촉촉하고, 밝은 체리 또는 알록달록한색; 압력시에는 하얗게 됨	약간 촉촉하거나 건조함. 어두운 붉은색에서 창백한 색. 압력시에는 하얗게 됨	건조, 가죽 같은 느낌, 견고함 ; 진주빛 같은 흰색에서 납빛, 숯처럼 검기도 함 ; 압력시에 하얗게 변하지 않음
통증 정도	경증에서 중등도의 통증	매우 고통스러움	매우 고통스러움	접촉에도 민감한 반응 보임
회복 시간	3~5일 상해 받은 표피는 새로운 조직이 나오면서 벗겨짐	10~21일 아주 작은 흉터가 남음	21~35일 (감염 없이) 만일 감염되었다면, 상처는 전체층 상처처럼 될 수 있음	이식이 요구됨 : 상처가 아물기 위해 몇 달이 걸릴 수 있음
가능한 원인	햇볕, 뜨거운 물	접촉, 불꽃	화학물질, 불꽃	불꽃, 전기

피하지방은 지방조직으로 구성되어 있고 혈관이 있다. 피하지방의 바로 아래에 근육과 뼈가 지나간다. 표 18-2는 화상의 침범 깊이에 따라 화상을 분류하고 있다.

화상 크기의 결정 : 체표면적(BSA)률

화상부위의 체표면적(Body Surface Area ; BSA)을 측정하기 위해 화상 전문센터가 아닌 곳에서는 여러 가지 방식을 이용하고 있다. 'Palmar 방식'은 대상자의 손바닥(손가락을 제외한)이 대상자의 총 체표면적의 1%라는 것을 이용한다.

성인이나 아동의 화상에서 총 체표면적의 크기를 측정하는 데 빠른 방법이다. '9 법칙'은 총 체표면적을 이용하여 화상 크기를 결정하는 또 하나의 쉬운 방법이다. 이 방법은 9% 또는 9를 곱하는 방법을 이용하여 화상을 입은 체표면적을 계산한다.

그림 18-1은 '9 법칙'을 그림으로 나타낸 것이다. 그러나 '9 법칙'은 아동의 화상 크기를 추정하는 데 적절하지 못하다. 왜냐하면 아동의 신체의 구성비율이 성인의 구성비율과 다르기 때문이다.

'Lund 와 Browser 차트'는 아동과 성인의 총 체표면적에 대해 가장 정확한 화상 크기를 계산하도록 한다. 이 방식은 화상의 심각도(부분층 화상, 전체층 화상) 차이뿐 아니라 대상자의 수명까지 포함시켜 체표면적의 크기를 설명한다. 이 방식은 대부분의 화상전문센터에서 대상자가 안정된 후 화상 크기를 결정하기 위해 사용한다.

화상의 관리

2001년, 미국화상협회에서는 화상대상자의 치료기준을 수정하였다. 미국화상협회에 따르면, 화상 대상자는 다음의 어떤 기준에라도 충족되면 적절한 치료를 위해 화상 센터에서 입원치료를 받아야 한다고 권고하였다.

- 2도 화상 : 체표면적의 10% 이상
- 모든 3도 화상
- 다음에 따르는 모든 화상 대상자
  - 기도 또는 흡입의 상해가 잠재적으로 또는 현재 있음
  - 얼굴, 손, 발, 관절 또는 회음부를 포함하는 모든 화상
  - 모든 조직주변 화상 (예 : 사지 주위의 화상)
  - 모든 화학화상 또는 전기화상
  - 상해(골절) 또는 이전에 존재하고 있던 의학적 문제(당뇨) 등을 갖고 있던 모든 화상 대상자
  - 방치 또는 학대가 의심되는 모든 화상 대상자

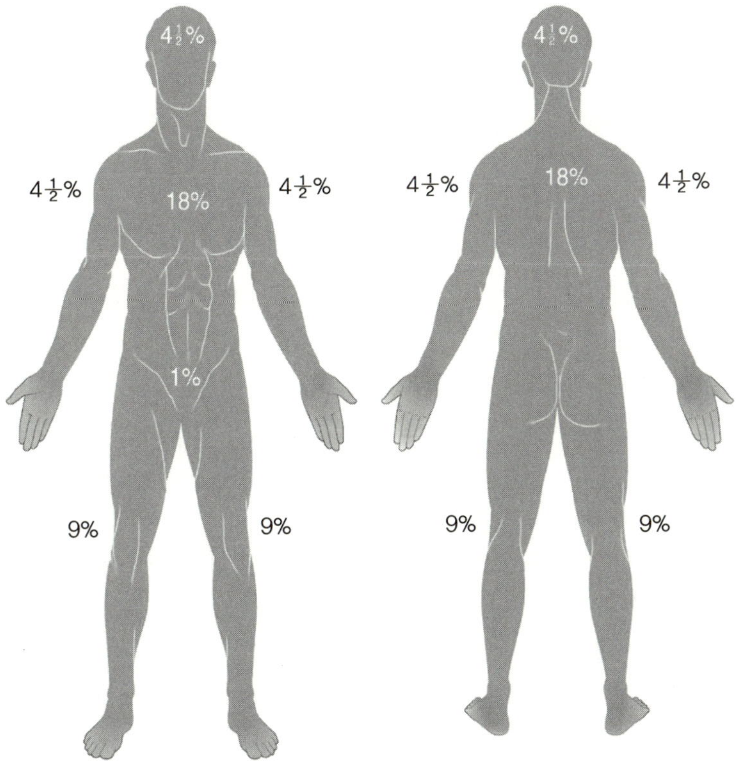

그림 18-1 화상부위의 체표면적을 측정하기 위한 9 법칙

임상 관리

경한 화상 대상자(표피층 화상, 체표면적 10% 이하의 부분층 화상)는 일반적으로 가정 내에서 보호자가 직접 치료하거나 응급실을 이용해 치료하게 된다. 이러한 대상자들은 거의 병원 입원이 필요 없다. 이런 화상 상처의 관리는 청결, 감염예방, 안정 등에 초점을 둔다. 이러한 화상은 비누와 물로 하루에 2~3회 부드럽게 닦아주고 연고(Silver sulfadiazine)를 발라주면 된다. 또한 대상자는 파상풍 주사를 맞아야 한다.

마지막으로, Acetaminophen이나 Ibuprofen과 같은 경구약은 화상으로 인한 통증이나 불편감을 완화시키기 위해 사용할 수 있다.

중등도의 화상대상자는 일반적으로 화상 전문센터에서 치료받는다. 이러한 대상자들의 관리는 의사, 간호사, 물리치료사/작업 요법사, 호흡기 치료사, 사회복지사, 영양사, 상담가 등의 다학제간 팀을 포함해야 한다.

응급-소생 단계(0~48시간)에서의 간호는 기도-호흡-순환(ABCs) 유지, 체액과 전해질의 균형유지, 통증 관리, 초기 상처 간호 등에 초점을 둔다. 대상자의 기도와 호흡의 관리는 비강 캐뉼라를 통한 산소의 공급부터 기관내 삽관을 통하여 인공호흡기를 이용하는 것까지 모두를 포함한다.

순환은 화상 쇼크를 예방하고 치료하기 위해 적절한 체액과 전해질의 균형을 유지하는 것이다. 2도 이상 체표면적 10% 이상의 화상을 입은 대상자와 3도 이상의 화상을 입은 대상자는 어떤 대상자든지 체액 공급을 시작해야 한다.

몇 가지 공식은 응급-소생 단계의 화상 대상자에게 체액공급을 시작하는 데 발전되고 사용되었다. 'Parkland 공식'은 화상 전문 센터에서 가장 많이 사용하는 공식이다. 표 18-3은 화상 후 첫 48시간 내에 화상대상자에게 정맥으로 주입한 체액 공급량을 어떻게 계산하는지를 나타내고 있다. 체액공급의 마지막 포인트는 시간당 소변량이 1.0ml/kg 이상이어야 한다는 것과 활력징후가 안정적이어야 한다는 것이다.

통증관리를 위해 마약성 진통제를 정맥주사한다. 초기 상처 간호는 자극이 적은 비누와 무균성 용제로 상처표면을 닦아내는 것이다. 다음으로, 상처의 모든 죽은 조직을 제거하고 항균성 연고(mafenide acetate)를 바른다. 마지막으로 상처는 밀봉드레싱으로 덮는다.

급성-상처 보상 단계는 이뇨(체액 재이동)로 뚜렷이 나타난다. 화상 상해 후 첫 48시간 내에 나타난 부종은 체액이 간질강 내에 축적되었다가 다시 혈관으로 이동하면서 해결되기 시작한다. 혈액희석(Hct 감소)이 이러한 체액의 이동으로 인해 발생한다.

표 18-3 화상 간호시 응급-소생 단계 동안 체액 공급을 위한 Parkland 공식

0~24 시간	24~48 시간
24시간 총 체액 보충량 = lactated Ringer 용액 4ml × 체중 (Kg) × BSA 면적(%) • 24시간 총 체액 보충량의 ½ : 화상 후 첫 8시간 • 24시간 총 체액 보충량의 ¼ : 화상 후 두 번째 8시간 • 24시간 총 체액 보충량의 ¼ : 화상 후 세 번째 8시간	**포도당과 교질액**(알부민 등) 시간당 소변량 >1cc 이상을 유지하기 위해 매 2시간 마다 적정한 체액을 주입

* 여기서의 시간 구분은 화상 후의 시간을 말하며, 입원 시의 시간을 말하는 것이 아님. 예를 들어, 대상자가 화상을 입고 화상 센터에 45분 후에 도착하였다면, 첫 체액 주입량(24시간 총 체액 보충량의 ½)은 7 ¼시간 내에 모두 주입되어야 한다.

화상부위의 용혈(적혈구의 파괴)로 인해 빈혈(적혈구의 감소)이 동시에 발생한다. 정맥치료는 보통 이 시기 동안에는 제한되며 대상자는 실제적으로 과수하(체액 과다)의 위험이 있을 수 있다.

감염과 패혈증의 위험이 이 시기 동안 가장 높으므로 상처 간호는 가장 중요한 일이다. 이 시기 동안 추가적인 관리의 목표는 지속적인 통증관리, 영양균형 유지, 그리고 정신-사회적 지지 등을 포함한다. 상처간호기술은 화상 상처의 깊이와 위치에 따라 다양하지만, 상처 표면절제(죽은 조직의 제거)와 외과적 피부이식 또는 일시적인 피부 보호제(Biobrane)의 적용이 포함된다.

매일하는 상처 간호는 상처의 사정, 상해 조직 또는 육아조직, 그리고 피부이식 조직의 보호를 포함한다. 항생제는 상처배양의 결과에 기초하여 필요시 처방에 따라 투여한다.

상처 간호는 종종 매우 심한 통증을 유발하므로 대상자들에게 가장 스트레스가 높은 원인이 되기도 한다. 마약성 진통제가 필요한 대상자들은 상처 간호를 하기 전이나 중간에 경구 또는 정맥으로 투여한다. 항불안제뿐 아니라 대체요법(음악치료)과 같은 것들도 대상자의 스트레스와 통증을 관리하는 데 도움이 되기도 한다.

중증의 화상 대상자들은 화상상처로 인해 대사가 항진되어 있는 상태이므로 이를 보상하기 위해 많은 양의 칼로리가 요구된다. 초기의 경구 또는 비경구적 영양공급은 상처 회복을 돕기 위해 제안된다. 영양보충은 일단 대상자가 처방된 칼로리의 80~90%를 소모하기 시작하면 중단한다.

중증화상은 대상자 뿐 아니라 대상자의 가족에게도 영구적인 영향을 미친다. 정신-사회적 지지는 중요하다. 대상자와 가족은 복잡한 화상 간호문제를 다루고 평생 동안 화상에 대한 정신 사회적 충격(외모의 변화, 역할/기능 변화) 등의 문제에 적응해 나가기 위해 도움이 필요하게 될 것이다.

재활(회복기) 단계는 화상 관리의 마지막 단계로 실제적으로 처음의 두 단계와 중복된다. 화상센터에 입원하기 시작하면서부터 재활단계의 목표는 기능적·미용적 개선의 달성과 최상의 기능적 상태의 수행, 대상자의 사회 복귀 등을 포함한다. 이 기간 동안, 대상자는 가정내 운동을 배우게 되고 피부수축을 예방하기 위해 부목을 적용하거나 흉터를 감소시키기 위해 압박기(Jobst garment)를 적용하기도 한다.

대상자 관리

사정

- 화상 상해의 시기, 원인, 상황(아동이 혼자 집에 있었는지), 종류(열화상, 전기화상 등), 초기 치료방법 등에 대해 모든 간호력을 조사한다.
- 대상자 또는 대상자의 가족으로부터 건강력을 모두 조사한다.
- 기도-호흡-순환체계(ABCs)에 대한 사정을 포함하여 일차적 조사를 완성한다. 일단 기도-호흡-순환체계가 안정되면, 활력징후를 측정한다. 원래의 체중을 확인한다.
- 화상 체표면적을 결정하기 위해 화상상해를 사정한다.
- 머리에서 발끝의 순서로 사정한다.

간호진단

- 화상 부위로 체액의 이동과 관련된 체액 부족
- 체액 공급과 화상 부위에서부터 혈관으로 체액의 이동과 관련된 체액량 불균형의 위험성
- 화상 상해와 관련된 급성 통증
- 화상 상해와 관련된 피부통합성 장애
- 화상 상해 후 고대사율 상태에서 신체 요구량보다 적은 섭취와 관련된 영양 불균형
- 흡입 상해, 기도부종, 기관지 수축과 관련된 가스교환 장애의 위험성
- 화상 상처와 관련된 감염의 위험성
- 화상 상해와 관련된 신체상 변화의 위험성
- 저혈량과 관련된 소변 배설량 장애의 위험성

중재

① 체액부족

- 활력징후와 의식수준을 첫 48시간 동안 매 15분마다 측정한다.
- 화상 쇼크의 증상(빈맥, 저혈압, 말초맥박의 감소, 의식저하, 핍뇨 등)을 보고한다.
- 'Parkland 공식' 또는 의사의 처방에 따라 수액을 정맥주사한다.
- 기관의 정책에 따라 매시간 소변량과 요비중을 모니터한다. 소변량이 시간당 1ml/kg 이하일 경우 보고한다.
- 임상검사 결과(전해질, BUN, Creatinine, ABGA, CBC)를 모니터하고 비정상적인 결과 또는 중요한 변화를 보고한다.
- 섭취량/배설량을 엄격하게 측정한다. 매일 체중을 측정한다.
- 처방에 따라 전해질을 공급한다.
- 조직 관류(소변량, 의식, 말초맥박, 혈압)에 대한 체액 공급의 효과를 평가한다.

② 체액 불균형의 위험성

- 매시간 또는 필요하다면 좀 더 자주 활력징후를 측정한다.

- 섭취량과 배설량을 측정한다. 매일 체중을 측정한다.
- 체액 과다의 증상(경정맥 확장, 짧은 호흡)을 관찰한다.
- 호흡음을 감시하고 악설음이나 빈호흡이 나타나면 보고한다.
- 임상검사 결과(전해질, BUN, 크레아티닌, ABGA, CBC)를 감시하고 비정상적인 결과 또는 기초검사결과와 다르게 나타나는 중요한 변화를 보고한다.
- 소변량의 증가와 감소에 대해 모니터한다.

평가 / 기대되는 결과

- 체액량은 재조정되었고 유지되고 있다 : 활력징후는 정상이고 기초자료에서 얻은 활력징후와 변함이 없다. 화상 상해를 입지 않는 부분의 피부긴장도는 정상이고, 소변량과 요비중은 정상 범위 안에 들어있으며, 점막은 촉촉하고, 임상검사(전해질, BUN, 크레아티닌, ABGA, CBC) 수치도 정상범위 안에 있다.
- 체중은 안정적이다.
- 호흡음은 깨끗하거나 대상자에게서 얻은 기초 자료와 변함이 없다. 호흡수는 정상범위 안에 있다.
- 대상자는 사람, 장소, 시간에 대한 지남력이 있으며 또는 기초 자료에서 얻은 지남력과 변화가 없다.

소화기계의 외과적 중재 Gastrointestinal (GI) Surgical Interventions

chapter 19

서문

체액과 전해질의 변화는 외과적 수술을 시행한 대상자에게도 일어난다. 소화기계 문제를 교정하기 위해 시행한 외과적 중재는 다른 종류의 외과적 중재에 비해 체액과 전해질 균형에 있어 대상자를 더 큰 위험에 빠뜨리게 한다. 더욱이 진단적 검사와 소화기계 수술을 위한 준비는 대상자에게 체액, 전해질, 산-염기 불균형의 위험을 증가시킨다.

수술 후, 대상자는 금식하게 될 것이고, 위장관 배액을 위한 튜브를 갖게 되며, 연동운동이 지연되어 불균형을 더욱 재촉할 것이다. 이뇨제나 당류코르티코이드, 인슐린의 사용과 관련하여 대상자에게 수술 이전에 존재했던 심폐질환이나 내분비계 질환, 신장질환 등은 위장관 수술을 받는 동안 체액, 전해질, 산-염기 불균형의 위험을 가중시킨다.

이러한 불균형의 사정은 수술 전에 반드시 이루어져야 하고 수술 후에도 계속되어야 한다. 체액량의 손상은 빠르게 진행될 수 있기 때문에 빈틈없는 사정기술과 적절한 중재는 잠재적인 합병증을 예방하거나 감소시키는 데 있어 중요하다.

위장관의 전해질 농도

전해질은 위장관내에 가장 풍부하다. Na, K, HCO_3의 농도는 위보다는 장에서 더 높다. Cl의 농도는 장과 위에서 거의 같다. 그러나 H이온의 농도는 위에서 좀 더 높고 HCO_3의 농도는 장에서 좀 더 높다. 위에서의 H이온의 감소는 대사성 알칼리증을 일으키는 반면, 장에서 HCO_3의 감소는 대사성 산증을 일으킨다.

표 19-1은 위와 장에서의 전해질의 농도를 나열하고 있다.

표 19-1 위과 장에서의 전해질 농도(mEq/L)

부위	체액	Na	K	Cl	HCO_3	
위	위액	60.4	9.2	100*	0-14	H**
소장	장액	111.3*	20*	104.2*	31*	

* 전해질은 이 부위에서 매우 농축되어 있음.

소화기계 문제와 관련된 병태생리, 병인, 임상 증상

경한 외과적 수술을 받은 대상자들은 주로 체액, 전해질, 또는 산-염기 불균형의 문제를 경험하지 않는다. 대수술을 받은 다음에 Na과 체액은 정체되고 K은 소실된다. 위장관 수술을 받은 많은 대상자들은 수술에 앞서 체액-전해질 불균형의 상태를 경험하게 되고 이는 종종 대상자를 지치게 만든다.

구토와 설사는 자주 발생하는데 이는 위장관 문제를 나타내게 되고 이로 인해 외과적 중재를 하게 된다. 체액이 소실되면, Na, Cl, K, HCO_3(장), H(위)과 같은 중요한 전해질 또한 소실된다.

이러한 체액-전해질 불균형에 대한 치료는 수술 전과 중에도 반드시 고려되어야 한다. 손실된 체액과 전해질의 재공급은 수술 전·중· 후에도 필요하다.

지속되는 구토 또는 설사는 심각한 체액 결핍을 유발한다. 이러한 상황은 소변량을 줄게 하고, 빈맥, 저혈압을 가져온다. 체액 소실은 혈액농축을 유발하고, Hb, Hct, BUN 수준을 상승시킨다. 체액 균형과 적절한 소변량은 수술 전에 적절한 상태로 복구될 필요가 있다. 만일 위장관 튜브가 수술 전에 삽관되었다면, 체액과 전해질이 위장관 흡인을 통해 소실되었을 것이다.

혈청 Na, K은 아마도 감소되었거나 정상이거나 증가될 수 있다 구토, 설사, 위장관 흡인을 통해 Na, K, Cl가 감소되었지만, 만일 체액량 부족이 심각하다면 혈액농축으로 인해 혈중 전해질 수준이 상승된다. 위장관 질환으로 H와 Cl가 위액으로부터 소실되면 대사성 알칼리증이 유발된다.

표 19-2 수술 전 소화기계 문제와 관련된 병태생리의 변화, 병인, 임상 증상

병 인	병태생리 변화	임상 증상
구토 /설사	• 세포외액과 세포내액의 소실 • 전해질 소실 : Na, Cl, K, HCO_3, H • 산-염기 불균형(심각하다면) - 저포타슘혈증성 알칼리증 : 위에서의 H와 K의 소실 - 대사성 산증 : 장에서 HCO_3의 소실	• 빈맥 • 체위성 저혈압 • 건조한 점막 • 피부 탄력성의 저하 • 소변량의 감소 임상검사의 변화 ↑ Hb ↑ Hct ↑ BUN ↓, 정상, ↑ Na, ↓, ↑ K, ↓ HCO_3 (설사)
위 흡인	• 지속적인 위 장관 흡인은 구토시의 병태생리와 비슷함	• 임상결과는 구토 시와 비슷함

자주 K이 함께 소실되므로 대사성 알칼리증은 저포타슘혈증성 알칼리혈증을 유발한다. 표 19-2는 위장관 질환과 관련한 원인, 병태생리적 변화, 임상증상에 대해 나열하고 있다.

임상 관리

위장관 수술 대상자를 위한 체액, 전해질, 산-염기 불균형의 임상관리는 수술 전과 수술 후 모두 필요하다. 수술 전과 후 관리를 아래에 구분하여 기술하였다.

수술 전 관리

구토 또는 설사를 경험하는 대상자 또는 위장관 흡인을 하고 있는 대상자들은 체액-전해질 불균형을 사정해야 한다. 체액과 전해질의 보충은 적절한 소변량을 유지하고, 균형을 맞추기 위해 수술 전에 필요하다. 일단 체액과 전해질 불균형의 증상 및 징후, 검사결과가 나타나면, 이러한 불균형의 원인을 파악하는 것이 중요하다. 체액과 전해질의 적절한 유지는 합병증을 감소시키고, 빠른 회복을 돕는다.

건강한 대상자에게는 수술 전 오랜 기간의 금식상태는 필요하지 않다. 보통 수술 전 대상자들은 수술 전날 밤 12시부터 수술 전까지의 기간 동안만 폐흡인을 예방하기 위해 금식한다. 현대의 마취방법의 결과로 구토와 흡인은 거의 일어나지 않는다. 미국마취협회에 의한 새로운 권고사항은 수술의 종류와 해당 기관의 정책에 따라 선택적으로 수술 2시간 전까지 맑은 유동식을 허락하고 있다.

수술 후 관리

수술 동안의 출혈 또는 수술부위로의 혈액 이동으로 인해 일어난 체액 손실은 순환혈액량의 감소를 유발한다. 보통은 lactated Ringer 용액과 같은 균형 잡힌 전해질용액(BES)를 수술 동안 주입한다. 혈액 또는 혈액유사물질이 수술 중 혈액 손실량이나 대상자의 상태에 따라 주입된다. 수술 중의 고위험 대상자는 체액 보충을 결정하기 위해 중심정맥압을 감시한다.

외과적 시술, 마취, 외상, 그리고 통증은 항이뇨 호르몬(ADH)의 증가를 유발한다. 지나친 ADH의 유리는 항이뇨호르몬부적절분비증후군(SIADH)으로 불린다. 지나친 ADH의 유리가 수술 후 12~24시간까지 지속된다. 이는 신세뇨관에서 체액이 재흡수되도록 하여 소변량이 감소한다. 외과적 중재는 또한 알도스테론(aldosterone)의 분비를 증가시킨다. 그 결과 Na과 체액이 정체되고 K이 소실된다. 위장관 수술을 받은 노인들과 아동들은 신경내분비 반응(ADH과 알도스테론)에 대한 고위험요인 상태에 놓여있다.

위장관 삽관(튜브는 흡인을 목적으로 위 또는 장까지 삽관되어 있다)은 종종 수술 전부터 계속된다. 이 방법은 위장관 폐색으로 나타나는 구토를 완화시키거나 위나 장을 감압시키고, 수술 전 또는 수술 후 모두에 사용된다.

복강 수술 후에도 위관 또는 장관 튜브는 연동운동이 돌아올 때까지 위장관 분비액을 제거하거나 복부 팽만을 완화하기 위해 삽관된다. 위관튜브 삽관을 위해 코를 통해 위까지 L－튜브나 Salem sump를 삽관한다. 장관튜브는 Miller－abbott 튜브 또는 Cantor 튜브가 있으며 이들은 코를 통해 위를 지나 소장까지 삽관된다.

장관 튜브는 위관 튜브보다 더 길고 작은 풍선 안에 공기나 수은이 들어있어 튜브가 하부 장관으로 삽관되기 쉽도록 돕는다. 소변량은 적어도 시간당 25ml 이상 되어야 하며 시간당 30~50ml이면 더 좋다. Na이 들어있는 수액을 하루 3L 이상, 체액 손실이 있는 첫 24시간 동안 정맥으로 주입한다. 전해질은 혈청 전해질 수준에 따라 보충한다.

고형의 분자들은 위장관에 축적되거나 이를 폐쇄시킬 수 있다. 튜브의 세척은 튜브의 개방성을 유지하고 적절히 배액되도록 한다. 많은 양의 물을 이용한 빈번한 세척은 전해질을 씻겨나가게 할 위험이 있으므로 피해야 한다. 위장관 튜브는 전해질의 소실을 막기 위해 일정한 간격을 두고 적은 양의 생리식염수를 이용하여 세척해야 한다.

위 흡인은 위내의 체액과 전해질을 제거하기 때문에, 경구 섭취가 제한되어야 하고 비경구적 치료가 선행되어야 한다. 물 한 모금은 구강건조를 완화하고 인후의 자극을 줄여준다.

그러나 물은 위내의 전해질을 희석하므로 흡인은 전해질을 제거한다는 것을 반드시 알고 있어야 한다.

포만감, 구토, 복부팽만감 등은 연동운동이 돌아오지 않았다는 증상 및 증후이다. 장음을 정기적으로 확인하는 것은 연동운동이 돌아온 시점을 알기 위해 필요하다.

Cimetidine(tagamet), Ranitidine(Zantac), Famotidine(Pepcid)과 같은 H_2 수용체 길항제는 위관 튜브를 갖고 있는 대상자에게 자주 투약된다. 이 계열의 약은 염산(HCl) 생산을 억제하므로, 위관 흡인에 의한 염산의 제거를 최소화하여야 한다.

기침과 심호흡은 폐를 부풀리고 효과적으로 가스 교환을 증진시키는 데 도움을 준다. 통증, 마약성 진통제, 마취 등으로 유발되는 부적절한 환기는 폐포를 허탈시키고 결과적으로 CO_2 정체(호흡성 산증)를 유발한다. 표 19−3은 위장관 수술에 따른 대상자의 임상관리를 나열하고 있다.

임상 고찰

1. 모든 수술에 앞서 특히 위장관 외과적 수술에 앞서 체액과 전해질의 불균형을 확인한다. 체액량 부족은 빈맥, 기립성 저혈압, 구강점막의 건조, 피부긴장도의 저하로 나타난다.
2. 수술 전 후 매일, 매 8시간마다, 매시간마다 소변량을 측정한다. 소변량은 수술 전 체액량의 감소와 수술 후 SIADH로 인해 줄어들 수 있다.
3. 체액량 부족으로 나타나는 임상검사 결과를 확인한다 : BUN의 증가(혈액 농축으로 인해 발생), 혈청 K의 증가/감소, 혈청 Na의 증가/정상/감소 수준, HCO_3의 감소(장관 분비량의 감소)
4. 위에서 H와 Cl(염산)의 분비 감소로 대사성 알칼리증이 유발된다. 장에 분비되는 HCO_3의 감소는 대사성 산증을 유발한다.

표 19-3 위장관 수술 전-후의 임상관리

임상 관리	이론적 근거
1. 수술 전	
• 체액 균형	• 체액 소실을 보충한다. 수술 전에는 전해질이 들어간 수액으로 3~5L 정도가 필요하다.
• 전해질 균형	• 혈청 전해질 수치를 참조하여 Na과 K을 보충한다.
• 소변량	• 시간당 소변량이 모니터되어야 한다. 소변량이 시간당 30ml 이하가 되어서는 안 된다.
2. 수술 후	
• 체액 균형	• 혈청 삼투압은 280~295 mOsm/kg 범위에 있어야 한다. 혈청 삼투압을 결정하기 위해서 다음의 공식을 이용한다. **혈청 삼투압 농도** $=2\times$ 혈청 Na $+\dfrac{\text{BUN}}{3}+\dfrac{\text{포도당}}{18}$ • 혈청 삼투질 농도의 저하는 혈액 희석을 의미하며, 혈청 삼투질 농도의 상승은 혈액농축을 의미한다. 전해질이 들어간 수액을 하루에 적어도 3L 이상 투여한다. 수액의 정맥주입 속도가 너무 빠르지 않은지 과수화를 확인한다.
• 위관 또는 장관 튜브	• 위장관 튜브는 개방되어 있어야 한다. 튜브를 개방하기 위해 증류수를 사용하지 않는다. 전해질을 씻어 내리기 때문이다. 소량의 식염수 또는 공기가 튜브의 개방성을 유지하기 위해 사용된다.
• 전해질 균형	• Na과 K의 증가나 소실은 혈청 전해질 수치를 정기적으로 점검함으로써 확인할 수 있다. 전해질 불균형의 증상 및 징후는 보고되어야 한다.
• 산-염기 균형	• 심호흡과 기침은 가스교환을 증진시키고 CO_2의 정체를 예방한다. 대사성 알칼리증은 H와 Cl이온(HCl)의 소실을 유발하는 위흡인의 결과로 나타난다.
• 연동운동	• 연동운동이 돌아왔는지를 알기 위해 복부 사분원에서 장음이 확인되어야 한다. 위장관 튜브는 보통 연동운동이 회복되면 제거된다.
• 투약 : H_2 차단제	• Cimetidine, Ranitidine, 또는 Famotidine은 염산의 생성을 억제한다. 많은 양의 HCl이 위관 흡인으로 인해 소실된다.

5. 위와 장에는 전해질 특히 Na, Cl, K, H(위), HCO_3(장)가 풍부하다.
6. 체액 부족을 보충하기 위한 수액의 정맥주입은 lactated Ringer용액 또는 생리식염수(Normal saline ; N/S)와 같은 전해질이 들어있는 수액을 이용한다.
7. D_5W 용액의 지속적 사용을 피한다. 주입된 포도당은 빠르게 대사되어 수분만 남게 되며 등장성 용액은 저장성이 되고 전해질을 희석하게 된다.
8. 복부수술 후에 연동운동은 감소되거나 거의 없다. 보통 위장관 튜브 삽관이 처방된다. 장음은 연동운동을 확인하기 위해 모니터되어야 한다.

대상자 관리

사정

- 위장관 수술 전에, 대상자에게 이미 있었던 건강문제나 체액–전해질 불균형의 잠재적 위험을 증가시킬 수 있는 약물을 사정한다. 교정되지 않은 수술 전의 저혈량이나 빈혈은 수술 후 체액과 전해질 불균형의 위험을 가중시킨다.
- 활력징후를 측정하고 수술 후 자료와 비교할 기초 자료로 활용한다. 체액부족은 빈맥, 기립성 또는 체위성 저혈압, 맥압의 감소를 유발한다.
- 섭취량/배설량, 체중을 측정한다. 소변량은 체액량 부족으로 감소할 수 있다.
- 대상자의 장음을 사정한다. 만일 연동운동이 수술 전에 있다면 주목한다.
- 체액 부족을 사정한다. 혈청 삼투질 농도를 확인한다. 체액 부족이 있다면 이 수치는 상승한다.
- 위관 튜브가 삽입되었다면 튜브의 배액을 확인한다.

간호진단

- 위장관 손실, 수분섭취 부족, 체액 이동과 관련된 체액 부족
- 복부수술로 인한 외상과 관련된 통증
- 수술 후 장음의 감소 또는 결여, 장운동(연동운동)의 감소와 관련된 조직 통합성 장애
- 통증, 비효과적인 기침과 심호흡, 끈끈한 점액 배출과 관련된 비효과적인 기도 청결
- 위장관 질환으로 인해 이차적으로 나타나는 체액부족과 관련된 소변배설 장애

중재

- 대상자가 불안정하다면, 매 4시간마다 또는 더 자주 활력징후를 측정한다. 저혈량은 빈맥과 기립성 저혈압을 유발한다.
- 점막과 피부긴장도를 확인한다. 마른 상태의 피부긴장도가 있거나 비늘이 있는 피부, 건조한 점막은 체액부족을 의미한다.
- 소변량을 모니터한다. 소변량이 하루 600ml 이하이면 보고한다. 하루 750ml 이상의 소변량이 더 좋다.
- 임상검사 결과를 모니터한다. 만일 Hb, Hct, BUN이 증가되었다면, 체액부족으로 인해 혈액농축이 발생한 것이다.
- 혈청 전해질 수준을 모니터한다. 혈청 K은 보통 체액부족으로 인해 감소한다. 그러나 체액량 부족으로 인해 혈액농축이 발생하여 K이 증가할 수도 있다.
- 폐포 확장과 분비물의 제거를 위해 기침과 심호흡을 격려한다.
- 정맥주입속도를 감시한다. 수액의 정맥주입이 너무 빠르면 건강한 상태에서도 체액의 과도한 양을 견디지 못하며 대상자에게 체액과다 또는 과수화가 유발될 수 있다.
- 연동운동이 돌아왔는지를 확인하기 위해 장음을 감시한다.
- 위장관 튜브의 개방성을 확인한다. 처방에 따라 N/S 또는 공기를 이용하여 세척한다.

평가 / 기대되는 결과

- 세포외액량 문제의 원인이 제거되었는지, 조절되었는지 평가한다.
- 체액 요구량의 균형과 안위를 증진시키기 위한 처치의 효과(체액과 전해질의 보충, 위장관 삽관, 약물투여, 통증 조절 방법, 기타 등등)를 평가한다.
- 임상검사결과가 정상범위 내에 있는지 확인한다.
- 안정성을 확인하기 위해 활력징후(특히, 혈압과 맥박 수)를 감시한다.
- 신장 기능을 평가한다. 소변량이 적정한지, 정상범위 내에 있는지 확인한다.

두개내압 상승

Increased Intracranial pressure

chapter 20

서문

두개내압 상승은 사망이나 장기 부작용을 예방하기 위해 철저한 관찰과 빠른 중재를 요구하는 생명을 위협하는 사건이다. 두개내압은 뇌강내의 압력으로, 뇌혈량, 뇌척수액, 뇌조직에 의해 영향을 받는다. 이 세 가지 중 어느 한 가지의 소소한 증가나 감소는 뇌 구조물과 뇌 기능에 해로운 영향을 미칠 수 있다. 건강전문가들은 신경학적인 장애가 있는 대상자의 두개내압 상승의 증상과 징후를 감시할 주요한 책임이 있다.

뇌는 견고한 두개관으로 둘러싸여 있으므로, 뇌조직액의 소량의 증가는 두개내압을 극적으로 변화시킬 수 있다. 그런 까닭에, 건강전문가들은 신경학적 장애가 있는 대상자들의 부작용을 예방하기 위해 뇌내압 상승의 초기 증상을 주의하여 관찰해야만 한다.

20장은 두개내압의 생리, 뇌내부종의 세 가지 종류, 두개내압 상승과 하강의 요인, 뇌내 고혈압과 관련된 합병증 등에 대해서 논의한다. 뇌내 고혈압의 관리에 있어, 수분과 전해질 균형을 맞추기 위한 임상관리의 우선순위와 원칙에 따른 두개내압 상승의 증상 및 징후도 논의되었다.

병태생리

뇌조직의 상해는 출혈, 부종, 그리고 뇌내 산소 요구량의 증가를 가져온다. 두개관의 세 가지 구조물 중 어떤 것의 크기나 양이 상승할 때면 언제든지 두개내압은 상승한다. 두개 내 압력은 다른 구조물의 똑같은 또는 적정한 감소가 있을 때 비로소 정상으로 유지된다. 세 가지 종류의 부종이 두개 내에서 발생한다.

혈관성 부종은 가장 흔한 형태인 뇌조직 내의 체액 축적으로 세포외 부종이다. 혈관성 부종은 뇌혈관의 손상으로 일어나며 모세혈관 투과성을 증가시킨다. 이는 혈관에서 뇌조직으로 단백질의 삼출과 체액의 유입을 유발한다. 혈관성 부종의 원인은 외상, 종양, 허혈, 감염 또는 농양을 들 수 있다

세포성 부종은 세포내 부종이다. 모세혈관 투과성의 증가는 뇌조직의 체액내 용질의 전반적인 증가를 가져오고 Na−K 펌프를 방해한다. 이러한 방해는 K이 세포에서 빠져나오도록 하고, NaCl과 체액이 세포내로 들어가도록 하여 결과적으로 뇌세포에 부종이 일어난다. 세포성 부종의 임상적 원인은 외상 또는 뇌출혈로 발생하는 저산소증이나 저삼투압 상태를 포함한다.

간질성 부종은 뇌수종, 뇌종양 또는 감염과 같은 폐쇄적인 상태로 인해 발생하며, 이러한 상태는 대상자들의 뇌조직에 지나친 체액의 축적 및 뇌실 내 뇌척수액의 축적을 유발한다.

두개내압은 또한 뇌혈류량에 의해 영향 받는다. 중추신경계내의 혈류량의 조절은 이산화탄소(CO_2), 산소(O_2), 체온, 수소이온, 그리고 혈청 삼투압에 의해 이루어진다. 과탄산혈증($PaCO_2$의 증가)은 혈관이완을 가져오고, 이는 두개내압 상승을 유발한다. 저산소혈증(PaO_2의 감소) 또한 두개내압 상승을 유발한다.

체온의 상승은 체내 대사를 증가시키고 그 결과 두개내압 상승을 유발한다. 체온의 하강은 체내 대사를 감소시키고 그 결과 두개내압의 하강을 가져온다.

장기간의 과도환기는 과다한 CO_2 배설을 유발하고 호흡성 알칼리증(pH의 증가와 $PaCO_2$의 감소)을 유도한다. 이는 두개내압의 상승을 유발한다.

과소환기는 지나친 CO_2의 정체를 유발하고 호흡성 산증(pH의 감소와 $PaCO_2$의 증가)을 가져온다. 이는 과도환기보다 더욱 위험하다. 이산화탄소는 가장 잘 알려진 잠재적인 혈관확장제이다. 혈관확장이 진행됨에 따라 두개내압의 상승도 일어난다. 뇌혈류량에 영향을 미치는 요인은 표 20-1에서 참조한다.

표 20-1 뇌혈류량에 영향을 미치는 요인

혈관이완제	• 과도한 CO_2 • 저산소증 • 흥분 • 과도한 움직임 • 통증 • 열 • 오한 • 약물 : 말초혈관 이완제
혈관수축제	• 저농도의 CO_2 (잠재적인 혈관 수축제) • 고농도의 O_2 • 약물 : 말초혈관 수축제

혈청 삼투질 농도는 혈청내의 수많은 입자들의 농도이며, 혈청 농도의 표지자이다. 혈청 삼투압의 감소는 체액과다를 의미하며 그 결과 두개내압 상승을 유발한다.

포도당이나 물과 같은 저삼투성 체액은 일반적으로 신경학적 문제를 갖고 있는 대상자에게는 두개내압 상승을 유발시킬 수 있어 피해야한다. D_5W와 같은 정맥용 수액을 이용하면, 포도당은 대사되고, 물만 남게 되어 이것이 뇌세포에 흡수되면 결과적으로 뇌부종을 일으킨다.

임상 증상

병인

두개내압의 상승의 원인은 개방성 또는 폐쇄성 상해를 동반한 두개외상, 두개내 종양, 두개내 출혈, 뇌졸중, 신경외과적 수술을 포함한다.

표 20-2 두개내압 상승의 증상 및 징후

초기 증상 및 징후

- 두통
- 안절부절 못함
- 혼동
- 시력변화
- 안구내 유두변화(크기와 반응)
- 통증 자극부위를 알고 지적함
- 뇌신경의 기능이상

진행성 증상 및 징후

- 오심, 구토
- 근육허약 (종종 편측성)
- 각성의 어려움
- 통증 자극 시 피질박리 경직과 제뇌경직 자세가 나타남

후기 증상 및 징후

- 활력징후의 변화
  - 서맥
  - 맥압의 감소
  - 호흡 양상의 변화

표 20-2는 초기, 진행성, 후기의 두개내압 상승의 임상적 증상을 나열하고 있다. 만일 두개내압 상승의 초기 증상 및 징후를 알아차리지 못했거나 조절할 수 없다면, 진행성 임상증상이 일어난다.

만일 두개내압 상승으로 인한 진행성 임상증상이 조절되지 않는다면, 좀 더 치명적인 증상이 나타난다. 이러한 증상들은 보상이 일어나지 않아서 나타나는 증상들이다. 일단 보상이 일어나지 않으면, 두개내압이 상승되면서 자동조절(뇌 관류압의 변화가 있는 동안 지속적인 혈류량을 유지하기 위해 조정된 뇌혈관 직경의 보상성 변화)도 점차적으로 기능을 상실한다.

뇌 대사와 뇌 기능에 대한 영향 이외에도, 뇌내 고혈압은 다른 주요한 장기의 기능장애도 나타낸다. 심폐체계의 변화는 폐성 악설음, S_3, 심방세동, 저혈압을 포함한다. 저혈압은 뇌관류압의 저하와 보상성 체액 정체로 인해 뇌부종을 매우 심하게 악화시킨다. 스트레스성 궤양과 위장관 출혈은 약물치료의 결과로 발생할 수 있다.

임상 관리

뇌내 고혈압의 임상 관리는 체액과 전해질의 조심스런 투여, 기도 유지, 적절한 환기, 약물투여, 체온 조절, 그리고 두개내압을 상승시키는 발살바 수기의 예방을 포함한다.

신경학적 장애가 있는 대상자에게 주의 깊은 체액 관리는 필수적이다. 포도당이나 물과 같은 저장성 용액은 일반적으로 피한다. 생리식염수(Normal saline,N/S) 또는 Lactated Ringers는 등장성 정맥주사 용제로 자주 사용된다.

세포외액량은 직접적으로 총 신체 소듐의 용량에 달려있다. 세포외액의 주요한 삼투압성 전해질은 Na이다. 저소듐혈증이 있는 대부분의 대상자는 저삼투압상태이다. 체액균형을 유지하기 위한 다른 주요한 양이온은 K이다. 정상적인 혈청 삼투질 농도를 유지하기 위해 Na과 K의 정상 혈청수치를 유지하는 것은 필수적이다. 만일 Na과 K의 혈청수치가 정상범위 내에 유지되지 못하면, Na－K 펌프가 파괴된다. K은 세포에서 빠져나오고, Na, Cl, 물은 세포로 들어간다.

Mannitol은 정맥으로 주사했을 경우 두개내압 상승을 완화할 수 있는 삼투성 이뇨제이다. Mannitol의 정맥용량은 0.25~1g/kg이다. Mannitol은 세포내에서 세포외로 체액을 밀어내어 두개내압을 하강시킨다. 간호는 반드시 폐수종과 수분중독의 가능한 합병증을 감시해야만 한다. 삼투성 이뇨제의 투약 후에 뇌내출혈이 있던 대상자에게 재출혈과 같은 추가적인 합병증이 일어날 수 있다. 뇌조직이 삼투성 이뇨제로 인해 수축되면, 재출혈이 있을 수 있다.

Furosemide, Lasix과 같은 루프 이뇨제가 단독 또는 삼투성 이뇨제와 함께, 세포외액강의 지나친 체액을 제거하기 위해 사용되기도 한다.

PaO_2의 감소로 발생하는 과도환기는 즉각적으로 뇌혈류량을 감소시키며, 두개내압이 감소된다.

두개내압이 상승된 대상자가 인공호흡기를 이용해 기계적 환기를 하고 있다면, 완만한 과도환기를 유도하면서 $PaCO_2$는 35mmHg를 유지하는 것이 추천된다. 과도환기로 잠재적인 뇌혈관 수축이 유발될 수 있기 때문에, 지나친 또는 장기간의 과도환기는 뇌허혈을 유발시킬 수 있다. 대상자는 호흡성 산증을 예방하기 위해 장기간의 기계적 환기가 필요하다. 호흡성 산증에서 $PaCO_2$ 농도의 증가는 호흡성 알칼리증에서 나타나는 PaO_2의 증가보다도 더 혈관을 이완시킬 가능성이 있다.

두개내압을 조절하거나 감소시키기 위한 또 다른 방법은 대상자의 흥분, 지나친 움직임, 통증, 발살바 수기를 예방하는 것에 목표를 둔다. 명료하고 협조적인 대상자에게 기침하지 않고, 몸을 숙이거나 굽히지 않도록 하며, 무거운 물건을 들지 않도록 하고, 숨을 참거나 재채기하거나 배변시 긴장하지 않도록 해야 함을 설명한다. 일시적인 두개내압 상승을 예방하기 위해 대변완화제는 장운동의 긴장을 예방하기 위해 투약된다. 진정제나 Barbiturate 약제도 흥분과 통증을 완화하기 위해 사용한다. 두개내압을 하강시키기 위해 침상머리를 30~45° 정도 올린다. 경정맥의 흐름을 증가시키기 위해 머리와 목이 신전, 굴곡, 또는 회전되지 않도록 한다.

두개내압 상승을 피하기 위해 발열, 오한, 통증, 그리고 흥분이 효과적으로 관리되어져야만 한다. 해열제, 진정제, 그리고 Barbiturate 약제도 이러한 문제들을 조절하기 위해 사용한다.

두개내압 상승이 있는 대상자는 발작의 경향이 있다. 발작은 일시적인 두개내압의 상승을 가져올 수 있으며, 대상자의 안전 문제가 제기될 수 있고, 더욱이 저산소증과 과탄산혈증이 유발된다. 발작을 예방할 수 있는 방법에는 항경련제의 투여와 주의 깊은 감시를 포함한다.

대상자 관리

사정

- 매 30~60분마다 신경학적 상태를 사정한다. 두개내압 상승을 나타내는 가장 중요한 증상은 의식수준의 변화이다. 처음에는 과민성, 불안정, 그리고 시력변화와 같은 미묘한 변화들이 나타난다.
- 서맥, 느리거나 불규칙한 호흡, 고체온, 수축기 고혈압, 이완기 저혈압, 그리고 넓어진 맥압 등을 알아보기 위해 매 15~30분마다 활력징후를 측정한다. 체액 균형을 유지하기 위한 주의 깊은 감시는 뇌 고혈압을 예방하기 위해 필수적이다. 매 시간마다 섭취량과 배설량을 측정하고, 정맥용 수액주입 속도를 주의 깊게 관찰하고 매일 체중을 측정하는 것은 중요한 사정 자료가 된다.
- 혈청 삼투질 농도, 동맥혈가스, 전해질을 관찰한다. 혈청 삼투질 농도의 감소, $PaCO_2$의 증가, 혈청 K의 증가, 혈청 Na의 감소는 임박한 두개내압 상승을 의미하기도 한다.
- 두개내압 상승이 있는 대상자는 발작이 발생할 수도 있다. 경련발작과 콧물, 이루, 뇌간 탈장과 같은 뇌 고혈압의 추가적인 합병증을 사정한다.
- 루프 이뇨제, 삼투성 이뇨제, 항경련제 같은 약제들의 투여와 치료적인 효과의 사정은 필수적이다.

간호진단

- 두개내압 상승과 관련된 비효율적인 뇌조직 관류
- 뇌부종과 관련된 급성 혼동
- 뇌부종과 관련된 비효율적인 호흡양상
- 이뇨제 치료와 관련된 체액량 부족의 위험성
- 잠재적인 경련발작과 관련된 상해의 위험성

중재

- 신경학적 상태와 활력징후를 감시한다. 두개내압 상승의 진행을 감지하기 위해 초기 증상과 비교한다. 두개내압 상승의 시작을 나타

내는 행동과 인지의 변화, 과민성, 안절부절 못함, 시력변화, 혼동과 같은 미묘한 변화를 확인한다.
- 두개내압 상승의 진행과 감소를 평가하기 위해 운동, 감각, 그리고 뇌신경기능을 사정한다.
- 매 시간마다 섭취량과 배설량을 감시한다. 탈수와 과수화를 예측하고 감시한다.
- 두개내압 상승을 악화시키는 요인과 체액의 상태를 나타내는 혈청 삼투압, 요비중, 전해질, 동맥혈 가스 등의 검사 결과를 확인한다.
- 침상머리를 30~45° 상승시킨 상태를 유지하고 경정맥 울혈을 예방하기 위해 머리와 목의 신체선열을 유지한다.
- 두개내압 상승을 완화하도록 돕는 약물을 투여한다.
- 경련발작을 감시한다. 예방적인 방법으로 항경련제를 투여한다.

평가 / 기대되는 결과

- 활력징후가 정상 범위로 회복되고 안정이 되고 있는지 자주 측정한다. 넓어진 맥압을 관찰한다.
- 뇌신경 기능이 정상으로 회복되는지를 확인하기 위해 유두반응과 안구의 움직임을 감시한다.
- 뇌부종의 비특이적 초기반응(두통, 오심, 구토)과 증상(의식소실, 각성, 과민성, 흥분, 기억력 상실, 간단한 명령에도 따르지 못함)을 감소시키는 중재의 효과를 평가한다.
- 체액균형(섭취량과 배설량, 매일의 체중 측정, 수액주입 속도)과 전해질 수치(Na, Cl, K, Ca) 등이 정상 범위로 돌아오는지 평가한다.
- 부종을 감소시키고 체액 균형을 유지하기 위한 약물들(루프 이뇨제, 삼투성 이뇨제, 스테로이드, 항경련제 등)의 효과를 평가한다.
- 적정량의 산소를 공급하기 위해 정상 범위 또는 안정범위 내의 동맥혈가스를 모니터한다.

chapter 21

임상 종양학

Clinical Oncology

서문

암은 변형되거나 조절되지 않은 세포 성장 때문에 유발되는 질환이다. 암세포는 더 이상 정상 세포 또는 조직처럼 보이거나 기능하지 않는다. 암은 고형암(암종(carcinoma) 또는 육종(sarcoma))의 형태로 발생할 수도 있고 혈액이나 골수(백혈병) 또는 림프절(림프종)과 같은 형태로 나타날 수 도 있다.

고형암 세포는 그들의 원발 장소에서 다른 조직을 통해 신체 전체로 퍼져나갈 수 있다. 체액, 전해질, 그리고 산-염기 불균형은 악성 세포의 영향과 암치료의 부작용으로 인해 자주 일어난다.

21장은 암과 관련된 다양한 체액, 전해질, 그리고 산-염기 불균형의 변화에 대해 논의하고 있다.

병태생리

암은 비정상적이고 조절되지 않은 세포성장이 특징인 질환을 통칭한다. 암세포는 악성(정상조직을 파고들어 멀리 있는 장기로 퍼져나갈 수 있는)이다. 체액과 전해질의 불균형은 암환자에게 자주 발생하는데 이는 악성세포 성장으로 인한 영향과 암을 제거하거나 조절하기 위해 사용되는 치료의 영향 때문이다.

암은 어느 특정부분에서 고형암으로 시작될 수도 있고 또는 골수나 림프절과 같은 혈액암으로 몸 전체를 떠다니는 형태로 시작될 수도 있다. 암이 어디에서 시작되었든지, 악성세포는 정상세포보다는 더 원시적이다. 악성세포는 분화되지 않을 수도 있고 비정상적이고 기이한 방법으로 분화될 수도 있다.

정상적인 세포 분화과정이 결여되었기 때문에 어떤 악성세포들은 이상한 단백질, 항원, 호르몬, 효소나 또는 화학물질을 생성한다. 더욱이 악성세포 자체가 비정상적이므로, 호르몬 조절이나 대사조절과 같은 정상적인 조절장치에는 반응하지 않는다.

병인

암의 정확한 원인은 알려져 있지 않다. 모든 암은 세포성장을 조절하는 한 개 이상의 유전자가 상해를 입은 것으로 생각된다. 이러한 유전인자의 상해는 흡연, 화학 발암물질, 방사선, 바이러스, 음식, 약물, 또는 유전에 의해 영향받기도 한다. 상해 받은 성장조절 유전자를 갖고 있는 세포들은 빠르게 그리고 독자적으로 재생산되고, 더욱이 자신들이 재생산되면서 돌연변이가 나타난다. 때때로 면역체계가 비정상적인 세포를 인식하고 파괴하지만, 암세포들은 면역체계를 침투하여 이를 압도하게 되고 암세포의 성장과 번식이 지속된다.

임상 증상

암세포로 인한 생물화학적인 비정상의 가장 주요한 결과는 악액질(Cachexia)이다. 이는 식욕부진, 체중감소, 무기력, 빈혈, 체액과 수분의 불균형에 의해 나타나는 복합적인 과정이다. 악액질은 단백질, 지질, 탄수화물의 대사의 변화를 포함한다. 예를 들면, 단백질 합성은 감소되고 인슐린 분비가 줄어든다. 또한 포도당 이용에도 장애가 생기고, 혐기성 대사경로가 정상적인 호기성 경로보다 좀 더 자주 이용된다. 이러한 과정은 젖산의 농도를 정상보다 더 높게 만들어, 그 결과 유산증이 유발된다.

신체조직에서 종양으로 이동된 질소는 대상자를 음성 질소균형의 상태에 놓이게 한다. 비슷하게, 암환자는 종종 정상인의 Na 총량의 120% 이상이 정체된다. 그러나 Na은 종양내에 축적되고 혈청 Na은 매우 낮다(저소듐혈증). 암환자는 또한 염증, 궤양, 위장관 통로의 좁아짐, 위장관 분비액의 감소 등을 포함한 흡수불량 증후군을 경험하기도 한다. 따라서 이러한 문제들은 단백질과 지방의 흡수를 줄게 하고 악액질 상태에서 체액과 전해질의 불균형을 만들어낸다.

악성세포의 원시적인 생물화학적 기능으로 인한 두 번째 주요한 결과는 비정상적인 호르몬의 분비 이소성 호르몬 분비(Ectopic hormone secretion)이다. 그 예로 기관지에서 발생한 암은 항이뇨 호르몬, 부갑상선 호르몬, 인슐린, 부신피질자극 호르몬을 분비한다. 비정상적인 호르몬의 분비는 수분중독, 저소듐혈증, 저포타슘혈증, 저인산혈증과 같은 체액과 전해질의 불균형 문제를 유발한다. 이런 비정상적인 호르몬 분비의 가장 흔한 형태는 항이뇨호르몬부적절분비증후군(SIADH)이다. 이 증상은 점차적으로 한 주 또는 한 달 이상에 걸쳐 나타나기도 하지만 며칠 또는 단지 몇 시간 내에 나타나기도 한다. 심각한 또는 갑작스럽게 나타나는 SIADH는 대상자의 생명에 위협적일 수 있다.

방사선치료 또는 항암치료를 통해 수많은 정상세포와 악성세포가 모두 파괴된 암 환자에게 세 번째로 자주 나타나는 문제는 종양용해증후군(Tumor lysis syndrome)이다. 이런 종양학적 응급상황에서, 세포파괴는 세포내부 물질이 혈관에 들어가게 만든다. 세포로부터 퓨린 핵산의 분비는 혈청 요산의 증가(고요산혈증)를 가져오지만, 반면 K이나 P과 같은 전해질의 분비는 여러 가지 전해질 불균형을 유발한다. 요산은 신체내 체액에서 거의 용해되지 않으며 우선적으로 신장을 통해 배설된다. 정상 혈장 농도 위로 약간만 상승하여도 신세뇨관과 집합관에 요산의 침착이 일어나고 결과적으로 신부전이 발생한다.

이러한 고요산혈증에 고포타슘혈증, 고인산혈증, 저칼슘혈증(P과의 상쇄작용으로 나타나는)이 동반되면 생명위협적인 체액과 전해질의 합병증이 유발된다.

암환자에게 나타나는 체액과 전해질의 마지막 주요한 문제는 고칼슘혈증(Hypercalcemia)이다. 이 대사장애는 뼈의 재흡수(파괴)가 뼈의 형성보다 더 많을 때 일어나며, 신장은 분비된 칼슘을 배설할 수 없게 된다. 고칼슘혈증은 다발성 골수종, 유방암, 폐암이 있는 대상자에게 주로 나타나며, 주로 종양이 진행되어 치료하기 어려울 때 나타난다. 암으로 유발된 고칼슘혈증이 있는 대상자들의 대다수가 골전이가 있다.

암환자의 체액과 전해질의 문제 중 좀 덜 발생하는 것은 유산 혈증과 고포타슘혈증이며, 이는 악성세포의 성장이 조절되지 않는 기간 동안 발생하기도 한다. 유산 혈증은 급속도로 악성세포가 성장하면서 혐기성 대사를 하는 동안 지나치게 포도당을 대사하고 그 결과 유산을 형성하여 일어난다. 산증의 결과로 세포외액의 수소이온과 세포내액의 K이 보상성으로 서로 맞교환된다. 비록 적게 발생하는 문제이긴 하지만, 림포킨-활성살해 세포요법(lymphokine-activated killer(LAK) cell therapy)으로 치료받고 있는 암환자에게 체액의 문제가 발생할 수 있다. 이 치료는 혈관투과성을 증가시키므로 혈관누수증후군(vascular leak syndrome)을 유도한다. 심각한 부종과 심혈관성 저혈압이 일어날 수 있다.

표 21-1은 암 또는 암의 치료와 관련하여 주로 발생하는 체액과 전해질의 불균형을 나열하고 있다. 또한 비정상적인 혈청 수준과 이에 대한 이론적 근거를 제시하고 있다.

표 21-1 암과 암 치료에서의 체액과 전해질 불균형

흔하게 연관되는 암과 암치료	정의적 특성	이론적 근거 /설명
① 고칼슘혈증		
유방암, 전립선암 다발성 골수종, 난소암, 췌장암, 백혈병, 림프종, 폐암, 방광암, 신장암, 두경부암,	혈청 Ca >11mg/dl	• 고칼슘혈증은 모든 암환자의 10~20% 정도에서 나타나며, 전이성 유방암과 전이성 다발성 골수종 대상자의 40~50%에서 나타난다. 이는 전이성 종양에 의한 뼈 파괴로 인해 유발되며 또한, 일부 종양에서 부갑상선 호르몬(PTH)의 분비 증가, 프로스타글란딘과 파골세포 활동인자(OAF)의 증가로 유발된다. 장기간의 부동도 또한 원인되는 요인이다.
② 저소듐혈증 (보통 탈수와 연관됨)		
폐암, 췌장암, 다발성 골수종, 두경부암, 위암, 뇌종양, 대장암, 난소암, 전립선암 집중적인 이뇨제 치료, 고용량의 Cyclophosphamide/Cytoxan 치료, Daunorubicin 또는 Cytosin의 항암치료 (모세포의 수 감소)	혈청 Na <135mEq/L	• 저소듐혈증은 간, 갑상선, 부신의 기능 부전, 신부전, 울혈성 심부전시에 의해 유발된다. '뇌염분 소모'라고 알려진 이 상태는 일부 두개내 신생물에 의해 유발된다. 이러한 상태에서, 뇌는 소듐뇨 배뇨 항진 인자를 분비하거나 뇌의 신경지배에 변화가 나타난다. 그 결과 Na을 보존할 수 있는 신장의 기능이 저하된다.

흔하게 연관되는 암과 암치료	정의적 특성	이론적 근거 /설명
③ 항이뇨호르몬부적절분비증후군(SIADH)		
폐암, 췌장암, 뇌종양, 난소암, 대장암, 육종, 백혈병, 전립선암, 호지킨 질환, 다른 림프종 Vincristine, Cyclophosphamide 항암치료	혈청 Na <130mEq/L 혈청 삼투압 280Osm/Kg	• SIADH는 뇌하수체 후엽 또는 이소성 신생물에서 ADH 분비를 증가시켜 발생한다. 그 뒤 뇌하수체 후엽은 일반적인 회환 조절 체계에 둔감해진다.
④ 고요산혈증		
백혈병, 림프종, 다발성 골수종 항암치료와 방사선치료를 집중적으로 받고 있는 암환자	혈청 uric acid > 8.0mg/dl 소변내 요산 결정체 (+)	• 많은 수의 세포가 파괴되면서 요산이 유리되고 이는 혈류로 들어간다(종양용해증후군). 신장에서 요산의 침전은 통풍성 신장증, 급성 고요산혈증성 신장증, 그리고 신부전을 가져온다. 고요산혈증성 신부전의 첫 번째 증상은 오심, 구토, 그리고 기면이다. 이런 종류의 신부전은 가역적일 수도 있고 아닐 수도 있다. 고요산혈증의 증상은 혈뇨, 옆구리 통증, 오심, 구토, 신부전의 증상을 포함한다.
⑤ 저포타슘혈증		
대장암, 위암, 다발성 골수종, 호지킨 질환, 췌장암, 갑상선암, 부신선암, 부신종양,	혈청 K <3.5 mEq/L	• 대상자가 식욕부진이나 구토가 있거나, 금식 상태일 때는 K 섭취가 부족해진다. 설사가 지나치면 K이 빠르게 소실되는데, 이러한 설사는 여러 가지 위장관 종양이나 항암치료, 하복부 방사선 치료, 항생제의 사용으로 인해 나타난다.

이소성으로 부신피질 자극 호르몬을 분비하는 종양		• 과도한 소변배설은 이뇨제 사용, 고칼슘혈증, 저마그네슘혈증, 항생제 치료, 이소성 부신피질 자극 호르몬 분비, 항암치료나 방사선치료에 의한 신장독성, 호지킨 질환, 다발성 골수종에 의한 신세뇨관 괴사, 급성 아세포 위기(acute blast crisis)에 의해 나타날 수 있다. • 회장루, 결장루, 누공, 그리고 신부전의 이뇨기에서도 저포타슘혈증이 나타난다.

⑥ 저마그네슘혈증

폐암(연맥세포암, ,oat cell), 난소암, 고환암,총비경구 영양, 항암치료	혈청 Mg < 1.5 mEq/L	• 저마그네슘혈증은 종종 심각한 설사, 구토, 흡수불량 증후군, 악액질, ADH의 분비 증가, 신장질환이 있는 암환자에게 일어난다. • Cisplatinum과 신장독성 항생제는 또한 저마그네슘혈증을 일으킨다.

⑦ 젖산혈증

호지킨 질환, 림프종, 백혈병, 림프육종, 폐암 (간세포 전이를 동반한 연맥세포암)	동맥혈 pH < 7.35 HCO_3 < 24mEq/L 혈청 CO_2 < 22mEq/L	• 젖산혈증(대사성 산증)은 악성세포가 급속도록 자라면서 많은 양의 포도당을 이용하여 나타난다. 포도당이 비혐기성 경로에 의해 대사가 되면(당원분해), 피브루산이 대사산물로 만들어진다. 저산소증이 일어나면, 피브루산은 유산으로 전환된다. 혈청 젖산농도의 증가는 간에서의 대사능력을 초과하게 되고 또한 신장에서의 배설능력도 초과하게 된다.

⑧ 고포타슘혈증

호지킨 질환, 림프종, 백혈병, 폐암 (특히 연맥세포암)	혈청 K > 5.3mEq/L	• 세포내액과 세포외액의 재분배는 호흡성 산증과 대사성 산증(젖산혈증을 포함하여)시에 일어난다. 세포외 수소이온이 세포내로 들어가 혈청 pH를 올리려고 시도한다.

흔하게 연관되는 암과 암치료	정의적 특성	이론적 근거 /설명
간 전이, 집중적인 항암치료		그런 뒤, 세포내 K은 세포외로 나와서 보상하고자 한다. 수많은 악성세포와 정상세포의 용해를 유발하는 항암치료와 방사선치료시, 파괴된 세포로부터 많은 수의 K 유리를 유발한다(종양용해증후군). • 신부전과 저알도스테론혈증도 또한 K의 신장정체를 유발할 수 있다.
⑨ 저인산혈증		
백혈병, 다발성 골수종, PTH 분비 종양 ; 총비경구영양	혈청 P < 2.5mg/dl	• 저인산혈증은 PTH를 함유하거나 분비(PTH는 정상적으로 신장에서 인의 재흡수율을 조절한다)하는 암에서 동반된다. 집중적인 고영양치료(정맥투여)는 종종 저인산혈증을 유발하는데, 이는 탄수화물이 대사되는 동안 인산의 세포내 유입이 가속화되기 때문이다. • 흡수불량, 패혈증, 이뇨제, 코르티코 스테로이드, 그리고 혈소판감소증도 유발 요인이다. 저인산혈증의 증상은 피로, 허약, 식욕부진, 과민성, 이상감각, 경련발작, 그리고 혼수가 있다.
⑩ 혈장량의 감소(제3의 강으로 이동)		
간암(간 전이를 포함), 위암, 췌장암, 대장암, 두경부암	혈청 알부민 < 3.2g/dl 혈압감소, Hb 증가, Hct 증가, BUN 상승	• 혈장량의 감소는 혈청 단백질이 감소될 때, 종양세포가 체액을 삼출시킬 때, 또는 감염에 의해 혈관투과성이 증가될 때 나타날 수 있다: 단백질 고갈은 암 질환 자체 또는 암치료 또는 단백질 합성의 감소로 인한 식욕부진/악액질, 오심과 구토 시에 동반된다.

		• 어떤 암환자는 위장관을 통한 단백질의 소실이 증가하고, 또는 질환이나 감염에 의해 기초대사율이 증가하여 단백질 소실이 가속화되기도 한다. 혈청 단백질의 저하는 혈장량의 감소를 유도하고, 혈압이 감소한다. 대상자는 충분하거나 또는 과도한 세포외액을 가질 수도 있지만 이를 혈관 내에 유지하기가 어렵다. 치료하지 않는다면, 심혈관 부전이나 사망이 나타난다.
⑪ **저칼슘혈증 / 고인산혈증**		
백혈병, 림프종, 다발성 골수종 집중적인 항암치료, 방사선치료	혈청 Ca < 9mg/dl 혈청 P > 4.5mg/dl	• 빠른 세포분해는 많은 양의 인 분비를 유발한다. 미성숙한 모세포는 성숙한 백혈구에 비해 4배 이상의 인을 함유한다. 혈청 P의 상승은 혈청 Ca의 저하를 불러온다. • 신부전은 신장내 칼슘인산의 침전으로 유발된다. 증상에는 핍뇨, 무뇨, 질소혈증, 테타니가 있다.

임상 관리

표 21-1에 나열된 체액과 전해질의 불균형은 거의 대부분의 암환자에게 나타나는 문제로, 암의 진단, 치료, 회복, 질환의 말기 어느 때나 나타날 수 있다.

체액과 전해질의 문제는 매우 흔한 일이며, 다음의 임상상태가 동반된다.

1. 악액질 : 심각한 식욕부진, 오심, 구토 또는 설사가 체액과 전해질의 불균형을 유발하는 대사변화와 동반된다.
2. 이소성 호르몬 생성 : 비정상적인 호르몬(가장 흔한 것은 ADH)이 종양에 의해 정상적이지 않은 장소에서 분비되고, 그 결과 Na과 체액의 비정상상태가 유발된다.

3. 종양용해 증후군 : 수많은 세포들이 항암치료나 항암치료가 동반된 방사선 치료에 의해 파괴된다. 그 결과 K, P, 요산의 혈중 수치에 변화가 온다.
4. 고칼슘혈증 : 급격하고 넓은 범위에 걸쳐 일어나는 세포의 성장은 보통 골전이와 함께 일어나며 칼슘 균형을 파괴한다.

악액질

악액질은 악성세포 그 자체에 의한 영향 및 방사선치료, 면역요법, 항암치료에 의해 나타나기도 한다. 악액질을 더욱 어렵게 만드는 문제에는 식욕부진, 오심, 구토, 상처배액, 누공 등이 포함된다. 가장 흔하게 나타나는 체액과 전해질 불균형은 저마그네슘혈증, 저포타슘혈증, 그리고 혈액의 감소이다.

식욕부진, 오심, 구토, 단백질 섭취의 부족, 설사, 흡수불량 증후군, 그리고 상처배액은 암환자에게서 단백질 소실을 상승시킨다. 낮은 단백질 농도는 혈장내 삼투압(교질삼투압)을 낮추고 그 결과 혈액량이 감소된다. 혈액량이 감소된 암환자에 대한 치료의 기본적인 목표는 혈압을 유지하는 것이다. 전혈, 적혈구 또는 알부민이 혈장 삼투압을 감소시키고, 혈관에 체액의 균형을 회복시키기 위해 투여될 수 있다.

저마그네슘혈증은 식욕부진이나 구토에 의해 유발되는 섭취 감소 또는 악성세포내에 마그네슘 농도의 증가 등으로 인해 나타나기도 한다. 덧붙여, 일부 약물제제(Cisplatin, Cyclosporin, Amphotericin)는 신장에서 마그네슘을 배설시킨다. 저포타슘혈증은 오심이나 식욕부진에 의한 섭취의 부족 또는 구토에 의한 포타슘의 소실 등으로 발생한다. 비경구적 영양요법이 저포타슘혈증과 저마그네슘혈증을 교정하고 혈장량을 늘이기 위해 사용될 수 있으며 이는 주의 깊게 감시되어야 한다.

이소성 호르몬 생성

어떤 악성세포들은 이소성으로(비정상적인 방법으로) 호르몬을 분비한다. 가장 흔하게 나타나는 암과 호르몬을 표 21-2에 열거하고 있다. 이소성 호르몬 분비에 의해 유발되는 급성 합병증은 체액과 전해질의 불균형이며 이는 종종 심각한 상태로 사망을 야기하기도 한다. 이소성 호르몬 분비가 나타나는 암환자 치료의 가장 우선적인 목표는 호르몬-생성 종양을 박멸 또는 제거하는 것이다. 만일 수술, 방사선 치료나 항암치료가 이 종양을 제거하지 못하거나 증상을 조절하지 못한다면, 장기적인 약물요법이 처방되기도 한다.

악성세포가 이소성으로 ADH을 분비한다면 암환자는 SIADH를 경험하게 된다. SIADH는 희석된 소변을 분비하는 능력이 감소하는 것, 체액의 정체, 혈액 희석에 의한 저나트륨혈증 등이 포함된다. SIADH는 Cisplatin, Cyclophosphamide, Vincristine과 같은 항암약물에 의해 유발되거나 악화될 수 있다.

SIADH의 치료는 증상의 심각도나 대상자의 상태가 진전되는 긴박도에 따라 다양하다.

- 경증의 SIADH
- 하루 500～1,000ml 정도로 물과 수액의 섭취 제한
- 중등도에서 중증의 SIADH
- 혈청 Na을 보충하기 위해 3～5% N/S
- 신세뇨관에서 ADH의 활동을 방해하도록 하는 Demeclocycline의 투여
- 요붕증을 유도하기 위한 Lithium의 투여

고삼투성 생리식염수(3~5% Normal Saline, N/S)가 주입된다면 엄격한 간호가 필요하다. 이는 고삼투성 용액이 혈청 Na의 농도를 너무 급하게 상승시켜 중추신경계 신경원의 축소와 신경학적 기능장애를 유발할 수 있기 때문이다.

비펩티드성 바소프레신 수용기 길항제(집합관에서 ADH의 활동을 선택적으로 차단시키는 약물)가 현재 임상에서의 사용이 시도되고 있으며, SIADH의 주요한 치료제로 희망을 보여주고 있다.

표 21-2 악성 세포에 의해 이소성으로 흔하게 분비되는 호르몬

호르몬	암의 종류	관련 문제
항이뇨 호르몬(ADH)	• 폐(연맥세포) • 췌장 • 호지킨 질환 • 전립선 • 육종	• SIADH • 저소듐혈증 • 저마그네슘혈증
부갑상선 호르몬(PTH)	• 폐 • 백혈병 • 다발성 골수종 • 유방	• 고칼슘혈증 • 저인산혈증 • 저마그네슘혈증
부신피질 자극 호르몬 (ACTH)	• 폐 (연맥세포, 비연맥세포)	• 저포타슘혈증
파골세포 활동 인자 (OAF)	• 다발성 골수종 • 림프종	• 고칼슘혈증
프로스타글란딘(E 계열)	• 유방 • 신장 • 췌장	• 고칼슘혈증

종양용해 증후군

일반적으로 백혈병이나 림프종 치료를 위해 사용된 항암치료에 의해 수많은 세포가 파괴되고, 이때 세포내 전해질의 많은 수가 혈류로 유입된다. 암환자들은 고요산혈증, 고포타슘혈증, 저인산혈증, 그리고 저칼슘혈증이 진전되기도 한다. 신부전 또는 심정지 등이 나타날 수도 있다. 이러한 체액과 전해질의 불균형을 관리하기 위해 사용되는 약물에는 다음과 같은 것이 있다.

- 시간당 100ml 이상의 소변량을 유지하도록 하기 위해 수액의 정맥내 주입
- 요산을 감소시키기 위한 Allopurinol 투여
- 저칼슘혈증을 위한 Calcium gluconate의 정맥내 주입
- 고요산혈증으로 나타나는 산성소변을 알칼리화하기 위한 탄산수소나트륨($NaHCO_3$) 투여(요산은 산성소변에서 잘 녹지 않는다)

• 요산과 인배설의 촉진, 체액정체를 최소화하기 위해 Furosemide, Lasix 또는 Mannitol과 같은 이뇨제 투여

고칼슘혈증

암환자 개개인들은 급격하고 넓은 범위에 걸쳐 세포의 성장이 일어날 때는 언제나 심각한 전해질 불균형을 경험하기도 한다. 조절되지 않는 세포의 성장은 전이병소 또는(백혈병이나 림프종에서 발생하는) 여러 장기의 암세포 침식에 의해 뚜렷이 나타난다.

뼈의 전이병소는 자주 고칼슘혈증을 유발하며, 이는 급속하게 진전되고 빠르게 심각한 상태가 된다. 급성 고칼슘혈증성 위기가 나타나면, 사망률은 거의 50% 이상까지 높이 올라간다. 경하거나 중등도의 고칼슘혈증(＜13mg/dl)에는 적절한 수화나 칼슘배설을 위해 N/S의 정맥주입이 요구된다. 심각한 고칼슘혈증에서는 다음의 약물이 사용되기도 한다.

• 칼슘의 세뇨관 재흡수를 감소시키기 위한 이뇨제(Lasix)
• 칼슘 배설을 높이기 위한 스테로이드
• 뼈의 재흡수를 방해하기 위한 Calcitonin
• 뼈의 재흡수를 방해하기 위한 Mithramycin
• 뼈로부터 칼슘의 유리를 방해하기 위한 Biphosphonate
• 칼슘의 용해를 방해하기 위한 Gallium nitrate
• 칼슘의 흡수를 방해하고 뼈와 연부조직 내에 칼슘의 침착을 증진시키기 위한 인산의 정맥내 투여(이 방법은 만성 고칼슘혈증 대상자를 제외하고는 거의 사용되지 않는다. 이는 폐, 신장, 또는 심근조직 내에 칼슘이 침착되는 심각하고도 잠재적인 부작용이 유발되기 때문이다.)

대상자 관리

사정

- 체액과 전해질 균형은 어느 형태의 암을 가진 대상자라도 암의 진단과 치료 등 모든 단계에서 반드시 감시되어야 한다. 사정은 항암치료를 받은 직후의 대상자 또는 치료 도중의 모든 암환자에게 특별히 중요하다.

- 식욕부진, 오심, 구토, 설사, 부종, 체중감소 또는 증가, 신경학적 상태, 피로, 그리고 활동수준을 사정한다. Na, Ca, K, Mg 그리고 P의 임상적 수치를 확인하고 자주 보고해야만 한다. 동맥혈의 산도, 혈청 알부민, 혈청 요산의 농도 또한 사정해야만 한다.

- 체액과 전해질의 불균형의 사정은 암환자 개개인마다 어려움이 있다. 이는 불균형의 증상들(식욕부진, 구토, 피로, 설사, 그리고 근육허약 등)이 치료로 인한 증상들과 유사하고, 종양의 성장으로 인한 신체체계의 영향이나 암에 대한 정신적 반응과도 유사하거나 진행성 암으로 인한 일반적인 악화와도 유사하기 때문이다.

암환자에게 나타나는 여러 가지 체액과 전해질의 상태는 예방, 회복 및 조절될 수도 있다. 표 21−3은 암환자에게 나타나는 체액과 전해질 불균형을 사정하기 위한 지침을 제공하고 있다. 사정 칸의 밑줄에 적절한 수치를 적어 넣거나, 증상과 징후의 존재를 알리기 위해 확인표시를 한다. 설명 칸은 추가적인 정보나 해설을 위해 사용될 수 있다.

표 21-3 체액과 전해질 불균형 사정

원발성 암 :
병기 : 간 전이 : 골 전이 :

관 찰	사 정	설 명
활력징후	• 체온	________
	• 맥박	________
	• 호흡	________
	• 혈압	________
	• 심음	________
	• 말초맥박	________
섭취량	• 경구	________
	• 정맥주입	________
	• 양	________
배설량	• 양	________
	• 요비중	________
	• 소변 삼투질 농도	________
	• 다뇨	________
	• 핍뇨	________
	• 무뇨	________
체중과 피부변화	• 당일 체중	________
	• 피부 탄력성	________
	• 피부온도	________
	• 부종	________
	• 복수	________
위장관계 변화	• 식욕부진	________
	• 오심	________
	• 구토	________
	• 설사	________
	• 변비	________
	• 장음	________
	• 복부 팽만	________
	• 복부 경련통	________
	• 누공	________
	• 위장관 흡인	________
	• 배액관	________

원발성 암 :
병기 : **간 전이 :** **골 전이 :**

관 찰	사 정	설 명
호흡기계 변화	• 호흡곤란	______
	• 과도호흡	______
	• 흉부 악설음	______
	• 객담	______
신경계 변화	• 두통	______
	• 의식변화	______
	• 과민성	______
	• 지남력 상실	______
	• 혼돈	______
	• 이상감각	______
	• 지각변화	______
	• 경련발작	______
	• 혼수	______
현 상태	• 명료	______
	• 피로	______
	• 기면	______
근골격계 변화	• 근육허약	______
	• 과소반응	______
	• 과대반응	______
	• 근육경련통	______
	• 근육경련	______
	• 테타니증상	______
혈액화학검사 및 혈액학적 검사	• Hb	______
	• Hct	______
	• 혈소판	______
	• 백혈구	______
	• 백혈구 감별	______
	• 전해질 :	
	K	______
	Na	______
	Ca	______
	Mg	______
	Cl	______
	P	______
	• 혈청 삼투질 농도	______
	• 단백질	______

	• 알부민	______________
	• BUN	______________
	• 크레아티닌	______________
	• 요산	______________
	• 유산염	______________
	• ABGs :	
	pH	______________
	PaO_2	______________
	$PaCO_2$	______________
	HCO_3^-	______________
항암치료	• 약명	______________
	• 용량, 경로	______________
	• 부작용	______________
방사선 치료	• 용량	______________
	• 시간	______________
	• 목표부위	______________

간호진단

- 혈청 단백질의 감소, 과도한 Na 배설 또는 신세뇨관의 농축력의 감소와 관련된 체액량 부족
- 식욕부진, 구토, 설사, 상처배액 또는 흡수불량과 관련되어 있으며 신체 요구량보다 적은 영양 불균형
- 희석으로 인한 저소듐혈증과 ADH 수치의 증가와 관련된 체액량 과다
- 뼈로부터의 전해질 유리 또는 K 균형의 변화와 관련된 상해의 위험성
- 혈청 Na 또는 Ca의 증가와 관련된 심박출량의 감소
- 전해질 균형의 변화와 관련된 사고과정의 장애
- 세포 용해와 요산 생성과 관련된 소변 배설의 장애

중재

① 체액량 부족

- 탈수의 증상과 징후를 자주 확인한다. 빠른 맥박이나 구강점막의 건조와 같은 증상은 체액량 부족의 첫 번째 지표이다.

- 앙와위, 그리고 서 있는 상태에서 혈압을 측정한다. 이완기 혈압이 10mmHg 이상 떨어지면 보고한다. 이 정도 범위의 감소는 뚜렷한 탈수 신호를 보이는 것이다.
- 섭취량과 배설량, 체중, 맥박수, 혈청 전해질, 혈청 단백질을 감시한다. 이러한 증상은 체액량 부족의 초기 지표일 수 있다.
- 만일 할 수 있다면 경구 수액요법으로, 또는 처방이 있다면 수액의 정맥주입을 통해 적절하게 체액을 유지한다. 수액은 혈장량을 유지하거나 보충하기 위해 필요하다.
- 처방에 따라 알부민, 적혈구, 전혈 또는 다른 혈액을 투여한다. 알부민은 교질삼투압을 유지하고 혈장량을 증가시키는 데 도움이 된다. 수혈은 혈압을 올리고 신혈류량을 증가시키는 데 도움이 된다.
- 영양상태를 유지하거나 높인다. 가능하다면(다음 간호진단을 참조한다) 특히 단백질 섭취를 증가시킨다.

② 신체요구량보다 적은 영양 불균형

- 현재 그리고 정상 상태의 신장과 체중, 음식물 섭취력, 열량 섭취 정도, 비만도 그리고 연하곤란 또는 식욕부진과 같은 정신적 영향 요인을 사정한다. 이 사정은 대상자에게 현재 나타난 영양상의 비정상적인 문제 또는 고위험성의 잠재적인 문제를 확인하는 것을 용이하게 한다. 이러한 자료는 또한 영양문제에 대한 중재를 계획하고 감시하도록 요구한다.
- 혈청 알부민, 크레아티닌, 림프구의 수와 질소균형을 확인한다. 이러한 수치들은 암과 관련된 흡수불량으로 인해 가장 많이 영향을 받는 것들이다.
- 상품화된 보충제로 강화된 고단백, 고칼로리 영양물의 섭취를 격려하여 경구로의 영양섭취를 증가시킨다. 만일 적절한 영양이 경구로 섭취된다면, 경구투여는 대상자에게 좀 더 안전하고 쉬운 방법이 된다.
- 고열량의 비산성 음식을 소량씩 자주 먹도록 격려한다. 암환자들은 종종 포만감을 일찍 느끼므로 음식물은 소량씩 나누어 먹게 하여 열량의 공백이 생기지 않도록 해야 한다.

- 오심, 구토, 인후통, 설사를 조절하거나 줄이기 위해 필요에 따라 투약한다. 이러한 증상을 줄이기 위한 투약은 잠재적으로 대상자의 섭취량과 영양의 흡수를 증가시킨다. Megestrol acetate, 성장 호르몬과 같은 약물은 식욕을 증진시키기 위해 처방되기도 한다.
- 구강 위생, 구강 닦아내기, 윤활제와 같은 것들이 구강점막의 건조를 완화하거나 구내염의 심각도를 줄여주는지를 측정하는 중재는 연하를 쉽게 한다.
- 단맛을 내거나 향기를 낼 수 있는 재료를 첨가하여, 생선, 닭요리, 달걀, 육류 등을 대체할 수 있는 음식으로 미각의 변화를 보상한다. 가능한 한 음식 만드는 냄새에 암환자가 노출되지 않도록 하면 좋다.
- 만일 경구 영양이 부적절하다면, 위관영양, 위루, 장루를 통해 영양을 공급한다. 경관영양공급은 비경구적 영양(정맥주사)보다 선호된다.
- 필요하다면 총 비경구 영양법(TPN)으로 투여와 관찰을 돕는다. 영양의 보충을 위한 정맥 투여는 합병증의 위험성, 비용, 잠재적인 어려움 때문에 가장 선호되지 않는 방법이다.

③ 체액량 과다

- 섭취량과 배설량, 요비중, 호흡음, 심장음, 말초맥박수, 부종, 오심, 구토, 허약, 그리고 피로를 감시한다. 심부전, 허약, 오심과 구토 등은 저소듐혈증과 수분중독으로 나타날 수 있다.
- 혈청 전해질을 감시하고 Na＜120mEq/L, K＜3.5mEq/L, Ca＜8.5mg/dl일 때 또는 혈청 삼투압 ＜280mOsm/Kg일 경우 의사에게 보고한다. 저소듐혈증과 수분중독의 증상은 거의 이 수치에서 시작한다.
- 의식의 변화를 감시하고 보고한다. 과민성, 안절부절 못함, 혼동, 경련발작, 그리고 반응 없음이 나타날 수 있다. 만일 Na＜110~120mEq/L라면 경련발작이 나타날 수 있다.
- 하루 2kg 이상의 체중의 증가가 있다면 보고한다. 갑작스런 체중증가는 체액 정체를 나타낸다.
- 필요하다면, 고삼투성인 3~5% N/S과 약물(Demeclocycline 또는 Lithium Carbonate)을 정맥 투여한다.
- 만일 Vincristine 또는 Cyclophosphamide와 같은 약물이 처방되었다

면, 체액균형을 유지하는 데 조심스런 주의가 필요하다. 수액의 제한은 이러한 약물 부작용의 위험성을 가중시킨다. 처방이 있다면, Vincristine이나 Cyclophosphamide의 약물 용량을 감소하거나 투약을 중지한다.

④ 상해의 위험성

- 피로, 무감동, 우울, 혼동 그리고 허약감을 확인한다. 이러한 증상들은 고칼슘혈증과 저포타슘혈증의 신경근육계 증상들이다.
- 우발적인 낙상을 예방하기 위해 안전에 대한 예방책을 만든다. 뼈에서 전해질이 빠져나가고 의식의 변화로 인해 골절이 발생하기 쉽다.
- 새로운 전이 또는 악화된 전이, 특히 골전이를 보고한다. 고칼슘혈증은 골전이가 있을 때 좀 더 쉽게 발생하고, 그 결과 병리적 골절이 발생할 수 있다. 저포타슘혈증은 구토, 설사, 신장독성 그리고 고칼슘혈증에 의해 유발될 수 있다.

⑤ 심박출량의 감소

- 방사선치료 또는 항암치료 중 그리고 직후에 K 수치를 자주 확인한다. 이때 고포타슘혈증이 나타나기 쉽다. K 수치가 5.3mEq/L 이상일 경우 보고한다. 혈청 K이 이 수치 이상으로 올라갈 경우 심부정맥이 발생할 수 있다.
- 혈청 Ca 수치를 감시하고 Ca 수치가 11mg/dl이상일 때 의사에게 보고한다. 혈청 Ca 수치의 상승은 골전이가 있을 때 가장 흔하게 나타나고 이는 심정지를 유발할 수 도 있다.
- 심장리듬과 심전도를 주의 깊게 감시하고 비정상이 있다면 보고한다. 뾰족한 T 파는 고포타슘혈증의 초기 증상이다. 빈맥, 서맥, 전도장애, 심정지 등이 나타나기도 한다. 고포타슘혈증시에 심전도에 변화가 나타난다면, Calcium gluconate가 처방되기도 한다.
- K의 배설을 촉진시키거나 Ca의 신세뇨관 재흡수를 감소시키기 위해 Furosemide, Lasix나 다른 이뇨제를 투여한다. 인슐린이 K을 세포내로 이동시키기 위해 처방되기도 한다.

- 고포타슘혈증을 교정하기 위해 Kayexalate를 Sorbitol에 섞어서 경구 투여 또는 관장한다. 이 약제는 Na－K 이온의 교환을 이용하여 과도한 K의 배설을 유도한다.
- 혈청 칼슘 수치를 낮추기 위해 처방에 따라, Calcitonin, Mithramycin, Biphosphates, 스테로이드, 또는 다른 약제를 투여한다.

⑥ 사고과정의 장애

- 체액과 전해질의 균형을 자주 사정한다. 특히, 악성세포의 성장, 종양의 분해, 악액질, 이소성 호르몬 분비, 항암치료, 그리고 방사선치료를 하는 동안에는 더욱 자주 사정해야 한다. 암환자에게 체액과 전해질의 불균형은 이 시기에 더욱 쉽게 발생하며, 이러한 많은 비정상상태(고칼슘혈증, 저포타슘혈증, 저소듐혈증, 저마그네슘혈증 등)는 신경근육계 기능에 영향을 미칠 수 있다.
- 산증과 전해질 불균형을 교정하기 위한 약제를 투여한다. 처방에 따라, 오심과 구토, 설사 또는 심부정맥을 치료하기 위한 약제를 투여한다. 이러한 과정의 조절은 신경학적 문제의 진전을 예방하기 위해 필요하다.
- 만일 대상자에게 혼동, 지남력 상실의 증상이 나타난다면, 시간, 장소, 사람에 대한 지남력을 다시 확인한다. 사고과정의 장애는 대상자와 가족의 불안감이 증가할 때 유발될 수 있다.
- 의식상태, 호흡상태, 심장리듬, 신장 기능 그리고 동맥혈 가스를 확인하고 변화가 있다면 보고한다. 이러한 자료들의 변화는 체액과 전해질의 불균형을 악화시키는 표시가 될 수 있다.

⑦ 소변배설의 장애

- 항암치료를 시작하기 전 24~48시간 전부터 정맥으로 수액을 주입하고 치료 후 적어도 72시간까지 지속한다. D_5W 또는 0.45% N/S에 $NaHCO_3$를 섞은 수액은 소변을 알칼리화하기 위해 추천된다. 산도 6 이상은 요산의 용해를 증가시킨다.
- 소변량, 소변색, 혼탁도, 혈뇨, 요비중을 감시한다. 특히 백혈병과 림프종의 항암치료 전 후에 이러한 요소를 감시하는 것은 중요하다.

- 옆구리 통증을 확인하고 적절하게 투약한다. 요산결석은 급성이면서 심각한 통증을 유발한다.
- 신부전의 증상을 보고한다. 신결석에 의해 소변의 흐름이 폐쇄되면 신장상해를 유발하고 결과적으로 신부전으로 진행될 수 있다.
- 혈청 요산 > 8.0 mg/dl, 시간당 소변량 < 30 ml, BUN > 25 mg/dl, 크레아티닌 > 1.2 mg/dl 또는 혈압의 상승을 동반하는 갑작스런 체중증가, 폐울혈, 또는 수종을 보고한다.
- Allopurinol 100mg/m^{2}을 매 8시간마다 경구로 투약한다. Allopurinol은 요산 전구물질이 요산으로 변환되는 것을 차단시켜 요산농축을 감소시킨다.
- 소변의 알칼리화를 유도하기 위해 대상자와 가족에게 식이의 변경에 대해 교육한다. 요산은 산성소변에서 잘 침전되기 쉽다.

평가 / 기대되는 결과

- 섭취량과 배설량을 측정하여 체액의 균형이 복구되었는지, 유지되었는지 평가한다.
- 혈청 전해질의 검사 결과를 관찰해 전해질의 균형을 확인한다.
- 항암치료를 하는 동안에 나타나는 체액과 전해질 불균형의 증상 및 징후를 확인한다.
- 체중을 자주 감시한다(체중의 감소는 암환자에게 흔한 증상이다).
- 임상검사 결과와 대상자의 신체적 정신적 상태를 통해 중재의 효과를 평가한다.
- 관련된 증상 및 징후, 그리고 자가 간호에 대한 대상자의 이해 정도를 확인하고 기록한다.

chapter 22

만성 질환에서의 수분과 전해질 불균형 : 심부전, 당뇨성 케톤산증, 만성 폐쇄성 폐질환

Chronic Diseases with Fluid and Electrolyte Imbalances : Heart Failure, Diabetic Ketoacidosis, and Chronic Obstructive Pulmonary Disease

서문

만성 질환은 3개월 또는 그 이상의 만성 상태로 일반적으로 오랜 기간에 걸쳐 천천히 진행한다. 만성 질환은 하나의 건강 문제만 발생하는 것이 아니라 다양한 만성적인 건강문제, 즉 조절되지 않은 당뇨(Diabetes Mellitus ; DM)나 만성 폐쇄성 폐질환(Chronic Obstructive Pulmonary Disease ; COPD)을 앓고 있는 대상자의 경우에 종종 심부전으로 진행한다. 이 장에서는 심부전(Congestive Heart Failure ; CHF), 당뇨병(케톤산증), 그리고 만성 폐쇄성 폐질환에 대하여 살펴본다.

심부전

심부전은 심장이 신체조직의 대사요구에 대해 충분한 혈액을 공급할 수 없는 상태이다. 좌심부전은 수축기 또는 이완기 심실의 펌프 기능장애의 결과이다. 우심부전은 좌심부전에 의해 이차적으로 발생되거나 폐질환(폐성심)으로부터 초래될 수 있다.

병태생리

심부전은 일반적으로 좌심부전과 우심부전으로 분류되며 주로 좌심실의 기능장애에 의해 초래된다. 수축기 기능장애는 심실에서 불충분한 혈액을 분출한 결과로 초래될 수 있으며, 그 결과 심박출량이 감소한다. 좌심실은 정상적인 심박동량을 박출할 수 없다. 관상동맥질환(Coronary Artery Disease ; CAD), 고혈압, 확장성 심근증은 심근수축력을 감소시키거나 후부하를 증가시켜서 수축기 기능장애를 초래한다.

이완기 기능장애는 이완기 동안 심실에 혈액이 충분이 채워지지 못했을 때 발생하며, 심실의 혈액량이 감소하여 심박출량도 감소한다. 심실에 혈액이 충분히 채워지지 않는 것은 심실의 순응도가 감소하였기 때문이다. 심실비대, 심근염, 심근증, 관상동맥질환 등은 이완기의 기능장애를 초래한다.

우심부전은 좌심부전에 의해 이차적으로 발생하거나 또는 폐실환에 의해 초래될 수 있다. 우심장의 손상은 전신정맥계에 울혈을 초래하여 부종과 체중증가를 초래한다. 오랜 기간 심부전이 지속되면 결국 좌심실과 우심실 모두에서 진행된다.

병인

심부전의 원인은 ① 혈액량의 증가로 인한 전부하의 증가 ② 심장의 펌프 저항 증가로 인한 후부하의 증가 ③ 심장의 수축력 감소 등을 포함한다.

전부하 증가의 원인은 승모판막·대동맥판막 역류와 심실중격 결손이다. 대동맥 협착과 전신 고혈압은 펌프 저항이나 후부하의 증가를 일으킨다. 심근경색증과 심근증은 심장의 수축력을 감소시킬 수 있다. 표 22−2에 심부전의 원인들을 제시하였다.

임상 증상

심장은 불충분한 심박출량을 보상하기 위해 심박동수를 증가시키고 그 결과 혈압과 호흡도 증가된다. 호흡은 산소흡입을 위해 증가된다. 표 22−3은 심부전과 관련된 임상증상과 이론적 근거를 제시하였다.

표 22-1 심부전과 관련된 생리적 · 신경호르몬적 변화

생리적 변화	이론적 근거
심박출량(감소)	• 심박출량에 영향을 미치는 요인은 전부하, 후부하, 심근의 수축력과 심박동수이다. 고혈압, 관상동맥질환, 심실비대 등과 같은 질병들은 이러한 요인들에 역효과를 초래하여 심박출량을 감소시킨다. 심박출량의 감소는 심부전에 대한 보상기전으로 전부하, 후부하, 수축력, 심박동수를 증가시킨다.
전부하 또는 이완기말 좌심실 용적(증가)	• 이완기 이후 심실의 용적 증가는 처음에는 심박출량을 증가시키지만, 결국에는 심근의 과신전(심실확대)과 심근의 수축력을 감소시킨다.
후부하(증가)	• 전신의 혈관저항 증가는 감소된 심박출량에 의해 자극된 교감신경계의 활성화와 말초혈관저항이 증가하였기 때문이다. 증가된 말초혈관저항은 전신으로 혈액을 보내기 위해 심장이 더 많은 일을 하도록 하여 심장비대를 초래한다.
심근수축력(감소)	• 수축력은 근세포활동에 영향을 주는 심근경색증, 심근염, 심근증과 같은 질병에 의해 영향을 받으며, 심실의 비효율적인 수축을 유발한다. 증가된 전부하 · 후부하 또한 수축력에 영향을 미친다.
심박동수(증가)	• 빈맥은 심박출량의 감소에 대한 보상기전으로 발생한다. 초기에는 심박출량이 증가하지만 결국에는 심실에 혈액이 채워지는 시간을 감소시킨다.

보상기전이 실패하면 좌심부전과 폐수종이 발생하고 세포외액량 과다(Extracellular Fluid Volume Excess ; ECFVE) 또는 체액과다(계속적인 자극적인 기침, 흉부 악설음, 경정맥 확장, 호흡곤란)와 유사한 증상이 나타나며 함요부종이 포함된다. 우심부전으로 진행하기도 한다. 혈장내 Na과 K농도는 정상이거나 세포외액의 과다로 혈액이 희석되어 감소되기도 한다. 혈청내 삼투질 농도는 세포외액량과다에 의하여 정상보다 약간 낮을 수 있다.

생리적 변화	이론적 근거
신장관류(감소)	• 심박출량의 감소는 신장의 혈액관류를 감소시킨다
Renin-angiotensin-aldosterone계 활성화	• 감소된 신장의 혈액관류는 혈관을 수축시키고 Na과 수분을 정체시키는 레닌-안지오텐신-알도스테론 시스템을 활성화하여 전부하와 후부하를 증가시킨다. 알도스테론은 소변으로 K을 배설시켜 저포타슘혈증을 초래한다.
교감신경계 자극	• 감소된 심박출량은 교감신경계를 자극하여 빈맥, 전신 혈관저항 증가, 노르에피네피린을 분비한다.
좌심부전	• 수축기 기능장애, 이완기 기능장애 또는 둘 다에 의해 초래될 수 있다. • 수축기 기능장애는 신체조직에 충분한 양의 혈액을 박출해야 하는 좌심실의 무능력 상태이다. 이완기 기능장애는 좌심실의 이완기말 압력증가를 초래하는 순응도 감소로 인해 초래된다. 심근수축력, 전부하, 후부하에 영향을 미치는 질병들은 심부전을 초래한다.
우심부전	• 좌심부전의 결과로 초래될 수 있다. 폐질환 또한 우심부전의 원인이 된다.

표 22-2 심부전의 병인

심부전에 영향을 미치는 요인	원 인
좌심부전 (수축기와 이완기 기능장애)	
• 전부하의 증가	• 승모판막 역류, 대동맥판막 역류, 심실 중격 결손, 혈액량 과다
• 후부하의 증가	• 승모판막 협착증, 고혈압, 비후성 심근증
• 심근기능장애	• 심근경색증, 심근염, 심근증, 관상동맥질환, 부정맥
우심부전	• 폐고혈압, 좌심부전, 심근경색증(우심실)

임상 관리

심부전 대상자 관리의 주목적은 휴식을 통하여 신체의 산소 요구량을 감소시키고 심박출량을 증가시키는 것이다. 심박출량의 증가를 위해 전부하 감소, 심근수축력 증가, 후부하 감소가 필요하다.

일반적으로 저염식이와 수분제한을 하는데 제한의 정도는 심부전의 심각성에 의해 결정된다.

심근수축력을 증가시키고 빈맥을 감소시키기 위해 가장 일반적으로 사용하는 약물은 Digoxin이다. Digoxin은 36시간의 반감기를 가지고 있기 때문에 바람직한 생리적 반응을 나타내기 위해 포화요법(digoxin의 용량 증가)이 필요하다. Digoxin은 강심배당체로 심실수축을 천천히 그리고 강하게 증가시켜서 심박출량을 높게 만든다. 심장은 증가된 혈관저항(후부하)에 대항하기 위하여 혈액을 내보내는 데 더 많은 힘을 들여야 한다.

이뇨제는 전부하를 감소시켜 주고 감소된 후부하와 전부하는 심박출량을 증가시킨다. 이뇨제는 Na과 수분을 배출시키기 위해 사용되는데 Lasix는 정맥 또는 구강으로 가장 많이 사용하는 이뇨제이다. Lasix는 K손실을 촉진시키는 이뇨제로 Na뿐만 아니라 K · Ca · Mg까지 배설시킨다. 혈청내 K농도 감소(3.2mEq/l 이하)는 심실성 부정맥을 초래한다. 혈청내 K과 Na 농도는 세밀한 관찰을 필요로 한다. 혈청내 Digoxin 농도는 0.5~2.0mg/dl을 유지하도록 한다.

심부전을 치료하기 위해 사용되는 다른 약물로 β-adrenergic agonist, Ca 통로 차단제, Phosphodiesterase(PDE) 억제제, Angiotensin-converting enzyme(ACE)억제제, 혈관확장제 등이 있다. β-adrenergic agonist와 ACE 억제제는 심박출량을 증가시킨다. 강심배당체와 교감신경흥분제(β-adrenergic agonist) 및 PDE 억제제는 근수축성 약물로 심근수축력에 영향을 미치는 약물들이다. 표 22-4에 심부전 치료 약물과 용량을 제시했다.

표 22-3 심부전과 관련된 임상증상

임상 증상	이론적 근거
① 활력징후	
• 맥박수 증가(빈맥)	• 심박동수 증가는 혈액순환을 증진시키기 위한 보상기전이다.
• 호흡수 증가(빈호흡)	• 호흡은 신체조직내 산소공급을 위하여 산소흡입을 증가시키기 위해 빨라진다.

임상 증상	이론적 근거
• 혈압증가(고혈압)	• 고혈압은 일반적으로 죽상경화증 때문에 발생한다. 혈관내 순환하지 않는 혈액 또한 혈압을 증가시킬 수 있다.
• 호흡곤란	• 불충분한 심박출량과 조직내 산소부족으로 호흡곤란이 나타나고 호흡이 점점 어려워진다.
② 운동시 또는 휴식시 피로	• 조직으로의 불충분한 혈액공급과 산소로 인해 발생한다.
③ 혈담, 기침	• 폐모세혈관압의 증가로 혈액이 모세혈관에서 폐포로 누출되어 폐수종을 초래한다.
④ 비정상적인 호흡음 (악설음)	• 폐수종에 의해 나타난다.
⑤ 소변량의 감소	• 신장관류의 감소로 발생한다.
⑥ 부종	
• 폐수종	• 좌심부전에 의해 초래된다. 심장에서 펌프의 실패로 혈액이 폐순환으로 유입되고 폐조직에 체액정체를 초래하기 때문이다. 폐수종의 증상은 체액과다의 증상과 유사하다.
• 말초부종	• 우심부전에 의해 초래된다. 사지의 체액축적은 정맥계의 울혈에 의해 초래된다.
• 청색증	• 신체조직의 불충분한 혈액공급으로 인한 저산소의 증상이다.
⑦ 임상검사결과	
• 혈장/혈청 Na : 증가 (고소듐혈증) 또는 정상	• 세포외액내 Na 정체는 혈청 내 Na이 정상 또는 약간 낮을 때 발생하기도 한다. 혈액희석은 정상 또는 약간 낮은 Na 농도를 유지할 수 있다.
• 혈장/혈청 K : 정상 또는 감소 (저포타슘혈증)	• 혈청내 K 농도는 K 손실을 촉진시키는 이뇨제의 사용시에 감소할 수 있고, 체액과다로 인해 혈액희석에 의해 초래되기도 한다.
• 혈장/혈청 Mg : 정상 또는 감소 (저마그네슘혈증)	• K 손실을 촉진시키는 약물을 오랜 기간 사용시에 저마그네슘혈증과 저칼륨혈증을 초래할 수 있다.
• 혈청 삼투압 : < 280 mOsm/kg	• 혈액 희석 때문에 감소하지만 혈청내 Na 농도가 증가한다면 삼투압도 증가한다.

임상고찰: 심부전

1. 심부전의 증상과 징후를 알아야 한다. 일반적인 임상 증상은 호흡곤란, 악설음, 부종, 빈맥, 그리고 목정맥 울혈이다.
2. 심부전으로 인한 체액과잉을 빨리 사정하는 방법은 손에 있는 정맥의 울혈이다. 손에 있는 정맥이 울혈될 때까지 심장 보다 아래에 손을 내려놓는다. 그런 다음 손을 심장 위로 들어 올린다. 이때 손에 있는 정맥이 10~15초 이상 울혈되어 있다면 체액 과잉을 의미한다.
3. 혈청내 Na과 K은 관찰되어야 한다. 만약 대상자가 digoxin과 Lasix와 같은 K-소모 이뇨제를 복용하고 있다면 K 보충제가 투여되어야 한다. digoxin, furosemide 또는 hydrochlorothiazide를 복용하고 있는 대상자는 저포타슘혈증이 발생할 수 있다. 저포타슘혈증은 digoxin의 작용을 강화시키고 digitalis 독성(느리고 불규칙한 맥박, 식욕부진, 오심, 구토와 시각장애)을 초래할 수 있다.
4. 저포타슘혈증의 증상 및 징후를 관찰한다(현기증, 근육허약, 복부팽만, 연동운동 감소, 부정율동 등).
5. 활력징후와 ECG를 관찰한다. 만약 대상자가 호흡곤란이 있다면 더욱 주의 깊게 관찰한다.
6. 대상자가 호흡곤란을 호소하면 침대 머리를 높인다. 이 자세는 횡경막을 낮추고 폐포면적을 증가시킨다.
7. 심부전이 있는 대상자는 다른 지시사항이 없다면 식탁용 소금을 사용하지 않는다.

심부전의 임상 관리

사정

- 활력징후와 심전도의 비정상적인 변화를 발견하고 추후 활력징후와 ECG 결과를 비교하기 위하여 측정한다.

표 22-4 심부전 치료약물

약 물	이론적 근거
① Digitalis 제제	
• Digoxin	• Digoxin은 심근의 수축성을 증가시킨다. 처음 약물 투여시에 Digoxin의 혈중농도를 증가시키기 위하여 24시간 이상의 디지탈리스 포화요법이 처방된다. 즉 1.0~1.5mg을 24시간 동안 2번에 나누어 투여하고 그 나음에는 혈중농도를 유지하기 위하여 0.125~0.25mg을 투여한다. Digoxin의 혈중농도에 대한 세밀한 관찰이 요구된다. Digoxin 중독 증상은 식욕부진, 오심, 구토, 설사, 서맥(분당60회 이하), 시력변화 등이 있다.
② 이뇨제	
• 루프 이뇨제 Furosemide (Lasix)	• 이뇨제는 소변량을 증가시켜 체액량을 감소시킨다. 루프 이뇨제는 심한 심부전시에 처방된다. Furosemide는 배설을 위해 많은 체액을 이동시키며 사구체여과율이 낮을 때도 효과적이다.
• Thiazide Hydrochlorothiazide (HydroDiuril)	• Thiazide 이뇨제는 경증에서 중등도의 심부전 시에 사용한다. Thiazide 이뇨제는 사구체 여과율이 낮을 때는 효과적이지 않다. 루프 이뇨제는 K 손실을 초래하기 때문에 K 보충이 필요하고 혈청내 K 농도에 대한 세밀한 관찰이 필요하다. 저칼륨혈증은 심실성부정맥을 초래한다.
③ Sympathomimetics (β-adrenergic agonists)	
• Dopamine • Dobutamine	• β-adrenergic은 심근수축력과 심박동수를 증가시키기 위하여 심장 내의 β세포를 자극한다. Dopamine과 Dobutamine은 근육수축 효과가 강하여 수축력은 증가시키고 후부하를 감소시킨다. 이 약물은 신장내 혈관을 확장시켜서 소변량을 증가시킨다. 그러나 고용량의 Dopamine은 α_1 adrenergic 수용체를 자극하여 혈관저항과 후부하를 증가시켜 심박출량을 감소시킬 수 있다. Dobutamine은 α_1 adrenergic수용체를 활성화시키지 않는다. 두 약물은 급성 심부전시에 단기간 사용한다.

④ hosphodiesterase(PDE) 억제제

• Amrinone lactate(Inocor) • Milrinone(primacor)	• 이 약물들은 심장의 근육수축에 영향을 미친다. 심근수축력을 증가시키고 혈관확장을 증가시켜서 후부하를 감소하게 만든다. 심한 심부전시 처음 24시간 이내 단기간에 사용한다.

⑤ Angiotensin-Converting Enzyme(ACE)억제제

• Captopril(Capoten) • Enalapril(Vasotec)	• ACE억제제는 알도스테론 분비를 자극하는 강력한 혈관수축제인 안지오텐신 II를 억제하여 Na과 체액을 정체시킨다. 안지오텐신 II 분비가 억제되어 심박출량과 심박동량 그리고 신장관류가 증가된다. 부작용은 저혈압이나 알도스테론 감소로 인한고포타슘혈증과 원인 모를 기침 등이 있다. ACE억제제 투여 시에는 K보충을 꼭 할 필요가 없다.

⑥ 혈관확장제

• Nitroglycerin • Sodium nitroprusside • Prazosin HCL(Minipress)	• 혈관확장제는 심부전의 단기간 치료에 도움이 된다. Nitroglycerin과 같은 Nitrate는 정맥울혈과 폐울혈을 감소시킨다. 부작용은 저혈압과 반사성 빈맥을 초래한다. Sodium nitroprusside와 Prazocin은 정맥과 동맥의 혈관을 확장시킨다. 이 약물들은 전부하와 후부하를 감소시킨다. 혈관확장제를 사용할 때 혈압에 대한 세밀한 관찰이 요구된다.

- 좌심부전(체액과다 또는 폐수종)의 증상을 사정한다. 예를 들어, 계속적이고 자극적인 기침, 호흡곤란, 목과 손의 정맥 확장, 흉부 악설음을 확인한다.
- 혈청내 전해질, 특히 K과 Na 농도를 측정한다.

간호진단

- 심박출량 감소, Na과 수분 축적과 관련된 체액과다
- 폐조직으로의 수분유출과 관련된 손상된 호흡양상
- 사지와 둔부의 수분 축적과 관련된 피부 통합성 손상
- 심폐 기능부전과 관련된 심박출량 감소

중재

- 폐울혈로 인한 악설음 같은 비정상적인 호흡음을 발견하기 위해 폐 부위를 청진한다.
- 체액과다를 사정하기 위하여 손에 있는 정맥의 확장을 관찰한다. 손의 정맥이 확장될 때까지 손을 심장보다 아래에 놓은 후 심장보다 높이 손을 들어 올린다. 손의 정맥이 15초 후까지도 확장되어 있다면 체액과다로 볼 수 있다.
- 아침에 일어나기 전에 발과 발목을 관찰한다. 부종이 있다면 심장이나 신장의 기능부전을 생각할 수 있다.
- 대상자에게 음식물 섭취시 식탁용 소금을 사용하지 않도록 교육시킨다. 소금은 Na을 함유하여 수분을 정체시킬 수 있다. 음식의 맛을 좋게 하기 위해 다른 양념을 사용하도록 한다.
- 대상자가 K 소모 이뇨제를 복용하고 있다면 K이 풍부한 과일과 야채를 먹도록 교육시킨다. 저포타슘혈증은 Digoxin의 작용을 강화시켜서 digitalis 독성 증상(느리고 불규칙한 맥박, 식욕부진, 오심, 구토)을 초래할 수 있다.
- 저포타슘혈증의 증상 및 징후를 사정한다.
- 호흡양상을 관찰한다. 호흡곤란, 짧은 호흡, 빠른 호흡, 천식음이 나타나는지를 관찰한다.
- 침대머리를 30~75° 올려서 횡격막이 더 아래에 있도록 하여 가스교환을 위한 폐포면적을 증가시킨다.
- 대상자가 자주 체위를 교환하도록 격려한다.
- 부종성 조직은 저산소나 계속적인 압박으로 인해 쉽게 손상될 수 있다.
- 적어도 하루에 두 번 피부간호를 제공하되, 특히 부종이 있는 부위를 잘 관리한다.

평가 / 기대되는 결과

- 심부전의 원인을 교정하기 위해 제공된 중재의 치료 효과를 평가한다.
- 심부전의 증상이 없다.

- 폐수종 · 말초부종과 심장관련 증상들을 감소시키기 위하여 투여된 약물의 효과를 평가한다.
- 식습관, 수분의 섭취량과 배설량을 평가한다.
- 대상자가 이용할 수 있는 지지체계를 평가한다.

당뇨병과 당뇨성 케톤산증

당뇨병(DM)의 병태생리적 변화와 증상은 절대적 또는 상대적인 인슐린 부족 때문에 초래된다. 인슐린은 신체 내에서 대사에 사용되는 포도당을 세포 내로 이동하는 데 필요하다. 췌장내 인슐린을 생산하는 β 세포의 파괴는 자가면역 또는 다른 과정으로 발생되고 인슐린 비효율성이 초래된다. 당뇨병의 가장 흔한 형태는 인슐린이 절대적으로 부족한 제1형 당뇨병이 있고 인슐린이 상대적으로 부족하여 초래되는 제2형 당뇨병이 있다.

제1형 당뇨병은 과거에는 인슐린 의존성 또는 소아기에 발생하는 당뇨병으로 알려졌으며, 제2형 당뇨병은 인슐린 비의존성 또는 성인기에 발생하는 당뇨병으로 서로 다른 치료 방법이 사용된다. 제1형 당뇨병 치료의 기본은 인슐린요법 · 식이요법 · 운동 · 스트레스 관리다. 그리고 제2형 당뇨병 관리는 식이요법, 체중조절, 구강혈당 저하제, 운동, 그리고 드물기는 하지만 인슐린 보충요법을 사용한다.

당뇨성 케톤산증(Diabetic Ketoacidosis ; DKA)은 주로 제1형 당뇨병에 동반되고 인슐린 분비가 전혀 되지 않거나 심하게 부족한 경우에 초래된다. DKA는 혈당수치가 300mg/dl 이상, 케토시스 (Ketosis), 혈액내 $pH < 7.30$, $HCO_3 < 14mEq/L$이 특징이다. 고삼투성 고혈당 상태는 혈당 > 500mg/dl, 탈수, 혈장 삼투질 농도가 < 300mOsm/kg이 특징이다.

병태생리

인슐린 분비의 정지 또는 감소는 신체의 포도당 사용을 제한한다. 인슐린이 부족하면 세포는 중요 영양소가 부족하게 되어 신체에 필요한 에너지를 제공하기 위해 지방과 단백질이 대사된다. 지방산은 지방조직이 분해되면서 생성되며 케톤과 아세톤으로 분해된다.

간에서는 과다한 케톤을 산화시킬 수 없기 때문에 케톤체는 혈액 내에 축적되고 아세톤은 폐를 통해 배출된다.

표 22-5 당뇨성 케톤산증과 관련된 병태생리적 변화

병태생리적 변화	이론적 근거
케토시스	• 포도당 대사의 실패는 지방 이화작용과 케톤체를 증가시킨다. 케토시스는 케톤체가 혈액 내에 과다하게 배출되었을 때 발생한다. 케토시스는 DKA 초래한다. 케톤이 소변으로 배설될 때 Na가 함께 배설되기 때문에 Na 부족을 초래한다.
젖산 증가	• 세포의 영양분 부족으로 세포가 파괴되면 유산이 배출된다.
수소이온증가(H)	• HCO_3가 배설되면서 H는 신장의 세뇨관에서 재흡수 된다. 수소이온 축적은 산증 상태를 증가 시킨다.
고삼투성	• 혈당증가는 세포외액의 삼투질 농도을 증가시킨다. 고삼투성으로 삼투성 이뇨가 발생하고 신장은 HCO_3 · K · P을 배출시킨다. 또한 고삼투성은 세포액의 위축과 세포의 탈수 상태를 초래한다.
요당	• 혈당이 180mg/dl 이상 상승하면 신장의 사구체에 포도당 농축이 증가된다. 사구체에 혈당이 증가하면 세뇨관의 재흡수율치를 초과하여 요당이 초래된다. 증가된 포도당 농축은 삼투성 이뇨작용을 유발한다.
탈수(세포내/세포외)	• 세포 탈수는 혈액에 포도당 농축이 증가하여 발생한다. 세포액은 세포내액이 이동하여 증가하지만, 그 후 삼투성 이뇨로 감소하게 된다. 세포내액의 이동 시에 K도 함께 빠져 나와서 세포외액의 K농도는 정상 범위보다 약간 상승할 수 있다.

병인

당뇨병은 많은 사람들에게서 당뇨를 지니고 있을지라도 진단 내리기가 어렵다. 질병과 함께 첫번째 나타나는 것은 급성 당뇨성 케톤산증이다. 치료 받지 않은 당뇨병은 고혈당과 세포의 영양분 부족으로 케톤산증을 초래한다. 세포파괴로 인한 케토시스는 혈액내 pH와 HCO_3 농도를 감소시켜서 케톤산증이 된다. 외상, 감염, 수술, 심근경색증, 약물치료 등 급성 스트레스의 원인들은 당뇨성 케톤산증의 발생을 자극시킬 수 있다.

HHS는 중년 이상에서 발생하며 제2형 당뇨병과 관련이 있다. HHS는 DKA보다 천천히 발생하지만, 혈당수치와 BUN은 더 높게 나타난다. HHS는 원인은 밝혀지지 않았지만 일반적으로 케토시스로 진행하지 않는다. 스트레스 또는 외상은 HHS 전구요인으로 볼 수 있다.

표 22-6 당뇨성 케톤산증과 고삼투성 고혈당 상태의 원인

범 주	원 인
당뇨성 케톤산증(DKA)	
• 인슐린 부족	• 제1형 당뇨병 • 처방된 인슐린의 누락
• 급성 발병	• 감염 • 손상 • 대수술 • 췌장염 • 위장관염
• 기타	• 갑상선 항진증 • 스테로이드제 투여 • 아드레날린성 작용물질
고삼투성 고혈당 상태(HHS)	
• 인슐린 부족	• 제2형 당뇨병
• 발생	• 스트레스 • 감염 • 신장 또는 심맥관계 질병
• 기타	• 총 비경구 영양의 계속적인 사용 • 스테로이드

임상 증상

DKA의 가장 일반적인 증상은 극심한 갈증, 다뇨, 허약, 피로감이다. 고혈당은 삼투성 이뇨를 유발한다. 이뇨작용에 의해 탈수가 초래되어 피부와 입술은 건조해지고 피부 긴장감은 감소된다.

DKA에 의해 K, Na, Mg, P, HCO_3의 불균형이 초래된다. 영양분 부족으로 세포가 파괴되면서 과다한 K이 세포에서 세포외액으로 이동한다.

산성 상태가 지나치게 교정되면 K은 세포 내로 재이동하여 저포타슘혈증이 초래된다. 초기 체액이 상실되는 동안 Na은 알도스테론 분비 증가로 상승할 수 있다. 그러나 계속되는 이뇨로 혈청내 Na 수준은 감소한다. Hb과 Hct은 체액량결핍(혈액농축)으로 인해 증가한다. 표 22-7에 DKA와 관련된 증상과 징후 및 임상 검사 결과를 기술하였다.

저혈당증의 전형적인 증상은 무감각, 어지러움, 오한, 축축한 피부, 두통, 불안정, 시력변화, 피로, 배고픔, 빈맥, 어눌한 말투 등이 포함된다. 이러한 증상들은 혈당이 50mg/dl 이하일 때 나타난다.

표 22-7 DKA의 임상증상

증상 및 징후	이론적 근거
• 극심한 갈증, 다뇨	• 혈당과 케톤의 상승은 혈장 삼투질을 증가시켜 갈증과 삼투성 이뇨를 초래한다.
• 허약감, 피로	• 세포대사 감소는 에너지를 저하시킨다.
• 오심, 구토	• 계속적인 구토는 체액과 전해질 상실을 초래한다. 구토는 산성인 위액을 포함하기 때문에 신체는 산증에 대한 보상기전을 시도한다. 탈수가 초래된다.
① 활력징후	
• 체온상승 또는 정상	• 감염은 체온을 상승시킨다. 탈수는 체온을 약간 상승시킬 수 있다.
• 빠른 맥박	• 체액이 상실될 때 순환 혈액량을 유지하기 위한 보상기전으로 맥박이 빨라진다. 140회 이상의 빈맥은 심한 체액 상실을 암시한다.
• 혈압 : 약간 또는 심하게 감소	• 이뇨로 인한 체액 상실 초기에 혈압은 10~15mmHg 감소한다.
• 빠르고 약한 호흡	• Kussmaul 호흡은 CO_2를 과다 배출시켜 H_2CO_3(산)를 감소시키고자 하는 보상기전이다.

• 피부 긴장성 감소 ; 건조, 마른 입술, 지남력 장애, 혼돈	• 탈수는 종종 이러한 결과를 초래한다.
• 압통이 동반된 복통	• 복통은 일반적으로 심한 케톤산증을 의미한다.
② 임상검사 결과	
혈당 : 300~800mg/dl	• 혈당은 높지만 HHS는 아니다. 당은 세포에서 대사되거나 이용되지 않는다.
③ 전해질 검사	
K N*, ↓*, ↑*	• 세포내 K농도는 낮다. 그러나 혈청내 칼륨 농도는 혈액 농축으로 인해 높을 수 있다. 정상이거나 약간 낮을 수도 있다.
Na N ↓, ↑	• Na은 이뇨 때문에 상실된다. 혈청내 농도는 탈수 때문에 올라갈 수도 있다.
Mg N, ↓, ↑	• Mg과 P은 K과 같은 반응이다.
Cl N, ↓	• Cl는 Na과 수분과 함께 배출된다.
P N, ↓	
CO_2 ↓	• 혈청내 CO_2는 HCO_3의 결정요인이다. HCO_3의 감소와 함께 혈청내 CO_2는 14mEq/L 이하로 크게 감소한다.
혈청삼투압 300~350mOsm/kg	• 탈수는 혈청내 삼투압을 증가시킨다.
④ 혈액학적 소견	
Hb · Hct↑ WBC↑	• 탈수로 인해 혈액이 농축되고 Hct 수치는 증가한다. Hb 수치는 현재의 빈혈유무와 혈액 농축에 의존하여 증가하거나 또는 감소할 수 있다. WBC 증가는 감염을 의미한다.
⑤ 동맥혈가스분석	
pH↓ $PaCO_2$↓ HCO_3↓	• pH는 낮아져 산성 상태가 된다. $PaCO_2$는 폐에서 CO_2를 방출하기 때문에 감소할 수 있다. HCO_3는 수소이온과 케톤 농도가 증가하면서 이뇨작용을 통해 감소된다.
⑥ 소변검사	
요당, 케톤요	포도당과 케톤이 소변으로 배설된다.

* note : N = 정상; ↑ = 상승; ↓ = 감소

임상 관리

DKA 치료 방법은 ① 많은 양의 수액 보충요법 ② 인슐린 보충요법 ③ 전해질 교정을 포함한다. 삼투성 이뇨제는 4~8 L의 체액량을 감소시킬 수 있다. 이러한 경우에는 상실된 수분에 대한 즉각적인 보충이 필수적이다.

① 수액보충요법

첫 24시간에 총수분의 80%와 염분 부족이 보충되어야 한다. 세포내 전해질의 동화작용은 산증 상태에서는 제한되기 때문에 다른 전해질의 보충은 덜 급하다. K의 투여는 반드시 포함되어야 하지만, 적응증이 아니면 초기부터 치료하지 않는다. 그 이유는 혈청내 K 농도의 상승은 독성 을 빨리 투여하여 체액의 균형을 재정립시킨다. 빠르게 공급되는 수상태가 될 수 있기 때문이다.

첫 1시간 동안 1~2L의 정질액(0.9% NaCl 또는 lactated Ringer용액)액은 혈액 희석에 의한 고혈당 상태를 감소시킨다. 세포외액은 정맥요법을 통하여 직접 저장시킬 수 있지만 세포외액의 체액과다는 피해야 하며 정밀한 관찰이 필요하다. 아동은 뇌부종을, 노인은 폐수종을 주의 깊게 관찰해야 하고 발견 즉시 치료해야 한다. 세포내액의 보충은 보통 이틀 후에 발생한다.

② 인슐린 보충요법

10~15년 전에는 DKA 치료시에 많은 용량의 인슐린을 투여하였다. 그러나 오늘날은 그 당시보다 적은 용량이 사용된다. 많은 용량의 인슐린을 정맥으로 계속 주입시에는 Regular Insulin(RI)를 사용한다. 정맥내 인슐린 치료의 표준 지침은 처음에는 kg당 0.15U를 투여한 후 혈당이 250mg/dl이 될 때까지 1시간 동안 kg당 0.1U를 투여한다.

만약에 혈당이 떨어지지 않는다면 1시간 동안 kg당 0.2U로 증가시킬 수 있다. 인슐린 투여 동안 대상자의 수분 상태를 관찰하는 것이 중요하다. 산증이 오랫동안 지속될수록 인슐린에 대한 저항이 많아지고 더 많은 인슐린을 필요로 한다.

인슐린 투여 표준지침의 예 :

대상자의 몸무게가 70kg일 때 처음 투여하는 RI의 양은
0.15u × 70kg = 10.5units 이다
그 후 1시간 동안 투여하는 인슐린의 양은
0.1u × 70kg = 7u를 N/S에 혼합하여 투여한다.

혈당 수치가 250mg/dl에 도달하면 5% DW으로 교체한다. 이는 저혈당 반응을 예방하기 위함이다. 산증 상태가 교정되면 체내 대사시에 포도당을 이용하기 위해 인슐린이 더 빨리 사용할 수 있다.

③ 전해질 교정

K 보충은 첫번째 인슐린 투여(정맥 또는 근육) 6~8시간 후에 시작해야 하며 산증 상태는 교정된다. K 보충은 적절한 신기능에 의존하기 때문에 K을 투여하기 위해서는 방광을 비워야 한다. 혈청 K 농도는 자주 검사한다. K은 수분균형과 산증 상태를 교정하기 위해 세포내로 이동한다. Mg, P, HCO_3의 혈청농도는 세밀한 관찰을 필요로 한다. 만약 혈청내 Mg 농도가 낮다면 저포타슘혈증은 Mg 농도가 회복될 때까지 완전히 교정되지 않는다.

DKA 치료시에 P 보충을 실시하기도 하는데, P은 신경근육기능에 필요한 물질이다. 다른 전해질과 함께 혈청내 P의 농도도 계속해서 관찰되어야 한다. 또한 DKA 치료시에 HCO_3가 사용된다. 일반적으로 수분 보충과 인슐린은 산성 상태를 교정하지만, 만약에 pH가 7.0 이하로 떨어진다면 HCO_3 보충이 필요하다.

임상 고찰

1. 고혈당과 저혈당의 증상을 관찰한다. 고혈당과 DKA에서는 심한 갈증, 다뇨, 허약, 피로가 발생한다. 저혈당의 일반적인 증상은 축축한 피부, 무감각, 허약, 어지러움, 빈맥, 어눌한 말투, 두통, 불안정, 시력변화, 피로, 배고픔, 혈압감소 등이다

2. 소변량을 측정한다. 다뇨는 조절되지 않은 당뇨와 케톤산증에서 발생한다. 요당과 케톤를 파악하기 위하여 소변검사를 실시한다. 혈당이 180mg/dL 이상이면 요당이 일반적으로 발생한다.
3. 공식을 이용하여 혈청 삼투압을 측정한다.

$$2 \times \text{혈청 Na} + \frac{\text{BUN}}{3} + \frac{\text{포도당}}{18} = \text{혈청 삼투질 농도}$$

만약에 혈청 삼투질 농도가 296mOsm/kg 이상이면 다뇨로 인해 혈액농축 또는 수분상실이 발생한다.
4. 수분상실 증상 즉, 피부긴장감 감소, 건조하고 갈라진 입술, 건조한 점막, 맥박수 증가, 혈압감소 등을 관찰한다.
5. 혈당수치를 관찰한다. 당뇨환자는 혈당측정기나 다른 검사 도구를 이용하여 매일 혈당을 검사한다. 인슐린 용량은 검사결과인 혈당수치에 의해 증가 또는 감소된다.

표 22-8 당뇨성 케톤산증의 치료방법

구 분	치료 방법
수분보충	• 첫 24시간 : 80%의 수분과 염분부족을 보충한다. • 첫 1시간 : 1~2L의 N/S 또는 lactated Ringer's solution 투여 • 2~3시간 : 시간당 1L 투여 • 체액과다를 피한다. 혈당이 250mg/dl에 도달하면 저혈당 반응을 피하기 위하여 5% DW 수액으로 교체한다. 세포내액의 보충은 약 2일 후에 발생한다.
인슐린보충	• RI의 첫번째 투여량 : kg당 0.15U 투여 • 시간당 정맥내 투여 : • 혈당이 250mg/dl에 도달할 때까지 kg당 0.1U 투여 • 만약 산증이 계속된다면 인슐린 저항이 발생하여 더 많은 인슐린 투여가 요구된다.
전해질보충	• K : 보충은 첫번째 인슐린 투여 6~8시간 후에 시작 • 신장기능이 적절할 때 투여한다. 혈청내 K농도를 관찰한다. • Mg, P, HCO_3는 보충요법이 필요한지에 대해 혈청내 농도를 관찰하여 결정한다. HCO_3는 pH 7.1 이하인 경우는 보충 투여한다. 수분과 인슐린 보충요법은 정상적으로 산증상태를 교정해 준다.

6. 동맥혈가스를 검사한다. 특히 당뇨성 케톤산증이 의심될 때 pH, HCO_3를 검사한다. 당뇨성 산증 또는 대사성 산증은 조절되지 않은 심한 제1형 당뇨병에서 발생한다. 동맥혈 검사 결과 pH와 HCO_3 감소는 산증이 더 심해짐을 의미한다.
7. DKA를 교정할 때 많은 양의 정맥내 주사가 투여된다. 체액과다가 발생하지 않도록 관찰한다. 체액과다의 증상은 계속적이고 불안정한 기침, 호흡곤란, 흉부 악설음, 정맥확장 등이다.

DKA를 위한 대상자 관리

사정

- 대상자의 당뇨병력을 조사한다.
- 빈맥, 약간 감소된 혈압, 깊고 빠른 호흡(Kussmaul 호흡), 체온상승과 같은 비정상적인 활력징후를 조사한다. 이는 탈수를 의미하며 산증상태를 의심해 볼 수 있다.
- 소변내 요당과 케톤뇨를 검사한다. 이들은 DKA의 부가적인 지표들이다.
- 소변량을 사정한다. 다뇨는 고혈당과 삼투성 이뇨의 지표가 된다.

간호진단

- 고혈당과 삼투성 이뇨(다뇨)와 관련된 체액결핍
- 포도당과 영양분의 비효율적인 이용과 관련된 영양불균형(영양결핍)
- 체액결핍, 포도당 이용 부족과 관련된 신장, 심맥관, 말초에 비효율적인 조직관류
- 과다한 수분공급과 관련된 체액과다
- 포도당 내성과 DKA의 이차감염과 관련된 세포와 조직의 손상 위험성

중재

- 활력징후를 측정한다. 체액상실 또는 탈수와 산증을 의미하는 변화들은 빠르고 약한 맥박, 약간 감소된 수축기압, 빠르고 깊은 호흡

(Kussmal 호흡), 약간 상승된 체온을 포함한다.

- 피부 긴장도 감소, 건조하고 갈라진 입술, 건조한 피부, 건조한 점막 같은 체액상실의 증상을 관찰한다.
- 혈청 삼투질 농도를 측정한다. 혈청 삼투질 농도가 296mOsm/kg 이상이면 체액상실로 인한 혈액농축을 의미한다.
- 혈당 수준을 관찰한다. 200mg/dl 이상은 고혈당을 의미하며 혈당의 증가는 삼투성 이뇨를 일으킬 수 있다.
- 저포타슘혈증과 고포타슘혈증의 증상 및 징후를 관찰한다(5장 참고).
- 대상자에게 혈당수치를 관찰하거나 소변내 요당을 발견할 수 있도록 교육한다.
- 혈당검사를 위해서 혈당 측정기를 이용한다.
- 세포외액을 교정하기 위해 N/S나 Lactated Ringer's 용액을 투여한다.
- 인슐린 부족을 교정하기 위하여 RI를 처방에 의해 투여한다(표 22−8참조).
- 과혈당증 치료시 저혈당증이 초래될 수 있으므로 잘 관찰한다. 저혈당 증상은 축축한 피부, 무감각, 허약, 어지러움, 빈맥, 분명하지 않은 발음, 두통, 불안정, 시력변화, 피로, 배고픔, 혈압감소 등이다.
- 소변량, 심박수, 혈압, 비정상적인 심음 등을 관찰한다. 체액결핍은 조직관류를 제한하고 순환혈액량이 감소되며 주요 기관에서 이용할 수 있는 영양분이 감소된다.
- ABGA 결과를 관찰한다. 특히 pH, $PaCO_2$, HCO_3를 잘 관찰한다. 동맥혈의 pH, HCO_3 감소는 산증 상태가 심각해짐을 의미한다.

평가 / 기대되는 결과

- 당뇨성 케톤산증을 교정하기 위한 중재의 치료효과를 평가한다. 혈청삼투질 농도, 혈청전해질, 동맥혈 가스는 정상범위가 되어야 한다.
- 대상자는 당뇨성 케톤산증과 관련된 증상이 없어야 한다.
- 수액, 인슐린, 전해질 보충의 효과를 평가한다.
- 소변량이 정상으로 회복되었는지를 결정한다.

만성 폐쇄성 폐질환(COPD)

COPD는 공기흐름의 폐쇄나 제한과 관련된 만성 폐질환으로 가역적이지 않다. 미국에서 만성 이환율과 치사율의 주요 원인인 COPD는 폐기종과 만성기관지염을 포함한다. 만성기관지염은 기관지의 질병이고, 폐기종은 폐내에 기공이 확장되고 폐실질이 파괴되는 질병이지만 두 질병은 일반적으로 공존한다. 천식은 1995년에 COPD에서 제외되었다. 그 이유는 천식이 폐쇄보다는 복잡한 세포와 화학적 매개체의 활성화에 의한 염증으로 특징되기 때문이다. 그러나 천식 상태는 일반적으로 COPD로 진행한다.

병태생리

COPD와 관련된 생리적 변화는 ① 점막하부종과 과다한 점액 분비를 일으키는 기관지벽의 두꺼워짐 ② 폐조직의 탄성반동 감소 ③ 사강과 과확장을 일으키는 폐포중격의 파괴이다. 기도폐쇄는 호기 때에 더 잘 발생하고, 진행된 COPD에서 호흡성 산증이 발생한다.

저환기 때문에 CO_2는 정체되며, 수분과 결합한 CO_2는 탄산을 생성하고 pH를 감소시켜 호흡성 산증이 초래된다. 불충분한 가스 교환과 함께 CO_2 정체 또는 과탄산증이 증가한다. 혈액내 산소의 감소는 기도 폐쇄와 폐포의 과소환기에 의해 초래된다. 두꺼워진 폐포 모세혈관막은 산소의 확산을 감소시킨다.

표 22-9는 COPD와 관련된 병태생리적 변화와 이론적 근거를 제시하였다.

병인

밝혀진 COPD의 원인은 흡연과 먼지, 가스, 증기 등의 직업적 노출 및 α_1-안티트립신 결핍 등이다. 폐에서 특수한 단백분해 효소를 억제하는 α_1-안티트립신의 부족은 폐기종을 유발하는 가장 일반적인 유전적 원인이다. 다른 요인들로는 아동기 호흡기 감염과 공기가 오염된 지역에서의 거주 및 낮은 사회·경제 상태, 그리고 간접흡연 등이 있다.

표 22-9 COPD의 병태 생리적 변화

병태생리적 변화	이론적 근거
• 기관지벽의 탄력성 감소 (탄성반동의 손실)	• 탄성반동의 손실은 호기 때 기도의 조기 허탈로 발생한다. 손상 받은 폐조직에서 공기가 빠져 나가지 못하므로 폐포는 과확장되고 사강이 증가한다. 과확장으로 여러 개의 폐포가 서로 합쳐지고 파괴된다.
• 폐포손상	• 만성적으로 공기가 빠져 나가지 못하고 만성적인 기도염증은 기관지 벽을 약화시키고 폐포를 파괴시킨다. 인접한 폐포들과의 융합은 1cm 이상의 크기를 가진 기포를 초래한다. 가스 교환의 총 면적은 크게 감소하고 폐성 고혈압이 발생한다.
• 점액선의 증식과 점액분비 증가	• 과다한 점액분비는 기관지염과 진행된 폐기종에서 흔히 발견된다. 점액분비의 증가는 기도폐쇄를 초래하는 객담마개를 일으킬 수 있다.
• 기관지 점막의 염증	• 기관지 점막의 염증성 침윤과 부종은 일반적으로 기관지염에서 발생하지만 진행된 폐기종에서도 발생한다. 부종과 침윤은 기관지벽을 두껍게 만든다.
• 기도폐쇄	• 일차적으로 좁아진 세기관지의 부종과 객담마개에 의해 초래된다. 폐쇄는 호기시에 더 진행된다. 흡기동안 기관지는 공기를 흡입하기 위해 확장되고 호기시 허탈된다.
• CO_2 정체 증가 • $PaCO_2$ > 45mmHg (과탄산증) • 정상 : 35~45mmHg	• 불충분한 가스 교환으로 동맥혈 내의 CO_2 농도는 증가되는데, 이는 저환기의 결과이다.
• 호흡성 산증	• 저환기로 인해 CO_2는 정체된다. 수분과 결합된 CO_2는 탄산을 생산하고 CO_2 정체의 증가로 호흡성 산증을 초래한다 $[(H_2O) + CO_2 = H_2CO_3]$. 동맥혈 가스 분석 결과 $pH < 7.35$, $PaCO_2 > 45mmHg$으로 나타난다.

• 저산소증	• 저산소 또는 혈액 내의 산소감소는 기도폐쇄와 폐포의 저환기에 의해 초래된다. 두꺼워진 폐포내 모세혈관막은 O_2 확산을 감소시킨다.
• 폐성심 (폐고혈압으로 인한 우심부전)	• 폐포조직의 파괴는 저산소성 혈관수축을 초래하고 폐모세혈관상의 크기를 감소시킨다. 폐고혈압은 폐모세혈관상이 ⅔~¾ 정도 파괴될 때 발생한다. 우심실의 과부하는 증가하고 이는 우심실 비대를 초래하여 결국에는 심부전으로 진행한다.
• RBC의 증가	• 이차적인 다혈구증(적혈구 증가증)은 계속되는 저산소에 대한 보상기전으로 발생한다. Hb과 Hct은 산소 운반을 위해 증가된다.
• α_1-안티트립신 결핍	• 유전적 인자로 α_1-안티트립신 결핍이 존재한다. 안티트립신 또는 트립신 억제제는 간에서 생성된다. 안티트립신의 결핍은 세균이나 식세포에 의해 폐에서 방출되는 단백분해 효소가 폐조직을 손상시키도록 한다. 그 결과 폐기종이 초래된다.

표 22-10 COPD 원인

확실한 원인	추정적 원인
• 흡연과 먼지, 가스 같은 직업적 노출, • α_1-안티트립신 결핍	• 간접흡연 노출 • 아동기의 잦은 호흡기 감염 • 공기오염 빈도가 높은 지역 거주 • 사회-경제 환경이 낮은 경우

임상 증상

COPD는 만성적인 가래 섞인 기침이나 급성 흉부 질환이 있으며 주로 50대 이후에 발생한다. 대상자들은 전형적으로 20년 동안 또는 그 이상의 기간 동안 하루 2갑 이상의 흡연력을 가지고 있다. 호흡곤란은 60~70대에 더 많이 나타나는 주증상이다.

호흡 곤란은 피로, 짧은 호흡, 활동장애, 객담 배출의 증가를 초래한다. 대상자들은 기좌호흡을 하는데 앉아 있을 때는 앞으로 숙인 자세로, 수면시에는 반좌위 자세를 취한다. 다른 전형적인 증상들은 호흡부속 근육 사용과 술통형의 가슴 및 고상지두 등이 있다.

표 22-11 COPD의 임상증상

증상 및 징후	이론적 근거
• 가래 섞인 기침	• 기침은 일반적으로 기관지염과 관련되는데, 이는 점액선의 과다한 분비 때문이다. 폐기종에서의 기침은 호흡기 감염이나 심부전과 관련이 있다. 고여 있는 점액에서 세균이 자라나 반복된 감염과 만성 기침을 일으킨다.
• 호흡곤란	• 힘든 호흡과 힘든 호흡 후의 짧은 호흡은 COPD 초기 증상이다. 진행된 COPD에서는 호흡곤란은 적거나 힘든 호흡이 발생하지 않는다.
① 활력징후	
• 심박동수와 혈압증가	• 저산소증은 경동맥소체에 있는 말초화학 수용체를 자극한다. 이 신호는 호흡근육에 보내지고 교대로 폐반사를 일으켜서 심박출량을 증가시키고 저산소증을 감소시킨다.
• 호기연장	• 폐조직의 탄력성 손실은 정상 호기시에 세기관지의 허탈을 초래한다.
• 부속근육 사용	• 횡격막이 억압될 때 활성화된다. 이 근육들은 흉강내 음압을 증가시키고 기도내 저항 증가에 대한 보상으로 수축된다.
• 술통형의 가슴 (흉곽의 전후경>횡경)	• 이는 폐탄력성의 소실, 만성적 공기포획, 흉부강직과 함께 흉벽 확장의 결과로 초래된다. 또한 호흡을 용이하게 하기 위해 앞으로 숙이는 자세를 취한 결과 척추후만증이 동반된다. 어깨는 올라가고 목은 짧아진다. 호흡을 위해 부속 근육이 사용된다.
• 만성피로	• COPD 초기 증상으로 피로가 나타난다. 이는 저산소증과 폐의 공기 이동시에 요구되는 노력 등에 의해 초래된다.
• 청색증	• 진행된 COPD에서 현저하게 나타나는 청색증은 저산소혈증에 의해 조직내 산소공급의 부족 때문이다.

• 고상지두	• 고상지두는 저산소와 다혈구혈증에서 일반적으로 나타나며 이는 손가락으로 산소를 더 많이 보내기 위해 모세혈관이 확장되어 초래된다.

② 촉진

• 과도공명음	• 공기포획에 의해 폐가 팽창되었음을 의미한다.
• 진탕음 감소	• 진동의 전달이 막혀 있다.

③ 호흡음

• 감소	• 공기흐름 감소, 폐의 팽만 증가
• 나음	• 기도내 액체를 통과하는 소리
• 천식음	• 좁아진 기도를 통과하는 소리

④ 폐활량 측정 결과

• 1초에 호기된 노력성 호기량(FEV_1) : 예측치의 80% 이하 • 노력 폐활량(FVC) : 예측치의 70% 이하	• 좁아진 기도와 증가된 공기저항은 완전한 호기 능력을 감소시킨다.
• 폐확산용량 감소 (일산화탄소 single-breath technigue)	• 폐포벽의 파괴는 폐포에서 혈액으로 가는 공기확산 검사결과의 감소를 초래한다.

⑤ 임상 검사결과

• 동맥혈가스분석(ABGS) $pH < 7.35$ $PaCO_2 > 45mmHg$ $HCO_3 > 28mEq/L$ $PaO_2 < 70mmHg$ $BE > +2$ (대사성 보상과 함께 일어나는 호흡성 산증)	• 증가된 CO_2와 수분은 과다한 양의 탄산을 유발한다. 혈액내 과다한 탄산으로 산증이 진행되고 pH는 감소된다. pH 감소와 $PaCO_2$의 증가는 호흡성 산증을 의미한다. 환기/관류 비율의 변형 정도에 의존하여 PaO_2는 정상이거나 크게 감소되어 있다. HCO_3 증가는 산증 상태를 감소시키거나 중성을 유지하려는 대사성 보상기전을 의미한다. HCO_3 농도가 정상(24~28mEq/L)일 경우는 보상기전이 없음을 의미한다.
• Hb과 Hct 증가 (Hb은 20g/dl까지 증가)	• Hb과 Hct의 증가는 저산소 때문이다. Hb이 증가할수록 산소를 더 많이 운반할 수 있다. Hb의 증가는 청색증이 더 진행되었음을 의미한다.

⑥ 전해질

K : 정상보다 감소 Na : 정상에서 약간 증가	• 혈청내 K 수준은 3.0~3.7mEq/L로 숨가쁨, 칼륨 손실을 촉진시키는 이뇨제, 오랜 기간의 스테로이드 사용으로 인한 식이섭취 부족의 결과로 초래될 수 있다. 일반적으로 Na 수치는 정상이지만, 과다한 수액 공급이나 오랜 기간의 스테로이드 사용 및 심부전 시에 증가할 수 있다.

COPD의 진단은 일차적인 병력, 신체검진, 동맥혈가스분석, 폐기능검사(폐용량측정, 공기흐름곡선, 환기능력을 포함)와 혈청내 α_1-안티트립신 농도를 통해서 확정된다. 흉부 X-선 검사는 다른 흉부질환과 구별할 수 있으며, 진행된 폐기종시에 현저한 폐의 과도팽창과 편평해진 횡경막을 볼 수 있다.

COPD의 주요한 합병증은 과탄산증, 호흡성 산증, 저산소혈증 등이다. 분비된 점액이 고여 있는 곳에서 세균이 번식하여 호흡기 감염을 일으킨다. 저산소혈증에 의해 합병되는 폐성심·폐고혈압·우심부전은 호흡곤란 증가, 피로, 허약, 경정맥 확장, 간비대, 위장장애, 의존성 부종 등으로 알 수 있다.

임상 관리

저농도의 산소 공급은 $PaO_2 \leq 55mmHg$ 이거나 산소포화 농도 < 89% 인 저산소증 대상자에게 자주 처방된다. 산소요법은 폐고혈압을 낮아지게 함으로써 심장의 부담을 감소시켜 준다. 비강 캐뉼라와 기관내 삽관을 통한 산소투여시에 분당 1~2L를 투여한다. 고농도의 산소가 투여되면 저산소성 호흡성 역동이 감소한다.

수분공급은 COPD 관리에서 중요하다. 증가된 수분은 분비물을 부드럽게 하여 점액분비가 용이해진다. 수액공급 증가는 우심부전이나 폐성심이 있을 때에는 금기이다. 기관지 확장제는 기관지관을 확장시키고 섬모의 점액제거를 증가시켜서 환기를 크게 만든다.

세 가지 형태의 흉부 물리요법이 자주 이용된다.
(1) 진한 객담을 묽게 하고 끈적끈적한 객담의 분비를 위한 흉부 두드리기
(2) 폐포의 환기 증진을 위한 횡격막 호흡
(3) 기도허탈을 예방하기 위한 pursed−lip 호흡

COPD 대상자에게 단계적인 약물요법이 추천된다. β_2-agonist는 가벼운 증상에 사용된다. 중등도의 증상에는 콜린성 길항제를 첨가한다. 만약 증상이 계속된다면 Methylxanthines이 또한 처방된다. 현재의 치료에도 불구하고 반응이 없거나 더 악화된다면 구강, 흡입, 정맥 등을 통한 코르티코스테로이드가 추가된다. 감염시에 항생제가 처방된다.

임상 고찰(COPD)

1. 호흡곤란, 호기연장, 천식음, 호흡음 감소, 부속근육 사용, 술통형 가슴, 기침, 만성 피로와 같은 COPD 증상을 인식한다.
2. 동맥혈 가스 검사결과를 관찰한다. pH $<$ 7.35, $PaCO_2$ $>$ 45mmHg는 호흡성 산염기 불균형을 의미한다. pH를 정상 수준으로 되돌리는 대사성 보상기전은 HCO_3이다. PaO_2 $\leq$ 55mmHg인 저산소혈증은 저농도 산소치료의 적응증이 된다.
3. 흉부물리요법은 분비물 배출을 도와주고 환기를 증진시킨다. 흉부물리요법은 ① 진한 객담을 묽게 하고 끈적끈적한 객담의 분비를 위한 흉부 두드리기 ② 폐포의 환기 증진을 위한 횡격막 호흡 ③ 기도허탈을 예방하기 위한 pursed−lip 호흡 등이 있다.
4. 기관지 확장제의 과다사용은 반동 효과를 유발할 수 있다.
5. COPD 대상자는 호흡기 감염, 공기오염, 많은 먼지, 꽃가루, 너무 덥거나 찬 날씨 등 호흡곤란을 일으키는 모든 원인들을 피해야 한다.
6. 수분 공급은 점액 분비물을 묽게 만드는 데 중요하다. COPD 대상자는 소량식이를 섭취하여 과식할 때 발생되는 호흡곤란을 예방하도록 한다.
7. 비강 케뉼라나 기관내 삽관을 통한 1~2L/min, 24% 또는 28%의 Venturi 마스크로 저농도의 산소를 투여한다. 고농도의 산소일 경우에는 저산소성 호흡 역동을 감소시킬 수 있다. 비침습적 또는 침습적 기계적 인공호흡기는 CO_2 정체를 감소시키고 환기를 도와준다.

표22-12 COPD의 임상증상 관리

관리 방법	이론적 근거
① 금연	• 금연은 FEV_1(노력호기량)에서 기울기 속도를 늦출 수 있고 기침과 가래의 발생을 줄여 준다.
② 산소투여 : $PaO_2 < 55mmHg$, 조직내 저산소 상태, 폐성심, 정신 상태의 변화	• 저농도 산소요법 : 비강캐뉼라와 기관내삽관을 통해서 1~2L/min의 산소를 투여한다. 비침습성 또는 침습성 기계적 환기는 COPD의 악화시에 적용된다.
③ 수분공급	• 수분섭취는 폐성심과 우심부전이 없다면 분비물을 묽게 하고 배출을 용이하게 하기 위하여 하루에 2~3L를 섭취한다.
④ 기관지 확장제 β_2 agonistst (albuterol, terbutaline) Anticholinergics (ipratropium) Methylxanthines (theophylline)	• 이 약물들은 세기관지를 확장시켜 섬모의 점액제거와 환기를 증진시킨다. • 기관지 확장제는 구강, 정맥, spacer를 이용한 흡인, nebulizer를 통해 투여할 수 있다. 부작용은 빈맥, 부정맥, 혈압변화, 경련, 흥분, 불면증, 오심, 구토 등이다.
⑤ 항생제	• 호흡기감염이 있을 때 항생제가 구강 또는 정맥으로 투여된다. 주로 폐렴연쇄상구균, 헤모필루스 인플루엔자 감염이 흔하다.
⑥ 예방접종	• 한 번의 폐렴구균 접종과 1년 또는 2년마다 인플루엔자 예방접종을 하게 되면 심각한 질병으로의 진행이나 사망을 감소시킨다.
⑦ 흉부물리요법	• 체위배액 · 흉부 두드리기 · 진동법은 진한 분비물을 묽게 만들고, 끈적거리는 점액 분비물을 기침으로 뱉어낼 수 있다. 그 다음으로 깊은 호흡과 기침을 시행한다. 횡격막 호흡은 1회 호흡량과 폐포호흡을 증진시킨다. Pursed-lip 호흡은 폐포에 있는 포획된 공기를 배출하기 위하여 기도 허탈을 예방한다.
⑧ 운동	• 호흡근육, 팔, 다리의 근력강화를 위해 사용되는 특수한 근육군에 대한 운동이다. 호흡기 상태, 내구성, 건강 상태를 증진시킨다.

⑨ 보완, 대체요법	• 이완요법, 바이오 피드백(biofeedback), 최면술은 불안·두려움·공황과 호흡곤란을 감소시킨다.
⑩ 전해질을 고려한 영양학적인 지지	• 영양불량은 호흡근육의 소모와 연관된다. 횡격막의 기능은 저인산혈증, 고칼륨혈증, 저칼슘혈증, 저마그네슘혈증에서 감소된다.
⑪ 폐의 재활 프로그램	• 운동훈련, 영양상담, 대상자교육, 심리사회적 지지와 같은 다학문적 접근이 필요하다. 이러한 프로그램들은 삶의 질을 증진시키고 호흡기 증상을 감소시키며 운동강도를 증가시켜 입원을 감소시키고 심리적 기능을 증진시킨다.

COPD의 임상 관리

사정

- 휴식 또는 활동 시의 호흡곤란, 짧은 호흡의 증가, 천식음, 피로, 활동장애와 같은 호흡기관련 문제들의 병력을 조사한다.
- 담배연기, 먼지·가스·연기를 많이 흡입하는 직업, 공기오염 같은 위험요인에 노출된 적이 있는지를 사정한다. 또한 잦은 호흡기 감염의 과거력이 있는지를 사정한다.
- α_1-안티트립신 결핍의 가족력이 있는지를 사정한다.
- 호흡 부속근육 사용, 술통형가슴, 고상지두, 청색증이 있는지를 시진한다.
- 타진, 청진으로 진탕음의 감소, 과공명음, 폐확장 감소, 호흡음 감소, 나음, 천식음 등이 있는지를 사정한다.
- 추후 활력징후 결과와 비교하기 위하여 기본적인 활력징후를 측정한다.
- 동맥혈 가스 검사결과를 정상 기준치와 비교한다(정상 범위 : pH 7.35~7.45, $PaCO_2$ 35~45mmHg, HCO_3 24~28mEq/L, BE(Base Excess) −2~+2, PaO_2 80~100mmHg). COPD 대상자의 정상 PaO_2 수치를 고려한다.

간호진단

- 폐포 손상, 기관지 특히 세기관지 허탈, 과도한 점액 생산과 관련된 손상된 가스 교환
- 과다한 점액분비, 기관지 수축, 피로, COPD에 이차적으로 나타나는 비효과적인 기침과 관련된 비효율적인 기도 청결
- 기도폐쇄, 편평해진 횡경막, 피로와 관련된 비효율적인 호흡양상
- 저산소증과 관련된 비효율적인 조직관류
- 호흡곤란, 피로와 관련된 활동장애
- 호흡곤란과 관련된 신체 요구량보다 적은 영양불균형
- 다른 기구에 의존해야 하는 호흡곤란, 치료섭생과 관련된 불안
- 호흡곤란, 숨 가쁨으로 인한 일상생활동작의 어려움과 관련된 자가간호 결핍
- 숨 가쁨, 생활양식 변화와 관련된 비효과적인 기침
- 흡연, 호흡기 감염과 관련된 폐 손상 위험성
- 지식부족 : 질병의 진행, 치료, 생활양식 변화
- 호흡곤란과 관련된 수면장애
- 저산소혈증, 대사성 에너지의 변화와 관련된 피로
- 저산소혈증과 탄산혈증, 수면장애와 관련된 사고 과정의 변화
- 극심한 피로와 관련된 성기능장애
- 절망의 위험성

중재

- 동맥혈 가스 검사와 맥박산소 계측을 관찰한다. pH의 현저한 감소와 $PaCO_2$ 현저한 증가는 호흡성 산증을 의미한다. PaO_2 <55mmHg와 산소포화농도 89% 이하의 감소는 심한 저산소혈증을 의미한다.
- 활력징후를 관찰한다. 맥박수 증가와 호흡수 변화를 보고한다. 힘든 호흡은 호흡기 문제의 흔한 증상이다.
- 전해질과 혈액 검사를 실시한다. P, Ca, Mg, K은 호흡근육 기능에 중요한 역할을 한다. Hb, Hct의 증가는 저산소혈증을 의미한다.
- 폐 부위의 청진과 타진에 의해 폐 확장과 호흡음을 관찰한다.

- 흡입성 기관지 확장제의 사용을 돕는다. 흡입치료 전후에 호흡음을 사정한다. 흡입성 기관지 확장제의 과다사용은 반동효과를 유발할 수 있다.
- 나음과 천식음 같은 호흡음을 관찰한다. 거친 나음시 흉부 두드리기 같은 물리요법을 제공하고 기관지 분비물을 제거하기 위해 심호흡과 기침을 하도록 한다.
- 호흡운동법에 대해 대상자에게 교육시킨다. 즉, 기도허탈을 예방하기 위한 Pursed-lip호흡을 비롯하여 폐포환기 증가를 위한 횡경막 호흡을 교육시킨다.
- 수분과 음식 섭취를 관찰한다. 수분공급은 끈적끈적한 점액을 부드럽게 하는 데 중요하다. 소량씩 자주 먹는 식습관이 필요하다.
- 객담의 색깔 변화, 체온상승, 기침과 같은 호흡기 감염의 증상에 대해 교육시킨다. 매년 인플루엔자 예방접종을 하도록 권고한다.
- 신체의 산소요구량을 증가시키는 활동은 제한하도록 한다.
- 호흡근육, 팔과 다리 근력을 강화시키는 운동을 교육한다.
- 오후나 숨이 심하게 가쁘지 않을 때는 가벼운 운동을 하도록 한다. 점액분비가 증가되는 이른 아침과 음식물의 소화를 위해 에너지가 필요한 식후에는 운동을 피한다.
- 대상자에게 에너지 보존 원리를 교육한다. 에너지 소모가 높고 낮은 활동을 교대로 하여 활동의 보조를 맞춘다. 활동시에는 적절한 휴식기간을 갖도록 한다.
- 대상자에게 말을 적게 하도록 하고 활동하는 동안 숨을 참는 것을 피하도록 한다. 생활공간을 배치할 때 자주 사용하는 것들은 쉽게 활용할 수 있도록 배치한다.
- 금연을 하도록 한다.
- 폐 재활프로그램, 지역사회기관, 보조 프로그램 등의 지지자원과 연계시킨다.

평가 / 기대되는 결과

- COPD를 조절하기 위해 제공된 중재-호흡 훈련, 흉부 두드리기, 휴식, 기관지 확장제, 산소요법 등-의 효과를 평가한다.

- 임상검사결과와 제공된 중재가 증진 또는 안정되었는지를 평가한다.
- 대상자는 COPD 증상이 회복되었다고 진술한다. 대상자는 질병의 악화가 없음을 경험한다.
- 대상자는 적절한 영양을 유지한다.
- 대상자는 약물의 작용 및 부작용에 대한 지식을 말로 표현한다. 대상자는 매일 에너지 보존 기술과 호흡운동을 사용한다.
- 대상자는 nebulizer나 inhaler 등의 기구를 통한 투약법에 대해 정확하게 진술한다
- 대상자는 건강유지를 위해 적절한 자원에 접근할 수 있다.

부록 A

성인과 아동의 임상검사와 결과

Hematology	Color-Top Tube	결과 성 인	 아 동
Bleeding time		• Ivy 법 : 3~7분 • Duke 법 : 1~3분	• 성인과 동일
Carboxyhemoglobin(CO) (Chemistry 참조)			
Clot retraction	Red	• 1~24시간	• 성인과 동일
Coagulation time(CT)		• 5~15분 평균 : 8분	• 성인과 동일
Erythrocyte sedimentation rate (ESR)	Lavender	• 50세 이하(서구) 남 : 0~15 mm/h 여 : 0~20 mm/h • 50세 이상(서구) 남 : 0~20 mm/h 여 : 0~30 mm/h • Wintrobe 법 남 : 0~9 mm/h 여 : 0~15 mm/h	• 신생아 : 0~2 mm/h 4~14세 : 0~10 mm/h

Factor assay	Blue		
Ⅰ Fibrinogen		• 200~400 mg/dl 응고에 필요한 최소량 : 75~100 mg/dl	• 성인과 동일
Ⅱ Prothrombin		• 최소 지혈 농도 : 10%~15%	
Ⅲ Thromboplastin		• 물질의 다양성	
Ⅳ Calcium		• 4.5~5.5 mEq/L 또는 9~11 mg/dl	
Ⅴ Proaccelerin labile factor		• 최소 지혈 농도: 활성화 50%~150% ; 농도 5%~10%	• 성인과 동일
Ⅵ		• 사용하지 않음	
Ⅶ Proconvertin stable factor		• 최소 지혈 농도: 활성화 65%~135% ; 농도 5%~15%	
Ⅷ Antihemophilic factor(AHF)		• 최소 지혈 농도: 활성화 55%~145% ; 농도 30%~35%	
Ⅸ Plasma thromboplastin component (PTC Christmas factor)		• 최소 지혈 농도: 활성화 60%~140% ; 농도 30%	
Ⅹ Stuart factor, Prower factor		• 최소 지혈 농도: 활성화 45%~150% ; 농도 7%~10%	

Hematology	Color-Top Tube	결과: 성인	결과: 아동
XI Plasma thromboplastin antecedent(PTA)		•최소 지혈 농도: 활성화 65%~135% ; 농도 20%~30%	
XII Hageman factor		•농도 0%	
XIII Fibrinase, fibrin stabilizing factor(FSF)		•최소 지혈 농도 : 농도 1%	
Fibrin degradation Products(FDP)	Red	•2~10 μg/mℓ	•일반적으로 사용하지 않음
Fibrinogen	Blue	•200~400 mg/dl	•신생아 : 150~300 mg/dl 아동 : 성인과 동일
Hematocrit(Hct)	Lavender	•남 : 40%~54%, 0.40~0.54 SI units 여 : 36%~46%, 0.36~0.46 SI units	•신생아 : 44%~65% 1~3세 : 29%~40% 4~10세 : 31%~43%
Hemoglobin(Hb or Hgb)	Lavender	•남 : 13.5~17 g/dl 여 : 12~15 g/dl	•신생아 : 14~24 g/dl 영아 : 10~17 g/dl 아동 : 11~16 g/dl

Hemoglobin electrophoresis	Lavender		
A_1		• 총 Hb의 95%~98%	
A_2		• 1.5%~4.0%	
F		• 2% 이하	• 신생아 : 총 Hb의 50%~80% 영 아 : 총 Hb의 2%~8% 아 동 : 총 Hb의 1%~2%
C		• 0%	
D		• 0%	
S		• 0%	
Lymphocytes(T&B) assay	Lavender (2tubes)	• T 림프구 : 60%~80%, 600~2400 cells/μl B 림프구 : 4%~16%, 50~250 cells/μl	
Partial thromboplastin time(PTT)	Blue	• PPT : 60~70초 APTT : 25~40초	
Plasminogen	Blue	• 2.5~5.2 U/ml, 3.8~8.4 CTA	
Platelet aggregation and adhesion	Blue	• 3~5분 안에 응집	
Platelet count (thrombocytes)	Lavender	• 150,000~400,000μl(평균 250,000μL) SI units : $0.15 \sim 0.4 \times 10^{12}$/L	• 조산아 : 100,000~300,000μL 신생아 : 150,000~300,000μL 영 아 : 200,000~475,000μL (성인과 동일)

Hematology	Color-Top Tube	결과: 성 인	결과: 아 동
Prothrombin time(PT)	Blue or black	• 11~15초 또는 70%~100% 항응고제 투여시 : 정상의 2~2.5배 또는 20%~30%	
RBC indices (mil/μL)	Lavender	• 남 : 4.6~6.0 여 : 4.0~5.0	• 신생아 : 4.8~7.2 아 동 : 3.8~5.5
MCV(cuμ)		• 80~98	• 신생아 : 96~108 아 동 : 82~92
MCH(pg)		• 27~31	• 신생아 : 32~34 아 동 : 27~31
MCHC(%)		• 32~36	• 신생아 : 32~33
RDW(Coulter S)		• 11.5~14.5	아 동 : 32~35
Reticulocyte count	Lavender	• 전체 적혈구의 0.5%~1.5% 25,000~75,000 μl(절대수)	• 신생아 : 전체 적혈구의 2.5%~6.5% 영 아 : 전체 적혈구의 0.5%~3.5% 아 동 : 전체 적혈구의 0.5%~2.0%
Sickle cell screening	Lavender	• 0	• 0

White blood cells(WBC)	Lavender	• 4,500~10,000μL	• 신생아 : 9,000~30,000μL 2세 : 6,000~17,000μL 10세 : 4,500~13,500μL
White blood cell differential	Lavender		
Neutrophils		• 전체 백혈구의 50%~70%	• 29%~47%
Segments		• 50%~65%	
Bands		• 0%~5%	
Eosinophils		• 0%~3%	• 0%~3%
Basophils		• 1%~3%	• 1%~3%
Lymphocytes		• 25%~35%	• 38%~63%
Monocytes		• 2%~6%	• 4%~9%
Immunohematology(Blood Bank)			
Coombs direct	Lavender	• 음성	• 음성
Coombs indirect	Red	• 음성	• 음성
Cross matching	Red	• 응집이 없음	• 성인과 동일
Rh typing	Red	• Rh^+ and Rh^-	• 성인과 동일

Chemistry	Color-Top Tube	결과	
		성 인	아 동
Acetaminophen	Red	• 치료 농도: 5~20 μg/ml ; 31~124 μmol/L(SI units) • 독성: 50 μg/ml 이상 ; 305 μmol/L 이상(SI units) 200 μg/ml 이상일 때 간독성	• 치료 농도 : 성인과 동일
Acetone(ketone bodies)	Red	• 아세톤 0.3~2.0 mg/dl ; 51.6~344 μmol/L(SI units) • 케톤 : 2~4 mg/dl	• 신생아 : 성인보다 약간 높음 영아와 아동 : 성인과 동일
Acid phosphatase(ACP)	Red	• 37℃에서 0.0~0.8 U/L (SI units)	• 6.4~15.2 U/L
Adrenocorticotropic Hormone (ACTH)	Lavender	• 오전 7시~10시 : 15~80 pg/ml ; 오후 4시 : 5~30 pg/ml, 오후 10시~새벽 12시 : 10 pg/ml 이하	
Alanine aminotransferase (ALT, SGPT)	Red	• 10~35 U/L 37℃에서 4~36 U/L (SI units)	• 성인과 동일 영아 : 2배
Albumin	Red	• 3.5~5 g/dl	

Alcohol	Red	• 0%	
Aldolase(ALD)	Red	• 3～8 U/dl (Sibley-Lehninger) 37℃에서 22～59 mU/L (SI units)	• 영아 : 12～24 U/dl 아동 : 6～16 U/dl
Aldosterone	Red or green	• 공복시 : 16 mg/dl 이하 앉은 자세 : 4～30 mg/dl	• 3～11세 : 5～70 mg/dl
Alkaline phosphatase(ALP)	Red	• 41～136 U/L	• 영아 : 40～300 U/L
ALP[1]		20～130 U/L	아동 : 60～270 U/L
ALP[2]		20～120 U/L	청소년 : 50～230 U/L
Alpha$_1$-antitrypsin	Red	• 78～200 mg/dl 0.78～2.0 g/L	• 신생아 : 145～270 mg/dl 영아와 아동 : 성인과 동일
Alpha-fetoprotein(AFP)	Red	(see below)	

임신주수	혈청(ng/ml)	양수(μg/ml)
14	7～50	11.0～32.0
15	7～60	5.5～31.0
16	10～72	5.7～31.5
17	11～90	3.8～32.5
18	14～94	3.6～28.0
19	24～112	3.7～24.5
20	31～122	2.2～15.0

Chemistry	Color-Top Tube	결과	
		성 인	아 동
Ammonia	Green	• 독성수준 : 500 ng/ml 이상 15~45 μg/dl	• 신생아 : 64~107 μg/dl 아 동 : 21~50 μg/dl
Amylase		• 11~35 μmol/L(SI units) 30~170 μ/L 이소엔자임 : S : 45~70%, F; 30~55%	
Angiotensin-Converting Enzyme(ACE)	Red or green	• 11~67 U/L	• 일반적으로 사용되지 않음
Anion gap		• 10~17 mEq/L	
Antidiuretic hormone(ADH)	Lavender	• 1~5 pg/ml 1~5 ng/L	
Arterial blood gases (기타 참조)			
Ascorbic acid (Vitamin C)	Gray or red	• 0.6~2.0 mg/dl(혈장) 34~114 μmol/L(SI units, 혈장) 0.2~2.0 mg/dl(혈액) 12~114 μmol(SI units, 혈청)	• 0.6~1.6 mg/dl(혈장)

Aspartate aminotransferase (AST,SGOT)	Red	•0~35 U/L 평균 8~38 U/L	•신생아 : 정상 수준의 4배 아 동 : 성인과 동일
Bilirubin(indirect)	Red	•0.1~1.0 mg/dl 1.7~17.1 μmol/L(SI units)	
Bilirubin(total and direct)	Red	•총 : 0.1~1.2 mg/dl ; 1.7~20.5 μmol/L (SI units) 직접(결합형) : 0.1~0.3 mg/dl ; 1.7~5.1 μmol/L (SI units)	•신생아, 총 빌리루빈 : 1~12 mg/dl 17.1~205 μmol/L(SI units) 아동, 총 빌리루빈 : 0.2~0.8 mg/dl
Blood urea nitrogen(BUN)	Red	•5~25 mg/dl	•영아 : 5~15 mg/dl, 아동 : 5~20 mg/dl
BUN/creatinine ratio	Red	•10 : 1에서 20 : 1	
Calcitonin	Green or lavender	•남 : 40 pg/ml 이하 여 : 25 pg/ml 이하	•신생아 : 일반적으로 높음 아 동 : 70 pg/ml 이하
Calcium(Ca)	Red	•4.5~5.5 mEq/L 9~11 mg/dl 2.3~2.8 mmol/L(SI units)	•신생아 : 3.7~7.0 mEq/L ; 7.4~14 mg/dl 영 아 : 5.0~6.0 mEq/L ; 10~12 mg/dl 아 동 : 4.5~5.8 mEq/L ; 9~11.5 mg/dl
Ionized calcium(iCa)		•4.4~5.9 mg/dl 2.2~2.5 mEq/L 1.1~1.24 mmol/L	

Chemistry	Color-Top Tube	결과 성인	결과 아동
Carbamazepine	Red	• 치료 농도 : 4~12 μg/ml 16.9~50.8 μmol/L(SI units) • 독성 : 12~15 μg/ml 이상 ; 50.8~69 μmol/L 이상(SI units)	
Carbon dioxide combining power(CO_2)	Green	• 22~30 mEq/L 22~30 mmol/L(SI units)	• 20~28 mEq/L
Carbon monoxide(CO)	Lavender	• Hb 포화도 2.5% 이하	
Caboxyhemoglobin		• Hb 포화도 2%~9% (흡연자)	
Carotene	Red	• 60~200 mg/dl 0.74~3.72 μmol/L(SI units)	• 40~130 μg/dl
Catecholamines	Green or lavender	• 갈색세포종 양성시 : 1000 pg/ml 이상	
Epinephrine		• 앙와위 : 50 pg/ml 이하 좌 위 : 60 pg/ml 이하 서있는 자세 : 90 pg/ml 이하	
Norepinephrine		• 앙와위 : 110~410 pg/ml 좌 위 : 120~680 pg/ml 서있는 자세 : 125~700 pg/ml	

Dopamine		• 앙와위, 서 있는 자세 : 87 pg/ml 이하	
Ceruloplasmin(Cp)	Red	• 18~45 mg/dl 180~450 mg/L(SI units)	• 영 아 : 23 mg/dl 이하 또는 정상 아 동 : 30~65 mg/dl
Chloride(Cl)	Red	• 95~105 mEq/L 95~105 mmol/L(SI units)	• 신생아 : 94~112 mEq/L 영 아 : 95~110 mEq/L 아 동 : 98~105 mEq/L
Cholesterol	Red	• 정상 : 200 mg/dl 이하 중등도 위험 : 200~240 mg/dl 고위험 : 240 mg/dl 이상	• 영 아 : 90~130 mg/dl • 2~19세 : 정상 : 130~170 mg/dl 중등도 위험 : 171~84 mg/dl 고위험 : 185 mg/dl 이상
Cholinesterase	Green	• 0.5~1.0 U(적혈구) 3~8 U/ml(혈장) 6~8 IU/L(적혈구) 37℃에서 8~18 IU/L(혈장)	• 성인과 동일
Copper(Cu)	Red or green	• 남 : 70~140 μg/dl, 11~12 μmol/L(SI units) 여 : 80~155 μg/dl, 12.6~24.3 μmol/L (SI units) 임산부 : 140~300 μg/dl	• 신생아 : 20~70 μg/dl 아 동 : 30~190 μg/dl 청소년 : 90~240 μg/dl

Chemistry	Color-Top Tube	결과: 성인	결과: 아동
Cortisol	Green	• 오전 8~10시 : 5~23 μg/dl ; 138~635 nmol/L(SI units) • 오후 4~6시 : 3~13 μg/dl ; 83~359 nmol/L(SI units)	• 오전 8~10시 : 15~25 μg/dl • 오후 4~6시 : 5~10 μg/dl
Creatinine phosphokinase(CPK)	Red	• 남 : 5~35 μg/ml ; 30~180 IU/L ; 37℃에서 55~170 U/L(SI units) • 여 : 5~25 μg/ml ; 25~150 IU/L ; 30~135 U/L at 37℃(SI units)	• 신생아 : 30℃에서 65~580 IU/L
Creatinine	Red	• 0.5~1.5 mg/dl 45~132.3 μmol/L(SI units)	• 신생아 : 0.8~1.4 mg/dl 영 아 : 0.7~1.7 mg/dl 2~6세 : 0.3~0.6 mg/dl, 24~54 μmol/L(SI units) 7~18세 : 0.4~1.2 mg/dl, 36~106 μmol/L(SI units)
Cryoglobulins	Red	• 음성	
Disseminated intravascular coagulation(DIC)screening test		• III장 Hematologic Conditions 참조	

Dexamethasone suppression test	Green	• 코티졸 : 오전 8시 10μg/dl 이하	
Digoxin	Red	• 치료 농도 : 0.5～2 ng/ml, 0.5～2 nmol/L(SI units) • 독성 : 2 ng/ml 이하 ; 2.6 nmol/L 이하 (SI units)	• 치료 농도 영아 : 1～3 ng/ml ; 1～3 nmol/L (SI units) • 독성 : 3.5 ng/ml 이상
D-xylose absorption	Red	• 25～40 mg/dl/2h 노년층은 성인과 동일	• 30 mg/dL/1h
Estetrol(E_4)	Red	임산부 임신주수 : pg/ml 20～26 : 140～210 30 : 350 36 : 900 40 : 1050 이상	
Estradiol(E_2)	Red	• 여 : 난포기 : 20～150 pg/ml 배란기 : 100～500 pg/ml 황체기 : 60～260 pg/ml 폐경 후 : 30 pg/ml 이하 • 남 : 15～50 pg/ml	• 3～10 pg/ml

Chemistry	Color-Top Tube	결과: 성인	결과: 아동
Estriol/E_3	Red	• 임산부 : 혈 청 임신주수 / ng/dL 25~28 / 25~165 29~32 / 30~230 33~36 / 45~370 37~38 / 75~420 39~40 / 95~450	
Estrone(E_1)	Red	• 여 : 난포기 : 30~100 pg/ml 배란기 : 150 pg/ml 이상 황체기 : 90~160 pg/ml 폐경 후 : 20~40 pg/ml	• 1~10세 : 10 pg/ml 이하
Estrogen	Red	• 남 : 10~50 pg/ml 여 : 월경주기 초기 : 60~200 pg/ml 배란기 : 120~440 pg/ml	• 1~6세 : 3~10 pg/ml 8~12세 : 30 pg/ml 이하
Fasting blood sugar(FBS)	Gray or red	• 남 : 40~155 pg/ml, 70~110 mg/dl(혈청)	• 신생아 : 30~80 mg/dl

Feasting blood sugar (식후 혈당 참조)		• 60~100 mg/dl(혈액)	• 아동 : 60~100 mg/dl
Ferritin	Red	• 여 : 10~125 ng/ml, 10~125 μg/L(SI units) 남 : 35~300 ng/ml, 35~300 μg/L(SI unitis)	• 신생아 : 20~200 ng/ml 영 아 : 30~200 ng/ml 1~16세 : 8~140 ng/ml
Folate(folic acid) (핵의학에서 행해짐)	Red	• 생물학적 검사 : 3~16 ng/ml 방사선 면역검사(혈청) : 2.5 ng/ml 이하 적혈구 : 200~700 ng/ml	• 성인과 동일
Follicle-stimulating hormone (FSH)	Red	• 배란전후 : 4~30 mU/ml 중간기 : 10~90 mU/ml 폐경 후 : 40~170 mU/ml 남 : 4~25 mU/ml	• 5~12 mU/ml
Gamma-glutamyl transferase (GGT)	Red	• 남 : 4~23 IU/I 여 : 3~13 IU/L ; 37℃에서 4~33 U/L(SI units)	
Gastrin	Red or Lavender	• 공복시 : 100 pg/ml 이하	• 일반적으로 수행되지 않음
Glucose-6-phosphate dehydrogenase(G-6-PD)	Lavender or green	• 8~18 IU/gHb 125~281 U/dl(농축적혈구) 251~511 U/dl(세포) 1211~2111 mU/ml(농축적혈구)	• 성인과 동일

<table>
<tr><th rowspan="2">Chemistry</th><th rowspan="2">Color-Top Tube</th><th colspan="2">결 과</th></tr>
<tr><th>성 인</th><th>아 동</th></tr>
<tr><td>Glucose-fasting blood sugar
(Fasting blood sugar 참조)</td><td></td><td></td><td></td></tr>
<tr><td>Glucagon</td><td>Lavender</td><td>• 50~200 pg/ml</td><td></td></tr>
<tr><td>Glucose tolerance test(GTT)</td><td>Gray or red</td><td colspan="2">
<table>
<tr><th>시간</th><th>혈청 (mg/dl)</th><th>혈액 (mg/dl)</th><th>아동 (6세 이상)</th></tr>
<tr><td>공복시</td><td>70~110</td><td>60~100</td><td>성인과 동일</td></tr>
<tr><td>30분</td><td>160~이하</td><td>150~이하</td><td></td></tr>
<tr><td>1시간</td><td>170~이하</td><td>160~이하</td><td></td></tr>
<tr><td>2시간</td><td>125~이하</td><td>115~이하</td><td></td></tr>
<tr><td>3시간</td><td>공복시 수준</td><td>공복시 수준</td><td></td></tr>
</table>
</td></tr>
<tr><td>Growth hormone</td><td>Red</td><td>• 남 : 5 ng/ml 이하 / 여 : 10 ng/ml 이하</td><td>• 10 ng/ml 이하</td></tr>
<tr><td>Hexosaminidase</td><td>Red</td><td>• 전체 : 5~20 U/L / A : 55%~80%</td><td></td></tr>
<tr><td>Human chorionic gonadotropin(HCG)</td><td>Red</td><td colspan="2">• 비임산부 : 0.01 IU/ml 이하
<table>
<tr><th>임신주수</th><th>정상수치</th></tr>
<tr><td>1</td><td>0.01~0.04 IU/ml</td></tr>
<tr><td>2</td><td>0.03~0.10 IU/ml</td></tr>
<tr><td>4</td><td>0.10~[illegible].0 IU/ml</td></tr>
</table>
</td></tr>
</table>

검사	튜브	성인	아동
		5~12 / 10~100 IU/ml 13~25 / 10~30 IU/ml 26~40 / 5~15 IU/ml	
Human immunosuppressive virus(HIV)	Red	• 음성	
Human leukocyte antigen (HLA)	Green	• 조직적합성 검사	
Human placental lactogen (HPL)	Red or green	임신주수 / ng/ml 8~27 / 4.6 µg/ml 28~31 / 2.4~6.0 µg/ml 32~35 / 3.7~7.7 µg/ml 36~40 / 5.0~10.0 µg/ml	
Immunoglobulins(혈청학 참조)	Red		
Insulin	Red	• 5~25 µU/ml	
Iron	Red	• 50~150 µg/dl ; 10~27 µmol/L(SI units)	• 영아(6개월~2세): 40~100 µg/dl 신생아 : 100~270 µg/dl
Iron-binding capacity (IBC, TIBC)	Red	• 250~450 µg/dl	• 영아(6개월~2세): 100~350 µg/dl 아동 : 성인과 동일

Chemistry	Color-Top Tube	결과 성인	결과 아동
Lactic acid	Green	• 동맥혈 : 0.5~2.0 mEq/L ; 11.3 mg/dl 이하 정맥혈 : 0.5~1.5 mEq/L ; 3.1~15.3 mg/dl 위기시 : 5 mEq/L 이상 ; 45 mg/dl 이상	
Lactic dehydrogenase(LDH/LD)	Red	• 100~190 IU/L ; 70~250 U/L	• 신생아 : 300~1500IU/L 아 동 : 50~150IU/L
LDH isoenzymes	Red		
LDH_1		• 14%~26%	
LDH_2		27%~37%	
LDH_3		13%~26%	
LDH_4		8%~16%	
LDH_5		6%~16%	
Lactose tolerance test	Gray	• 20~50 mg/dl 공복 시에 혈당으로부터 상승	
Lead	Lavender or green	• 10~20 μg/dl 20~40 μg/dl(acceptable)	• 10~20 μg/dl 20~30 μg/dl(acceptable)
LE Cells(Lupus)	Red or green	• 음성	

검사	채혈관	성인	아동
Lecithin/sphingomyelin ratio (L/S;amniotic fluid)		• 임신 35주 이전 : 1:1 L : 6~9 mg/dl, S : 4~6 mg/dl • 임신 35주 이후 : 4:1 L : 15~21 mg/dl, S : 4~6 mg/dl	
Leucine aminopeptidase(LAP)	Red	• 8~22 mU/ml, 12~33 IU/L ; 75~200 U/ml	
Lipase	Red	• 20~180 IU/L 14~280 mU/ml 14~280 U/L(SI units)	• 37℃에서 영아 : 9~105 IU/L 아동 : 20~136 IU/L
Lipoproteins (Cholesterol,Phospholipids, and Triglycerides 참조)			
Lithium	Red	• 0 • 치료 농도 : 0.8~1.2 mEq/L 독성 : 2 mEq/L 이상	• 0
Luteinizing hormone(LH)	Red or Lavender	• 배란전후 : 5~30 mIU/ml 중간기 : 50~150 mIU/ml 폐경 후 : 35 mIU/ml 남 : 5~25 mIU/ml	• 6~12세 : 10 mIU/ml 이하 13~18세 : 20 mIU/ml 이하

Chemistry	Color-Top Tube	결과: 성 인	결과: 아 동
Magnesium(Mg)	Red	• 1.5~2.5 mEq/L ; 1.8~3.0 mg/dl	• 신생아 : 1.4~2.9 mEq/L 아 동 : 1.6~2.6 mEq/L
Myoglobin	Red	• 12~90 μg/L ; 12~90 ng/ml	
Nifedipine	Red	• 치료 농도 : 50~100 ng/ml 독성 : 100 ng/ml 이상 독성수준 : 200 ng/ml 이상	
5′Nucleotidase(5′N)	Red	• 17 U/L 이하	
Osmolality	Red	• 280~300 mOsm/kg	• 270~290 mOsm/kg
Parathyroid hormone(PTH)	Red	• PTH : 11~54 pg/ml C-말단 PTH : 50~330 pg/ml ; N-말단 PTH : 8~24 pg/ml	
Pepsinogen I	Red	• 124~142 ng/ml	• 미숙아 : 20~24 ng/ml 1세 이하 : 72~82 ng/ml 1~2세 : 90~106 ng/ml 3~6세 : 80~104 ng/ml 7~10세 : 77~103 ng/ml 11~14세 : 96~118 ng/ml

Phospholipids	Red	• 150~380 mg/dl	
Phosphorus(P)(inorganic)	Red	• 1.7~2.6 mEq/l 2.5~4.5 mg/dl	• 신생아 : 3.5~8.6 mg/dl 영　아 : 4.5~6.7 mg/dl 아　동 : 4.5~5.5 mg/dl
Postprandial blood sugar (feasting : PPBS)	Gray or red	• 식후 2시간 : 140 mg/dl 이하 (혈장) 식후 2시간 : 120 mg/dl 이하(혈액) 노인 : 식후 2시간 160 mg/dl 이하(혈장) ; 140 mg/dl 이하(혈액)	• 성인과 동일
Potassium(K)	Red	• 3.5~5.3 mEq/L 3.5~5.3 mmol/L(SI units)	• 영아 : 3.6~5.8 mEq/L 아동 : 3.5~5.5 mEq/L
Progesterone	Red	• 여 : 난포기 : 0.1~1.5 ng/ml 황체기 : 2~28 ng/ml • 임신 : 제 1기 : 9~50 ng/ml 제 2기 : 18~150 ng/ml 제 3기 : 60~260 ng/ml • 남 : 1.0 ng/ml 이하	

Chemistry	Color-Top Tube	결과 성인	결과 아동
Prolactin(PRL)	Red or Lavender	• 비임산부 : 난포기 : 0~23 ng/ml 황체기 : 0~40 ng/ml 폐경 후 : 12 ng/ml 이하 • 임산부 : 제 1기 : 80 ng/ml 이하 제 2기 : 160 ng/ml 이하 제 3기 : 400 ng/ml 이하 • 남 : 0.1~20 ng/ml 뇌하수체 선종 : 100~300 ng/ml 이상	
Prostate-specific antigen(PSA)	Red	• 정상 : 0~4 ng/ml 양성 전립선 비대증 : 4~10 ng/ml 전립선암 : 10~120 ng/ml	
Protein	Red	• 6.0~8.0 g/dl	• 미숙아 : 4.2~7.6 g/dl 신생아 : 4.6~7.4 g/dl 영 아 : 6.0~6.7 g/dl 아 동 : 6.2~8.0 g/dl

Protein electrophoresis	Red	• 알부민 : 3.5~5.0 g/dl ; 전체 단백질의 52%~68% • 글로불린 : 1.5~3.5 g/dl ; 전체 단백질의 32% ~48%	• 미숙아 : 3.0~4.2 g/dl 신생아 : 3.5~5.4 g/dl 영 아 : 4.4~5.4 g/dl 아 동 : 4.0~5.8 g/dl
Renin	Lavender	• 정상 나트륨 식이 : 앙와위 : 0.2~2.3 ng/ml 서 있는 자세 : 1.6~4.3 ng/ml. • 나트륨제한식이 : 서 있는 자세 : 4.1~10.8 ng/ml	• 3~5세 : 1.0~6.5 ng/ml 5~10세 : 0.5~6.0 ng/ml
Salicylate	Red	• 0 • 치료농도 : 15~30 mg/dl • 독성 : 경증 ; 30 mg/dl 이상 심함 ; 50 mg/dl 이상	• 0 • 독성 : 25 mg/dl 이상
Serotonin	Lavender	• 50~175 ng/ml ; 10~30 μg/dl ; 0.29~1.15 μmol/L(SI units)	
Sodium(Na)	Red	• 135~145 mEq/L 135~142 nmol/L(SI units)	• 영아 : 134~150 mEq/L 아동 : 135~145 mEq/L

Chemistry	Color-Top Tube	결과: 성인	결과: 아동
T_3	Red	• 80~200 ng/ml	• 신생아 : 90~170 ng/dl 아동, 6~12 세 : 115~190 ng/dl
Testosterone	Red or green	• 남 : 0.3~1.0 μg/dl ; 300~1000 ng/dl 여 : 0.03~0.1 μg/dl ; 30~100 ng/dl	• 청소년(남자) : 0.1 mg/dl 이상 12~14세 남자 : 100 ng/dl 이상
Theophyline	Red	• 치료 농도 : 성인 : 5~20 μg/ml; 28~112 μmol/L (SI units) 장년 : 5~18 μg/ml • 독성 : 성인 : 20 μg/ml 이상 ; 112 μmol/L이상 (SI units) 노년은 성인과 동일	• 치료 농도 미숙아 ; 7~14 μg/ml 신생아 ; 3~12 μg/ml 아 동 ; 성인과 동일 • 독성 : 미숙아 ; 14 μg/ml 이상 신생아 ; 13 μg/ml 이상 아 동 ; 성인과 동일
Thyroid-binding globulin(TBG)	Red or green	• 10~26 μg/dl	
Thyroxine(T_2)	Red	• 4.5~11.5 μg/ml (T_4 column) 5~12 μg/dl (T_4 RIA) 1.0~2.3 ng/dl(Thyroxine iodine)	• 신생아 : 11~23 μg/dl 1~4개월 : 7.5~16.5 μg/dl 4~12개월 : 5.5~14.5 μg/dl 1~6세 : 5.5~13.5 μg/dl 6~10세 : 5~12.5 μg/dl

Transferrin	Red	• 200~430 mg/dl ; 2~4.3 g/L(SI units) 만삭임산부 : 300 mg/dl	• 신생아 : 125~275 mg/dl
Transferrin percent saturation	Red	• 남 : 30%~50% 여 : 20%~35%	
T_3 resin uptake (핵의학에서 행해짐)	Red	• 25~35 relative % 흡수	• 일반적으로 시행하지 않음
Tricyclic antidepressants			
Triglycerides	Red	• 10~150 mg/dl 0.11~2.09 mmol/L(SI units)	• 영아 : 5~40 mg/dl 아동 : 10~135 mg/dl
Uric acid	Red	• 남 : 3.5~8.0 mg/dl 여 : 2.8~6.8 mg/dl	• 2.5~5.5 mg/dl
Vancomycin	Red	• 치료적 범위 : 최대 : 20~40 μg/ml 최소 : 5~10 μg/ml • 독성 수준 : 40 μg/ml 이상	

Chemistry	Color-Top Tube	결과: 성인	결과: 아동
Vitamin A	Red	• 30～95 μg/dL ; 1.05～3.0 μmol/L (SI units) ; 125～150 IU/dl	• 1～6세 : 20～43 μg/dl ; 0.7～1.5 μmol/L (SI units) 7～12세 : 26～50 μg/dl 13～19세 : 26～72 μg/dl
Vitamin B_1	Red	• 10～60 ng/ml ; 5.3～8.0 μg/dl	
Vitamin B_6	Lavender	• 5～30 ng/ml ; 20～120 nmol/L (SI units)	
Vitamin B_{12}	Red	• 200～900 pg/ml	• 신생아 : 160～1200 pg/ml
Vitamin C (Ascorbic acid 참조)			
Vitamin D_3	Red or green	• 1, 23 디하이드록시 : 20～75 pg/ml 25～하이드록시 : 10～55 ng/ml	
Vitamin E	Red	• 5～20 μg/ml ; 0.5～1.8 mg/dl ; 12～42 μmol/L (SI units)	• 3～15 μg/ml ; 0.3～1.0 mg/dl ; 7～23 μmol/L (SI units)

Zinc	Navy-blue	• 60 ~ 150 μg/dl 11 ~ 23 μmol/L (SI units)	
Zinc	Urine	• 150 ~ 1250 μg/24h	
Zinc protoporphyrin (ZPP)	Green or Lavender	• 15 ~ 77 μg/dl, 평균 : 35 μg/dl 이하 < 0.56 μmol/L 이하 (SI units)	• 성인과 동일

Serology	Color-Top Tube	결과	
		성 인	아 동
Adenovirus antibody	Red	• 음성	• 음성
Anti-DNa	Red	• 1 : 85 이하	• 1 : 60 이하 1 : 70 이하
Antiglomerular basement membrane antibody(AGBM)	Red	• 음성	
Antimitochondrial antibody (AMA)	Red	• 1 : 5에서 음성 양성 : 1 : 160 이상	
Antimyocardial antibody	Red	• 발견되지 않음	

Serology	Color-Top Tube	결과	
		성인	아동
Antinuclear antibodies(ANA)	Red	• 1 : 20 희석 상태에서 음성	• 음성
Antistreptolysin O(ASO)	Red	• 100 IU/m 1; 160 Todd U/m 이하	• 신생아 : 모체와 유사 2~5세 : 100 IU/ml 이하 12~19세 : 200 IU/ml 이하 200 Todd U/ml 이하
Carcinoembryonic antigen(CEA) (핵의학에서 행해짐)	Red or lavender	• 비흡연자 : 2.5 ng/ml 이하 흡연자 : 3.5 ng/ml 이하	• 일반적으로 시행하지 않음
Chlamydia test	Red	• 1 : 16 이하	
Cold agglutinins(CA)	Red	• 1 : 8 antibody titer	• 성인과 동일
Complement(total)	Red	• 75~160 U/ml, 75~160 kU/L(SI units)	
ComplementC_3	Red	• 남 : 80~180 mg/dl, 0.8~1.8 g/dl(SI units) 여 : 76~120 mg/dl, 0.76~1.2 g/L(SI units)	• 일반적으로 시행하지 않음
ComplementC_4	Red	• 15~45 mg/dl, 150~450 mg/l(SI units)	• 일반적으로 시행하지 않음

C-reactive protein(CRP)	Red	• 0	• 0
Cryoglobulins	Red	• 6 mg/dl 이상	• 음성
Cytomegalovirus(CMV) antibody	Red	• 음성에서 0.30 이하	
Encephalitis virus antibody	Red	• Titer ; 1 : 10 이하	
Enterovirus group	Red	• 음성	
Febrile agglutinins	Red	• Febrile group : titers *Brucella* : 1 : 20 이하 *Tularemia* : 1 : 40 이하 *Salmonella* : 1 : 40 이하 *Proteus* : 1 : 40 이하	• 성인과 동일
FTA-ABS (fluorescent treponemal antibody absorption)	Red	• 음성	• 음성
Haptoglobin	Red	• 60~270 mg/dl 0.6~2.7 g/L(SI units)	• 신생아 : 0~10 mg/dl 영 아 : 1~6개월 : 0~30 mg/dl, 그 후 점차 증가

Serology	Color-Top Tube	결과: 성인	결과: 아동	
HB_s Ab	Red	• 음성	• 음성	
HB_c Ab	Red	• 음성	• 음성	
Hepatitis A virus(HAV)	Red	• 발견되지 않음		
Hepatits B surfce antigen (HB_sAg)	Red	• 음성	• 음성	
Herpes simplex virus(HSV)	Red	• 1 : 10 이하		
Heterophile antibody	Red	• 1 : 28 titer 이하	• 성인과 동일	
Immunoglobulins(Ig)	Red		1~3세	7~11세
Total Ig		• 900~2200 mg/dl	400~1500 mg/dl	700~1700 mg/dl
IgG		800~1800 mg/dl	300~1400 mg/dl	600~1450 mg/dl
IgA		100~400 mg/dl	20~150 mg/dl	50~200 mg/dl
IgM		50~150 mg/dl	20~100 mg/dl	30~120 mg/dl
IgD		0.5~3 mg/dl		

Legionnaire antibody test	Red	• 음성	
Lyme antibody test	Red	• Titer 1 : 256 이하	• 성인과 동일
Mumps antibody	Red	• 음성 또는 1 : 8 이하	
Rabies antibody test	Red	• IFA : 1 : 16 이하	
Rapid plasma resgin(RPR)	Red	• 음성	• 음성
Rhematoid factor(RF)	Red	• 1 : 20 이하	• 일반적으로 시행하지 않음
Rubella antibody detection(HAI or HI)	Red	• 1 : 8 이하 의심 1 : 10~1 : 32 과거에 풍진에 노출됨 1 : 32~1 : 64 면역성립 1 : 64 이상 영구면역 성립	• 성인과 동일
Thyroid antibodies(TA)	Red	• 음성 또는 1 : 20 이하	• 일반적으로 시행하지 않음
TORCH test	Red	• 음성	• 음성
Toxoplasmosis antibody test	Red	• 감염되지 않음 : 1 : 4 이하 감염됨 : 1 : 256 이상	
Venereal disease research laboratory(VDRL)	Red	• 음성	• 음성

Urine Chemistry	결과	
	성인	아동
Aldosterone	• 6~25 µg/24h	• 일반적으로 시행하지 않음
Amylase	• 4~37 U/L/2h	• 일반적으로 시행하지 않음
Ascorbic acid tolerance (4-, 5- or 6-hour sample)	• 경구 : 투여된 용량의 10% IV : 투여된 용량의 30%~40%	• 일반적으로 시행하지 않음
Bilirubin and bile	• 음성에서 0.02 mg/dl까지	• 성인과 동일
Calcium(Ca)	• 100~250 mg / 24시간 (평균칼슘섭취) 2.50~6.25 mmol / 24시간	• 성인과 동일
Catecholamines	• 100 µg / 24시간 이하 0.59 µmol / 24시간 이하(SI units) 0~14 µg/dl(무작위)	• 성인보다 낮은 수준~체중에 따라 다름
Epinephrine	• 20 ng/24h 이하	
Norepinephrine	• 100 ng/24h 이하	
Cortisol	• 24~105 µg/24h	
Creatinine clearance	• 85~135 ml/min	• 성인과 유사

Creatinine

- 남 : 20~26 mg/kg/24h ;
  0.18~023 mmol/kg/24h(Sl units)
- 여 : 14~22 mg/kg/24h ;
  0.12~0.19 mmol/kg/24h (Sl units)

Estriol(E_3)

임산부

임신주수	mg/24시간
25~28	6~28
29~32	6~32
33~36	10~45
37~40	15~60

Estrogens(total)

- 여 : 배란전 : 5~25 μg/ 24시간
  난포기 : 24~100 μg/ 24시간
  황체기(월경기) : 22~80 μg/ 24시간
  폐경 후 : 0~10 μg/ 24시간
- 남 : 4~25 μg/ 24시간
- 12세 이하 : 1 μg/ 24시간
  12세 이상 : 성인과 동일

Urine Chemistry	결과 성인	결과 아동
	임산부 임신주수 / mg/24시간 10~19 / 5~25 20~28 / 15~42 30~32 / 25~49	
Estrone(E_1)	• 여 : 난포기 : 4~7 μg/ 24시간 배란기 : 11~30 μg/ 24시간 황체기 : 10~22 μg/ 24시간 폐경 후 : 1~7 μg/ 24시간	
Follicle-stimulating hormone (FSH)	• 난포기 : 2~15 IU/ 24시간 황체기 : 4~20IU/ 24시간 폐경 후 : 50 IU/24 시간 이하	• 사춘기 이전 : 10 mUU/24 시간 이하
Human chorionic gonadotropin (HCG)	• 임신시 양성 : 응집 없음, 비임신시 : 응집됨	• 일반적으로 시행되지 않음
17-Hydroxycorticosteroids (17-OHCS)	• 남 : 3~12 mg/ 24시간 여 : 2~10 mg/ 24시간	• 영아 : 1mg/ 24시간 이하 2~4세 : 1~2mg/ 24시간 5~12세 :2~6mg/ 24시간

5-Hydroxyindoleacetic acid (5-HIAA)	• Random: : 음성 24시간 : 2~10mg/ 24시간	• 일반적으로 시행되지 않음
Ketone bodies (acetone)	• 음성	• 음성
17-Ketosteroids (17-KS)	• 남 : 5~25 mg/ 24시간 여 : 5~15 mg/ 24시간 65세 이상 : 4~8 mg/ 24시간	• 영아 : 1mg/ 24시간 1~3세 : 2mg/ 24시간 이하 3~6세 : 3mg/ 24시간 이하 7~10세 : 4mg/ 24시간 이하 10~12세 : 남 : 6mg/ 24시간 이하 여 : 5mg/ 24시간 이하 • 청소년기 : 남 : 3~15mg/ 24시간 이하 여 : 3~12mg/ 24시간 이하
Myoglobin	• 발견되지 않음	
Osmolality	• 50~1200 mOsm/kg 평균 : 200~800 mOsm/kg	• 신생아 : 100~600 mOsm.kg 아동 : 성인과 동일
Phenylketonuria (PKU)	• 일반적으로 시행하지 않음	• PKU : 음성 (혈청내 페닐알라닌이 12~15mg/dl일 때 양성) • Guthrie : 음성 (혈청내 페닐알라닌이 4 mg/dl일 때 양성)

Urine Chemistry	결과	
	성인	아동
Porphobilinogen	• Random : 음성 24 hour : 0~2 mg/ 24시간	• 성인과 동일
Porphyrins		
Coproporphyrins	• Random : 3~20 μg/dl, 24시간 : 50~160 μg	• 0~80 μg/ 24시간
Uroporphyrins	• Random: 음성, 24시간 : 30 μg 이하	• 10~30 μg/ 24시간
Potassium (K)	• 25~120 mEq/ 24시간 25~120 mmol/ 24시간 (SI units)	• 17~57 mEq/ 24시간
Pregnanediol	• 남 : 0.1~1.5 mg/ 24시간 여 : 증식기 : 0.5~1.5 mg/ 24시간 황체기 : 2~7 mg/ 24시간 폐경 후 : 0.1~1.0 mg/ 24시간	• 0.4~1.0 mg/ 24시간
Pregnanetriol	• 남 : 0.4~2.4mg/ 24시간 여 : 0.5~2.0mg/ 24시간	• 영아 : 0~0.2 mg/ 24시간 아동 : 0~1.0 mg/ 24시간
Protein	• 0~5 μg/ 24시간	

Sodium(Na)	• 40~220 mEq/ 24시간	• 성인과 동일
Uric acid	• 250~500 mg/ 24시간(저퓨린 식이)	• 성인과 동일
Urin analysis		
pH	• 4.5~8.0	• 신생아 : 5~7, 아동 : 4.5~8
Specific gravity(SG)	• 1.005~1.030	• 신생아 : 1.001~1.020 아동 : 성인과 동일
Protein	• 음성	• 음성
Glucose	• 음성	• 음성
Ketones	• 음성	• 음성
RBC	• 1~2	• 드물다
WBC	• 3~4	• 0~4
Casts	• hyaline(가끔)	• 드물다
Vitamin B_1	• 100~200 μg/ 24시간	
Urobilinogen	• Random : 0.3~3.5 mg/dl 0.05~2.5 mg/24시간 0.5~4.0 Ehrlich units/24시간	• 성인과 동일

Urine Chemistry	결 과	
	성 인	아 동
Bleeding time	• Ivy 법 : 3~7분	• 성인과 동일
Aterial blood gases (ABGs)		
pH	• 7.35~7.45	• 7.36~7.44
P_aCO_2	• 35~45 mmHg	• 성인과 동일
P_aO_2	• 75~100 mmHg	• 성인과 동일
HCO_3	• 24~28 mEq/L	• 성인과 동일
BE	• +2에서 −2(±2 mEq/L)	• 성인과 동일
Cerebrospinal fluid(CSF)		
Pressure	• 75~175 mm H_2O	• 50~100 mm H_2O
Cell count	• 0~8 mm^3	• 0~8 mm^3
Protein	• 15~45 mg/dl	• 15~45 mg/dl
Chloride	• 118~132 mEq/L	• 120~128 mEq/L

Glucose	• 40～80 mg/dl	• 35～75 mg/dl
Culture	• 균 없음	• 균 없음
Chloride(sweat)	• 60 mEq/L 이하	• 50 mEq/L이하
Semen examination	• 60～150 millim/ml 양 : 1.5～5.0 ml 형태 : 75% 이상 성숙 정자 운동성 : 활발하게 움직이는 정자가 60% 이상	• 일반적으로 시행하지 않음

부록 B

칼륨, 나트륨, 칼슘, 마그네슘, 염소 및 인이 풍부한 식품들

분 류	칼 륨	나트륨	칼 슘	마그네슘	염 소	인
일일요구량	3~4g	2~4g	800mg	300~350mg	3~9g	800~200mg
음료	코코아, 코카콜라, 커피, 와인	펩시콜라, 차, 디카페인 커피		코코아		
과일, 과일주스	감귤류 : 오렌지, 포도류, 포도류(캔), 오렌지(캔), 자두(캔), 토마토(캔) 과일류 : 살구(건조), 바나나, 멜론, 대추야자, 수박, 건포도, 자두			보통	대추야자열매와 바나나에 많이 들어 있음	
빵, 곡물	보통 또는 소량 함유	흰 빵, 소다, 크래커, 밀빵		귀리		현미, 통밀
유제품	우유, 탈지유에 보통 또는 소량 함유	버터, 치즈, 마가린	우유, 치즈	우유(평균량)	치즈, 우유	치즈, 우유, 계란
견과류	아몬드, 브라질너트, 캐슈넛, 땅콩	소금이 첨가되지 않았다면 소량 함유	브라질너트 (중간정도)	아몬드, 브라질너트, 땅콩, 호두		땅콩

분 류	칼 륨	나트륨	칼 슘	마그네슘	염 소	인
야채류	삶아서 구운 콩, 당근(날것), 셀러리(날것), 민들레, 리마콩(캔), 겨자, 토마토, 시금치 [주의] 거의 모든 야채는 날것으로 섭취시 K이 풍부하다. 그러나 물과 함께 요리를 할 경우 K은 많이 손실된다.	일반적으로 적거나 보통 정도 함유 셀러리 (평균 이상 함유)	삶아서 구운 콩, 케일, 겨자, 순무, 브로콜리	녹색잎 채소	시름치, 셀러리	건조된 콩
고기, 생선, 가금류	고기류-보통 정어리, 대구, 조가비에는 많은 양 함유	소금에 절인 쇠고기, 베이컨, 햄, 게, 참치, 소시지	연어, 고기	생선, 새우 가금류, 고기에는 소량 함유 계란에는 보통 정도 함유	계란, 게, 생선(보통), 칠면조	쇠고기, 돼지고기, 생선, 닭, 칠면조
기타	케첩, 향료, 감자칩, 땅콩버터	케첩, 마요네즈, 감자칩, 피클, 올리브, 겨자, 우스터소스, 샐러드 드레싱 (프렌치, 이탈리안)	당밀	초콜릿, 당밀, 시럽, 식탁용 소금		

부록 C

임상진료지침

Christiana Care
Visiting Nurse Association

Page 1 of 5
Newborn Hyperbilirubinemia
Home Care Pathway

Client Name:________________
Admission #:________________
ID #:________________

Outcomes: 1. Newborn's weight stabilizes and begins to rise.
2. Bilirubin level decreases.
3. Newborn has normal skin reactions to phototherapy.

KEY
✓ = Done Ø = None NA = Not Applicable I = Instructed R = Reinstructed V = Variance A= Achieved

Admission	**Discharge**
1. OASIS 2. Client / Family Data 3. HCFA Certification 4. Consent to Treat 5. Client payment responsibilities 6. Medication List 7. DME used & company name:________ 8. Bilirubin level on hospital discharge (or most recent level):________ 9. DAT=________ 10. Additional Comments:________	Outcomes Met: 1. Y__ N__ V__ 2. Y__ N__ V__ 3. Y__ N__ V__ Discharged to : Family____ Other____ ED____ Rehospitalized___ Reason:________ Plans for discharge (include MD follow - up):________ Physician notified of discharge:________ Spoke to:________ Date/Time:________ Nurse's Signature:________ Date:________
Assessment Visit # 1 Date:	**Assessment Visit # 2 Date:**
1. Vital signs: Temperature____ Apical pulse____ Regular____ Irregular____ Murmur____(S1/S2?) Respirations____	1. Vital signs: Temperature____ Apical pulse____ Regular____ Irregular____ Murmur____(S1/S2?) Respirations____
2. STATE: Deep Sleep____ Light Sleep____ Drowsy____ Alert, Eyes Bright____ Eyes Open, Motor Activity____ Crying (consolable)____ Crying (not consolable)____	2. STATE: Deep Sleep____ Light Sleep____ Drowsy____ Alert, Eyes Bright____ Eyes Open, Motor Activity____ Crying (consolable)____ Crying (not consolable)____
3. Presence of NB reflexes: Moro____ TN____ Root____ Suck____ Grasp____ Plantar____	3. Presence of NB reflexes: Moro____ TN____ Root____ Suck____ Grasp____ Plantar____
4. Fontanels: Flat____ Depressed____ Bulging____	4. Fontanels: Flat____ Depressed____ Bulging____
5. Skin color, including which areas of the skin area jaundiced:________ Skin turgor:________ Areas of pressure/ skin breakdown:________ Signs of birth trauma (describe and measure):________	5. Skin color, including which areas of the skin area jaundiced:________ Skin turgor:________ Areas of pressure/ skin breakdown:________ Signs of birth trauma (describe and measure):________
6. Current weight (Calibrate scale using known weight measure prior to weighing newborn):________ ____weight loss over________(hours, days) ____weight gain over________(hours, days)	6. Current weight (Calibrate scale using known weight measure prior to weighing newborn):________ ____weight loss over________(hours, days) ____weight gain over________(hours, days)
Nurse's Signature:	**Nurse's Signature:**
Print Name: **Initial:**	**Print Name:** **Initial:**

Christiana Care
Visiting Nurse Association

Page 2 of 5
Newborn Hyperbilirubinemia
Home Care Pathway

Client Name:______________________
ID #:______________________

Assessment Visit # 1 Date:	**Assessment Vist #2 Date:**
7. Feeding Breastfeeding:______minutes, q.__________hour(s) Do breast(s) feel lighter after feeding? Yes____No__ Is suck strong and coordinated? Yes_____No______ Formula Type:______________________________ Amount and frequency:____________________ 8. Elimination Diapers wet:_____ (over________hours) Soiled:_____ (over________hours) 9. Circumcision? Yes_______ No______ N/A_______ **Goals:** ☐ **Newborn is normothermic.** ☐ **Adequate # wet/soiled diapers (If BF: 2 wet, 2 soiled on day 2).** ☐ **Vital signs wnl.** ☐ **Newborn is alert and responsive.** ☐ **Skin is intact.** ☐ **No S/Sx of dehydration.** ☐ **Newborn is feeding well.** Comments:_______________________________	7. Feeding Breastfeeding:______minutes, q.__________hour(s) Do breast(s) feel lighter after feeding? Yes____No__ Is suck strong and coordinated? Yes_____No______ Formula Type:______________________________ Amount and frequency:____________________ 8. Elimination Diapers wet:_____ (over________hours) Soiled:_____ (over________hours) 9. Circumcision? Yes_______ No______ N/A_______ **Goals:** ☐ **Newborn is normothermic.** ☐ **Adequate # wet/soiled diapers (If BF: 2 wet, 2 soiled on day 2).** ☐ **Vital signs wnl.** ☐ **Newborn is alert and responsive.** ☐ **Skin is intact.** ☐ **No S/Sx of dehydration.** ☐ **Newborn is feeding well.** Comments:_______________________________
Treatment Visit	**Treatment Visit**
1. Heelstick for serum bilirubin level=___________ Area: L heel_____ R heel______ Medial____ Lateral______ 2. Laboratory should call physician with results. 3. Home care nurse should communicate with physician for further orders (Record communication with MD office here: Name of person spoken to, date/time):_______________ 4. Phototherapy unit placed in accordance with manufacturer's guidelines. Intensity selected is HIGH. Single_____ *or* Double_____Phototherapy **Goals:** ☐ **Bilirubin level is decreasing.** ☐ **Skin is intact at heelstick site(s).** ☐ **Phototherapy unit is correctly placed.** **Comments:**_______________________________	1. Heelstick for serum bilirubin level=___________ Area: L heel_____ R heel______ Medial____ Lateral______ 2. Laboratory should call physician with results. 3. Home care nurse should communicate with physician for further orders (Record communication with MD office here: Name of person spoken to, date/time):_______________ 4. Phototherapy unit placed in accordance with manufacturer's guidelines. Intensity selected is HIGH. Single_____ *or* Double_____Phototherapy **Goals:** ☐ **Bilirubin level is decreasing.** ☐ **Skin is intact at heelstick site(s).** ☐ **Phototherapy unit is correctly placed.** **Comments:**_______________________________
Medications	**Medications**
Record on Medication List. Untoward side effects of medications: ______________ **Goal:** ❑ **Medications given by caregiver as directed.**	Document changes on Medication List. Untoward side effects of medications:______________ **Goal:** ❑ **Medications given by caregiver as directed.**
Nurse's Signature:	**Nurse's Signature:**
Print Name: **Initial:**	**Print Name:** **Initial:**

Christiana Care
Visiting Nurse Association

Page 3 of 5
Newborn Hyperbilirubinemia
Home Care Pathway

Client Name: ____________________
ID#: ____________________

Instruction Visit 1 Date:

1. Instruct caregiver in the following:
   - Cause of newborn hyperbilirubinemia
   - Normal breakdown mechanism of hemoglobin and excretion (urobilinogen in urine: dark urine; stercobilinogen in stool: brown stool)
   - Record-keeping: Axillary temperature
     Oral intake
     Elimination
2. Instruct on use of phototherapy unit(s):
   - Keep newborn on phototherapy 23 out of 24 hours
   - Phototherapy unit should be on highest intensity
   - Changing light bulb
   - Unit should be placed so ventilation is not obstructed
3. Instruct caregiver on skin care:
   - Avoidance of skin lotion
   - Appearance of maculopapular rash is common and disappears spontaneously
   - Reporting extreme skin erythema, dryness, and blistering
4. Instruct caregiver to do the following:
   - Check axillary temperature qid
   - Report 97.4 <T>99.4F to VNA nurse
   - Offer frequent feedings
   - If breastfeeding, encourage at least 8 feedings daily
   - Positioning
   - Report decreased intake or urine output or projectile vomiting to VNA nurse

Patient education materials provided/used: ____________________

Goals:
❑ **Newborn is properly placed on phototherapy unit(s).**
❑ **Caregiver demonstrates ability to assemble and use phototherapy unit(s).**
❑ **Caregiver verbalizes knowledge of disease, purpose, and phototherapy procedure.**

Comments: ____________________

Nurse's Signarture:

Print Name: **Initial**

Instruction Visit 2 Date:

1. Instruct caregiver in the following:
   - Cause of newborn hyperbilirubinemia
   - Normal breakdown mechanism of hemoglobin and excretion (urobilinogen in urine: dark urine; stercobilinogen in stool: brown stool)
   - Record-keeping: Axillary temperature
     Oral intake
     Elimination
2. Instruct on use of phototherapy unit(s):
   - Keep newborn on phototherapy 23 out of 24 hours
   - Phototherapy unit should be on highest intensity
   - Changing light bulb
   - Unit should be placed so ventilation is not obstructed
3. Instruct caregiver on skin care:
   - Avoidance of skin lotion
   - Appearance of maculopapular rash is common and disappears spontaneously
   - Reporting extreme skin erythema, dryness, and blistering
4. Instruct caregiver to do the following:
   - Check axillary temperature qid
   - Report 97.4 <T>99.4F to VNA nurse
   - Offer frequent feedings
   - If breastfeeding, encourage at least 8 feedings daily
   - Positioning
   - Report decreased intake or urine output or projectile vomiting to VNA nurse

Patient education materials provided/used: ____________________

Goals:
❑ **Newborn is properly placed on phototherapy unit(s).**
❑ **Caregiver demonstrates ability to assemble and use phototherapy unit(s).**
❑ **Caregiver verbalizes knowledge of disease, purpose, and phototherapy procedure.**

Comments: ____________________

Nurse's Signature:

Print Name: **Initial:**

Christiana Care
Visiting Nurse Association

Page 4 of 5
Newborn Hyperbilirubinemia
Home Care Pathway

Client Name:___________________
ID#:___________________

Psychosocial Visit 1 Date:

1. Comprehension (Ability to grasp concepts and respond to?)
   Exhibits: High _______ Medium _______ Low _______
2. Motivation Level (Code: F=Family/Caregiver C=Client)
   _____ Asks questions _____ Eager to learn
   _____ Extremely anxious _____ Uncooperative
   _____ Seems uninterested _____ Denies educational need
3. Language barrier: _____ Yes ____ No
4. Literate: _____ Yes _____ No

Comments:___________________

Goal:
❑ Caregiver is comfortable using phototherapy unit(s)

Referrals / Interdisciplinary Services
1. Smoking cessation for caregiver/ family
2. MSW
3. Lactation Consultant
4. La Leche League International: 1(800)La Leche (525-3243)
5. Nursing Mother's, Inc.: (302)733-0973
6. The Warm Line: (302)762-8938
7. Other:___________________

Goal:
❑ **Client / Family can list resources available.**

Comments:___________________

Nurse's Signature___________________

Print Name: **Initial:**

Psychosocial Visit 2 Date:

1. Family Relationships:
2. Family Stressors:
3. Financial Problems:
4. Other:

Goal:
❑ Caregiver / Family gaining increasing sense of control over treatment of hyperbilirubinemia.

Referrals / Interdisciplinary Services
1. Smoking cessation for caregiver/ family
2. MSW
3. Lactation Consultant
4. La Leche League International: 1(800)La Leche (525-3243)
5. Nursing Mother's, Inc.: (302)733-0973
6. The Warm Line: (302)762-8938
7. Other:___________________

Goal:
❑ **Client / Family can list resources available.**

Comments:___________________

Nurses's Signature:___________________

Print Name: **Initial:**

Christiana Care
Visiting Nurse Association

Page 5 of 5
Clinical Pathway for Home Care: Hyperbilirubinemia
Outcome Record

Client Name:____________________
Admission #:____________________
ID #:____________________

ICD9 Code:________________
Pathway Start Date:________________ Pathway Stop Date:________________
\# of Home Visits:________________

Client Variance
- ❑ A1 Readmitted to hospital
- ❑ A2 Death
- ❑ A3 Caregiver noncompliance
- ❑ A4 Continues home care r/t____________________
- ❑ A5 Other________________

System Variance
Internal
- ❑ B1 Equipment not available
- ❑ B2 Visit delay impending progress or treatment

System Variance
External
- ❑ B3 Insurance problem
- ❑ B4 Transportation problem

Nurse's Initials	Date	Visit Day	Variance Code	Variance/Explanation/Comments	Variance Caused Delay (Y/N)	Action Taken

Note: Y= Yes, N= No

Nurse's Signature:	Initials:	Nurse's Signature:	Initials:
Print Name:		Print Name:	
Nurse's Signature:	Initials:	Nurse's Signature:	Initials:
Print Name:		Print Name:	
Nurse's Signature:	Initials:	Nurse's Signature:	Initials:
Print Name:		Print Name:	

Hyperout 698 Gale

Clinical Pathway - DRAFT CONGESTIVE HEART FAILURE

ACUTE PHASE **- EMERGENCY DEPARTMENT** DATE _____/_____/_____

Disclaimer for Pathways and Guidelines: Clinical Pathways and Guidelines are developed by a multidisciplinary team. They are guidelines for care. They are not compulsory or mandatory plans of treatment or standards of care. When considering individual patient needs, alternative independent clinical assessments and judgements may be necessary.

		BELOW: SELECT SHIFT & INITIAL 0700-1500	1500-2300	2300-0700
Assessment	H&P per ED Protocol	☐ ____	☐ ____	☐ ____
	Vital signs & multisystem assessment per ED protocol	☐ ____	☐ ____	☐ ____
	Advanced directives addressed	☐ ____	☐ ____	☐ ____
	Guideline I: S&S Diagnosis of CHF	☐ ____	☐ ____	☐ ____
	Guideline II: CHF Pathway/Risk Stratification	☐ ____	☐ ____	☐ ____
	Guideline VI: Level of Care for CHF Patients	☐ ____	☐ ____	☐ ____
Treatments	Continuous cardiac monitoring	☐ ____	☐ ____	☐ ____
	Weight prior to diuresis (if appropriate)	☐ ____	☐ ____	☐ ____
	Foley catheter as indicated	☐ ____	☐ ____	☐ ____
Tests/Labs	**Guideline III / IV: Diagnostic Procedures in New Onset/Established CHF** (EKG,CXR,CBC, complete chemistry profile, Mg, thyroid function, other as indicated)	☐ ____	☐ ____	☐ ____
	Pulse Oximetry per protocol	☐ ____	☐ ____	☐ ____
Medications/IVs	IV access	☐ ____	☐ ____	☐ ____
	Oxygen therapy per protocol	☐ ____	☐ ____	☐ ____
	Guideline IX: Diuresis	☐ ____	☐ ____	☐ ____
	Evaluate patient's routine medications	☐ ____	☐ ____	☐ ____
Consults	Cardiology consult as indicated	☐ ____	☐ ____	☐ ____
Nutrition	NPO except for medications	☐ ____	☐ ____	☐ ____
Activity/Safety	Bedrest	☐ ____	☐ ____	☐ ____
	High Fowlers position	☐ ____	☐ ____	☐ ____
Discharge Planning	Responsible support person identified	☐ ____	☐ ____	☐ ____
	Residence prior to admission identified	☐ ____	☐ ____	☐ ____
Patient/Family Teaching Outcomes	Verbalizes understanding of:			
	Treatment plan and need for admission	☐ ____	☐ ____	☐ ____
	Importance of notifying the staff when experiencing SOB or chest pain	☐ ____	☐ ____	☐ ____
	Need for limited activity	☐ ____	☐ ____	☐ ____
Clinical Processes/ Outcomes	If patient meets criteria, meds given in ED:			
	• Furosemide	☐ ____	☐ ____	☐ ____
	• Bumetanide	☐ ____	☐ ____	☐ ____
	• Morphine	☐ ____	☐ ____	☐ ____
	• Nitrates	☐ ____	☐ ____	☐ ____
	• Heparin	☐ ____	☐ ____	☐ ____
	Documentation of support person on record. Residence and telephone documented on record	☐ ____	☐ ____	☐ ____

INITIAL	SIGNATURE	TITLE	INITIAL	SIGNATURE	TITLE

PHYSICIAN SIGNATURE: ______________________________

 1/98 H:\ceu\Pathways\CHF\pathway.doc

Clinical Pathway - DRAFT CONGESTIVE HEART FAILURE

ACUTE PHASE - DAY 1 (ICU/TELEMETRY/MS UNIT) DATE ____/____/____

(ADMISSION DAY or OBSERVATION DAY [0-24 hrs])

Disclaimer for Pathways and Guidelines: Clinical Pathways and Guidelines are developed by a multidisciplinary team. They are guidelines for care. They are not compulsory or mandatory plans of treatment or standards of care. When considering individual patient needs, alternative independent clinical assessments and judgements may be necessary.

		BELOW: SELECT SHIFT & INITIAL 0700-1500	1500-2300	2300-0700
Assessment	Vital signs & systems assessment per unit protocol	☐ ____	☐ ____	☐ ____
	Advanced directives addressed	☐ ____	☐ ____	☐ ____
	Monitor for signs & symptoms of SOB, JVD, rales, peripheral edema, S3,S4, murmur, arrhythmias	☐ ____	☐ ____	☐ ____
	Guideline VI: Level of Care for CHF Patients	☐ ____	☐ ____	☐ ____
Treatments	Continuous cardiac monitoring as indicated	☐ ____	☐ ____	☐ ____
	Weight q AM	☐ ____	☐ ____	☐ ____
	Intake & output	☐ ____	☐ ____	☐ ____
Tests/Labs	Pulse Oximetry per protocol	☐ ____	☐ ____	☐ ____
	Guideline III: Diagnostic Procedures in New Onset CHF	☐ ____	☐ ____	☐ ____
	Guideline IV: Diagnostic Procedures in Established CHF	☐ ____	☐ ____	☐ ____
	GuidelineV: Assessment of LV Function in CHF	☐ ____	☐ ____	☐ ____
Medications/IVs	IV access	☐ ____	☐ ____	☐ ____
	Oxygen therapy per protocol	☐ ____	☐ ____	☐ ____
	Guideline IX: Diuresis	☐ ____	☐ ____	☐ ____
	Guideline X: ACE Inhibitors	☐ ____	☐ ____	☐ ____
	Guideline XII: Digoxin	☐ ____	☐ ____	☐ ____
	Guideline XIII: Indications for Anticoagulation	☐ ____	☐ ____	☐ ____
	Guideline XIV, XV, XVI, and XVII.	☐ ____	☐ ____	☐ ____
	Patient's routine medications as indicated			
Consults	Cardiology consult as indicated	☐ ____	☐ ____	☐ ____
Nutrition	Cardiac diet as tolerated (additional Na and fluid restrictions as indicated)	☐ ____	☐ ____	☐ ____
	Nutrition screen, Diet Teaching Needs Assessment	☐ ____	☐ ____	☐ ____
Activity/Safety	Bedrest with BRP/bedside commode	☐ ____	☐ ____	☐ ____
	Fall risk assessment completed	☐ ____	☐ ____	☐ ____
	Maintain semi-Fowlers position	☐ ____	☐ ____	☐ ____
Discharge Planning	Care management assessment:			
	• Evaluation of support system and discharge needs	☐ ____	☐ ____	☐ ____
	• Preadmission compliance with diet and medication evaluated	☐ ____	☐ ____	☐ ____
	• Initial discharge plan addressed, with patient and caregiver.	☐ ____	☐ ____	☐ ____
	• Need for DME and home weight scale identified.	☐ ____	☐ ____	☐ ____
Patient/Family Teaching Outcomes	• Verbalizes basic understanding of disease process (reason for SOB and decreased activity level, etc.)	☐ ____	☐ ____	☐ ____
Clinical Processes/ Outcomes	• Decreasing SOB	☐ ____	☐ ____	☐ ____
	• JVD decreasing	☐ ____	☐ ____	☐ ____
	• Improved breath sounds	☐ ____	☐ ____	☐ ____
	• Negative fluid balance >500(8hr), 750(12hr)	☐ ____	☐ ____	☐ ____
	• LV Function ordered or documented in record (as appropriate)	☐ ____	☐ ____	☐ ____
	• O_2 Sat maintained > 92%	☐ ____	☐ ____	☐ ____

INITIAL	SIGNATURE	TITLE	INITIAL	SIGNATURE	TITLE

PHYSICIAN SIGNATURE: ______________________________

 1/98 H:\ceu\Pathways\CHF\pathway.doc

Clinical Pathway - **DRAFT** **CONGESTIVE HEART FAILURE**

IMPROVING PHASE **- DAY 2 ICU/TELEMETRY/MS UNIT** **DATE ____/____/____**

Disclaimer for Pathways and Guidelines: Clinical Pathways and Guidelines are developed by a multidisciplinary team. They are guidelines for care. They are not compulsory or mandatory plans of treatment or standards of care. When considering individual patient needs, alternative independent clinical assessments and judgements may be necessary.

		BELOW: SELECT SHIFT & INITIAL 0700-1500	1500-2300	2300-0700
Assessment	Vital signs & multisystem assessment per unit protocol	☐ ____	☐ ____	☐ ____
	Monitor for signs & symptoms of SOB, JVD, rales, peripheral edema	☐ ____	☐ ____	☐ ____
	Guideline VI: Level of Care for CHF Patients	☐ ____	☐ ____	☐ ____
Treatments	Continuous cardiac monitoring as indicated	☐ ____	☐ ____	☐ ____
	Weight q AM	☐ ____	☐ ____	☐ ____
	Intake & output q 8 hours	☐ ____	☐ ____	☐ ____
	D/C foley if indicated	☐ ____	☐ ____	☐ ____
Tests/Labs	**Guideline III: Diagnostic Procedures in New Onset CHF**	☐ ____	☐ ____	☐ ____
	Guideline IV: Diagnostic Procedures in Established CHF	☐ ____	☐ ____	☐ ____
	Guideline V: Assessment of LV Function in CHF	☐ ____	☐ ____	☐ ____
	Pulse Oximetry per protocol	☐ ____	☐ ____	☐ ____
Medications/IVs	Oxygen therapy per protocol	☐ ____	☐ ____	☐ ____
	Guideline IX: Diuresis	☐ ____	☐ ____	☐ ____
	Guideline X: ACE Inhibitors	☐ ____	☐ ____	☐ ____
	Guideline XII: Digoxin	☐ ____	☐ ____	☐ ____
	Guideline XIII: Anticoagulation in CHF	☐ ____	☐ ____	☐ ____
	Guideline XIV, XV, XVI, and XVII	☐ ____	☐ ____	☐ ____
	Patient's routine medications as indicated	☐ ____	☐ ____	☐ ____
Consults	Nutrition for Level 4 Malnutrition Risk and diet teaching	☐ ____	☐ ____	☐ ____
Nutrition	Cardiac diet (additional Na and fluid restrictions as indicated)	☐ ____	☐ ____	☐ ____
Activity/Safety	OOB X 3 with assistance (meals in chair, remain up for 30 minutes)	☐ ____	☐ ____	☐ ____
	Encourage high to semi-Fowlers position when in bed and during meals	☐ ____	☐ ____	☐ ____
Discharge Planning	• Care manager reassessment of discharge plan, assess needs for Home O_2 and refer as indicated	☐ ____	☐ ____	☐ ____
	• Assess need for Home Health, Telemanagement, Cardiac Rehab referral	☐ ____	☐ ____	☐ ____
Patient/Family Teaching Outcomes	• Demonstrates understanding of activity level	☐ ____	☐ ____	☐ ____
	• Medication instructions initiated	☐ ____	☐ ____	☐ ____
	• Verbalizes understanding of relationship of increased Na and fluid intake with SOB, weight gain, and peripheral edema	☐ ____	☐ ____	☐ ____
	• Verbalizes rationale for daily weight monitoring	☐ ____	☐ ____	☐ ____
Clinical Processes/ Outcomes	• Decreased weight	☐ ____	☐ ____	☐ ____
	• Increased activity without increased SOB	☐ ____	☐ ____	☐ ____
	• Negative fluid balance	☐ ____	☐ ____	☐ ____
	• ECHO completed	☐ ____	☐ ____	☐ ____
	• Receiving Ace inhibitors	☐ ____	☐ ____	☐ ____
	• Receiving digoxin	☐ ____	☐ ____	☐ ____
	• Receiving diuretics			

INITIAL	SIGNATURE	TITLE	INITIAL	SIGNATURE	TITLE

PHYSICIAN SIGNATURE: ______________________________

 1/98 H:\ceu\Pathways\CHF\pathway.doc

Clinical Pathway - **DRAFT** CONGESTIVE HEART FAILURE

DISCHARGE PHASE **- DAY 3, 4, ___ (TELEMETRY/MS UNIT)** DATE ___/_____/_____

Disclaimer for Pathways and Guidelines: Clinical Pathways and Guidelines are developed by a multidisciplinary team. They are guidelines for care. They are not compulsory or mandatory plans of treatment or standards of care. When considering individual patient needs, alternative independent clinical assessments and judgements may be necessary.

		BELOW: SELECT SHIFT & INITIAL 0700-1500	1500-2300	2300-0700
Assessment	Vital signs & system assessment per unit protocol	☐ ____	☐ ____	☐ ____
	Advanced directives addressed	☐ ____	☐ ____	☐ ____
	Guideline VI: Level of Care for CHF Patients	☐ ____	☐ ____	☐ ____
	Guideline VIII: NYHA Classification Circle - I, II, III, IV)	☐ ____	☐ ____	☐ ____
Treatments	Continuous cardiac monitoring as indicated	☐ ____	☐ ____	☐ ____
	Weight q AM	☐ ____	☐ ____	☐ ____
	Intake and output q 8 hours	☐ ____	☐ ____	☐ ____
Tests/Labs	Pulse Oximetry per protocol	☐ ____	☐ ____	☐ ____
Medications/IVs	Oxygen Therapy per protocol	☐ ____	☐ ____	☐ ____
	Guideline IX: Diureses	☐ ____	☐ ____	☐ ____
	Guideline X: Ace Inhibitors	☐ ____	☐ ____	☐ ____
	Guideline XII: Digoxin	☐ ____	☐ ____	☐ ____
	Guideline XIII: Anticoagulation in CHF	☐ ____	☐ ____	☐ ____
	Guideline XIV, XV, XVI, and XVII.	☐ ____	☐ ____	☐ ____
	Patient's routine medications as indicated	☐ ____	☐ ____	☐ ____
Consults	High-risk patients meeting nutrition needs.	☐ ____	☐ ____	☐ ____
	Diet education completed.	☐ ____	☐ ____	☐ ____
Nutrition	Cardiac diet (additional Na and fluid restrictions as indicated)	☐ ____	☐ ____	☐ ____
Activity/Safety	OOB and ambulating as tolerated	☐ ____	☐ ____	☐ ____
	Meals in chair, remain up for 30 minutes	☐ ____	☐ ____	☐ ____
	Encourage self care	☐ ____	☐ ____	☐ ____
Discharge Planning	Discharge resources identified and referrals made as indicated:			
	• Smoking cessation program	☐ ____	☐ ____	☐ ____
	• Home Health referral.	☐ ____	☐ ____	☐ ____
	• Cardiac Rehabilitation.	☐ ____	☐ ____	☐ ____
Patient/Family Teaching Outcomes	Verbalizes understanding of:			
	• Discharge medication regimen, action, side effects, drug and food interaction.	☐ ____	☐ ____	☐ ____
	• Importance of monitoring daily wt - notify MD with increase of 3lbs in weight and/or increasing SOB.	☐ ____	☐ ____	☐ ____
	• Cardiac diet as indicated.	☐ ____	☐ ____	☐ ____
Clinical Processes/ Outcomes	Resp. rate at baseline with increased activity.	☐ ____	☐ ____	☐ ____
	Stable rate, rhythm, & BP with increased activity.	☐ ____	☐ ____	☐ ____
	• Receiving ACE inhibitors.	☐ ____	☐ ____	☐ ____
	• Receiving digoxin	☐ ____	☐ ____	☐ ____
	• Receiving diuretics.	☐ ____	☐ ____	☐ ____
	• **Guideline VII: Discharge Criteria** met : (Y = D/C) (N= reapply next day).	☐ ____	☐ ____	☐ ____

INITIAL	SIGNATURE	TITLE	INITIAL	SIGNATURE	TITLE

PHYSICIAN SIGNATURE: ______________________________

색인 *index*

ㅇ

ㅈ

ㅊ

ㅋ

ㅌ

ㅍ

ㅎ

A

B

C

D

E

F

G

H

S

T

V

W

간호핸드북

수분, 전해질 및 산-염기 불균형

Handbook of
Fluids, Electrolytes and Acid-Based Imbalances

2008년 2월 27일 초 판 인쇄
2008년 3월 02일 초 판 발행

저 자 Joyce LeFever Kee / Betty J. Paulanka
Larry D. Pumell

역 자 강화정 / 문 희 / 이여진
이은영 / 정미영 / 조현숙

발행인 주병오
발행처
메디시언
MD CEAN
경기도 파주시 교하읍 문발리
파주출판문화정보산업단지 518 - 2
영업팀 (031) 955 - 7566 / 7577
편집팀 (031) 955 - 7731~2
FAX (031) 955 - 7730
홈페이지 www.ji-gu.co.kr
전자우편 jigupub@hanmail.net
등록번호 2005년 2월 16일 제 406 - 2005 - 000045호

ISBN 978 - 89 - 930330 - 1 - 3 값 15,000원

총판 지구문화사
JIGU PUBLISHING Co.

CENGAGE Learning